皇汉医学精华书系

灵枢识

[日] 丹波元简 ◎ 著

尹桂平　郝菲菲　边莉　田思胜 ◎ 校注

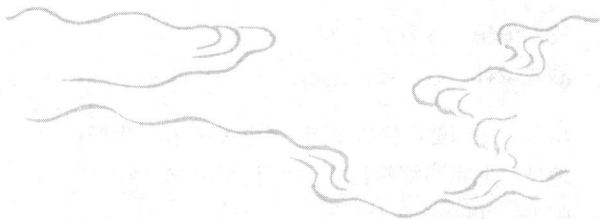

中国健康传媒集团

中国医药科技出版社

内 容 提 要

　　《灵枢识》是日本丹波元简 1808 年所著的一本医经著作。全书 6 卷，按《灵枢》原篇顺序列原文 81 篇，在各篇中录出原文例句，然后博引马莳、张介宾、张志聪等诸家注释，并简单加以评述。书中选注而不自注的方法，处理态度极为严谨，对学者分析诸注、体会经旨很有帮助，是研究《灵枢》的一部很重要的参考书。适合《灵枢》研究者、中医临床家、中医学习爱好者参考阅读。

图书在版编目（CIP）数据

　　灵枢识 /（日）丹波元简著；尹桂平等校注 . — 北京：中国医药科技出版社，2019.9

　　（皇汉医学精华书系）

　　ISBN 978-7-5214-1329-8

　　Ⅰ . ①灵… 　Ⅱ . ①丹… 　②尹… 　Ⅲ . ①《灵枢经》—研究 　Ⅳ . ① R221.2

　　中国版本图书馆 CIP 数据核字（2019）第 191516 号

美术编辑　　陈君杞
版式设计　　也　在

出版　**中国健康传媒集团** ｜ 中国医药科技出版社
地址　北京市海淀区文慧园北路甲 22 号
邮编　100082
电话　发行：010 - 62227427　邮购：010 - 62236938
网址　www.cmstp.com
规格　710×1000mm $\frac{1}{16}$
印张　18 $\frac{3}{4}$
字数　284 千字
版次　2019 年 9 月第 1 版
印次　2023 年 9 月第 2 次印刷
印刷　三河市万龙印装有限公司
经销　全国各地新华书店
书号　ISBN 978-7-5214-1329-8
定价　**58.00 元**

获取新书信息、投稿、为图书纠错，请扫码联系我们。

❰ 丛书编委会 ❱

前　言

　　中医学博大精深，源远流长，不仅为中华民族的繁衍昌盛做出了巨大贡献，同时远播海外，对世界医学的发展影响极大。

　　中国与日本是一衣带水的邻邦，中医学对日本的影响尤其重大。早在秦朝中医药文化就已经传播到了日本，《后汉书》载徐福等上书言海中有三神山，于是秦始皇遣"福入海求仙"而达日本。相传徐福通医术，精采药和炼丹，被日本人尊为"司药神"。南北朝时期，吴人知聪携《明堂图》共一百六十四卷到日本，对日本汉方医学的发展产生了重要影响，之后出现了一些著名的医家和医著，形成了早期的汉方医学。隋唐时期，日本派往中国的遣隋使、遣唐使学习佛法、政治与文化，同时也把中国的中医药书籍如《四海类聚方》《诸病源候论》等带回了日本。日本大宝年间，天皇颁布"大宝令"，采纳唐制设置医事制度、医学教育、医官等，并将《针灸甲乙经》《脉经》《小品方》《集验方》《素问》《针经》《明堂》《脉诀》等列入医生学习必修书目，仿效中医。除此之外，还邀请中国高僧鉴真东渡日本，传律讲经，传授中医药知识和药材鉴别方法等。自此，日本朝野上下，重视中医，出现了许多以研究中医学而著称的学者。公元984年，日本医学界产生了一部极为重要的著作，即丹波康赖撰写的《医心方》，主要从我国中医经典医籍中摘要精华内容，经改编后用日文出版，成为中日医药交流一大成果，影响日本医学界近百年。金元时期，中国出现了金元四大家，形成了著名的学术流派，同样在日本也形成了三大流派。日本医家田代三喜留华12年，专攻李杲、丹溪之学，回国后成立了"丹溪学社"，奉丹溪翁为医中之圣，后传其学至弟子曲直濑道三，曲直濑道三以朱丹溪理论为核心，汇入个人经验形成独自的医学体系"后世派"。明代初期，《仲景全书》和宋版《伤寒论》在日本出版，引起了很大轰动，许多医家热衷研究和学习《伤寒论》，加之当时儒教盛行，国学复古思潮高涨，与此相应也出现了提倡医学应复归于古代中国医学根本的呼声。结合当时中国在中医研究方面注重《伤寒论》的情况，伊藤仁斋等认为《伤寒论》是医学的原点，主张复古，从张仲景《伤寒论》原点研究《伤寒论》，之后形成了以吉益东洞为代表的"古方派"。此时期，荷兰医学在日本开始盛行，采用汉方医学与荷兰医学折衷方法行医的医家逐渐增多，出现了《解体新书》等西洋医学与汉方医学结合的著作，形成了"折衷派"。

　　古方派重视中国古典医学著作如《黄帝内经》《神农本草经》《伤寒杂病论》，

其中尤为推崇张仲景所著的《伤寒论》与《金匮要略》，奉张仲景的著作为圭臬。主张医方亦应回归到医学的真正古典，亦即东汉时代《伤寒杂病论》为主的观点，树立以《伤寒论》为中心的医学体系作为目标，用《伤寒论》中的独自法则来解释《伤寒论》。认为《伤寒论》113 方中的绝大多数方剂适合于临床应用，其治疗理论应当分型证治，由此奠定了汉方医学重视实证治疗并崇尚古典经方应用的基础。

正是在这种风气下，吉益东洞从《伤寒论》原点出发，针对《伤寒论》和《金匮要略》中的方药设计了一套特定处方对应特定证候的"方证相对"医疗方案，并重新整理拆解《伤寒论》和《金匮要略》。选用二书 220 首方剂，采取"以类聚方"，重新编排，集原书各篇中方剂应用、辨证立法条文列于该方之后，后附作者的考证及按语，解释原文中症状特点和方证内涵，编写了《类聚方》一书。同时，他对《伤寒论》《金匮要略》中常用 54 种药物进行研究，每品分考征、互考、辨流、品考四项，"指仲景之证，以征其用；辨诸氏之说，以明其误"，主张"万病一毒"，认为用药治病是以毒攻毒，进而撰成《药征》一书。

清代乾嘉时期朴学兴起，考据之风盛行。此风传入日本后，各地文运大兴，风靡日本儒医两界。江户儒家山本北山、大田锦城、龟田鹏斋等建立了日本考证学派。作为山本北山学生的丹波元简与其子丹波元胤、丹波元坚，亦深受儒家思想的熏陶。在儒家重现实、重人文传统的影响下，丹波元简父子重视清儒与医家著作的研究。他们兼通医儒，上承家学，旁通中国经史小学，秉承清儒的治学态度，借鉴清儒的治学方法，参考和引用中国历代医家的研究成果，客观真实，撰成如《伤寒论辑义》《金匮玉函要略辑义》《脉学辑要》《素问识》《灵枢识》《医賸》《救急选方》《伤寒论述义》《金匮玉函要略述义》等著作，集众家之长于一炉，驳误纠讹，分明泾渭，发前人所未发。又参稽相关的医籍文献，持之以医理，征之以事实，旁征博引，穷源竟委，廓清了一批聚讼纷纭的问题。其严谨文献考证学态度，深受中日两国学界好评。

《皇汉医学精华书系》选取吉益东洞、丹波元简父子、汤本求真等古方派医家中的精华医著，进行校注整理，付梓刊印，以期为广大读者呈现日本古方派医家研究以《伤寒论》为代表的医著精华。

由于水平有限，虽几经努力，但选书校注等定会存在不足之处，恳请读者不吝赐教，批评指正。

田思胜
2019 年 8 月于山东中医药大学

校注说明

丹波元简（1755—1810），号桂山，与其子丹波元胤、丹波元坚同为日本江户时期著名的汉医学家，在中医文献的训诂与考据方面做出了杰出的贡献，成为了日本汉医的第三大学派——折衷派（考证学派）的优秀代表人物。著有《素问识》《灵枢识》《素问记闻》《伤寒论辑义》《金匮玉函要略辑义》《脉学辑要》《观聚方要补》等书。

《灵枢识》是丹波元简1808年所著的一本《内经》研究类书籍。全书体例与《素问识》相同，首列综概为其解题和汇考，兼及成书年代、版本流传等；次将全书分为6卷，按《灵枢》原篇顺序列原文81篇，在各篇中录出原文例句，然后博引诸家注释，并简单加以评述。书中旁征博引，采撷广泛，且采取选注而不自作注释的方法，处理态度极为严谨，对学者分析诸注、体会经旨很有帮助，是研究《灵枢》的一部很重要的参考书。

本次点校以《聿修堂医书丛书》本为底本，参以《中国医学大成》本和1959年上海科学技术出版社本，在校注过程中笔者做了以下调整：

1. 校注采用横排形式，并加新式标点，对原文重新加以句读。

2. 书中的繁体字、异体字、通假字、古今字、俗写字等改为现代通用简体字，不出注。

3. 书中表示文字位置的"右""左"，改为"上""下"，不出注。

4. 对一些"以""已"和"曰""日"误用的字，予以校正，不出注。

5. 凡属书名、篇名，均加书名号，不出注。

6. 凡属极生僻字、词，加注音及注释。

7. 对底本中有明确错字、脱漏，予以校正，出注说明。

8. 凡据校本或文义改动底本上的文字，包括误字、脱文、衍文、倒文等，出注说明。

9. 底本与校本有异，而文义均通者，悉从底本。

10. 底本中综概前无《灵枢识》提要，《中国医学大成》本有，增补。

11. 为方便阅读，书中书名著录简称，在书末附录简称与全称对照表，文中不出注。

由于学术所限，不足之处在所难免，还望专家不吝指正。

校注者

2019年5月

考《灵枢》之命名，起自唐中叶王冰[1]注《素问》，引本经文曰《灵枢》。马玄台云：《灵枢》者，正以枢为门户，阖辟所系，而灵乃至神至玄之称。此书之切，何以异是？张氏云：神灵之枢要，是谓《灵枢》。王九达亦云：枢，天枢也，天运于上，枢机无一息之停，人身如天之运枢，所谓守神守机是也。其初意在于舍药而用针，故揭空中之机以示人。空者灵，机者枢也。既得其枢，则经度营卫，变化在我，何灵如之？考《道藏》中，有《灵轴》《玉枢》《神枢》等经。马玄台又云：晋·皇甫士安，以《针经》名之。按本经首篇《九针十二原》中，有先立《针经》一语。又《素问·八正神明论》，亦有岐伯云：法往古者，先知《针经》也。是《素问》之书，亦出自《灵枢》首篇耳。后世王冰释《素问》，以《灵枢》《针经》杂名之。宋·成无己释《伤寒论》及引各医籍，凡引《灵枢》者，皆不曰《灵枢》而曰《针经》，实始于皇甫士安也。但《针经》二字，止见于本经首篇，其余所论营卫输穴、关格脉体、经络病证、三才万象，靡不毕具。虽每篇各病，必有其针。自后世易《灵枢》以《针经》之名，遂使后之学者，视此书以讹传讹，弃而勿学，深可痛也。不知《素问》诸篇，随问随答，头绪纷繁，入径不易。惟《灵枢》则大体完全，细目咸具，诚治医之南针也。日本丹波元简，精究斯经，乃引据各家注本，再从心得经验，阐发奥义，辨正讹误，著为《灵枢识》一书，实为治《内经》学者必读之书。原书用日本活字排印，初印仅百部，久已绝版，即日本亦不易得。今以重值购置[2]，重为校仇，铅椠[3]行世，以供同好。

文政丁亥嘉平月

丹波元坚撰

---

① 冰：诸本并作"砅"，径改，下文同，不出注。
② 置：《中国医学大成》本作"致"，据文义改。
③ 椠（qiàn，堑）：书版，刻本。《玉篇》："削板牍。"

综概

皇甫谧《甲乙经·序》曰：按《七略》《艺文志》，《黄帝内经》十八卷。今有《针经》九卷、《素问》九卷，二九十八卷，即《内经》也。按所谓《针经》九卷，即指此经。而此经亦或单称《九卷》，张仲景《伤寒论·序》：《素问》《九卷》是也。尔后王氏《脉经》《甲乙》及《外台秘要》中引此经，并单称《九卷》。盖《素问》《九卷》，东汉以降，第七卷既亡。《甲乙·序》云：亦有亡失。《隋·经籍志》载梁《七录》，亦云止存八卷。则本经单称九卷者，对《素问》《八卷》而言之。若《灵枢》之称，昉于唐中叶王冰注《素问》，引本经文，或曰《灵枢》，或曰《针经》是也。林亿等因谓王冰名为《灵枢》，不可定然也。其命名之义，马氏云：《灵枢》者，正以枢为门户阖辟所系，而灵乃至神至玄之称。此书之切，何以异是？张氏云：神灵之枢要，是谓灵枢。王九达亦云：枢，天枢也，天运于上，枢机无一息之停，人身如天之运枢，所谓守神守机是也。其初意在于舍药而用针，故揭空中之机以示人。空者灵，机者枢也。既得其枢，则经度营卫，变化在我，何灵如之？今考《道藏》中有《玉枢》《神枢》《灵轴》等经，意者《灵枢》之称，岂出于道流欤？

林亿等云：《隋·经籍志[①]》，谓之《九灵》，按《隋志》只有《黄帝针经》九卷之目，无《九灵》。而《唐·艺文志》，载灵宝注《黄帝九灵经》十二卷，岂今本《隋志》有脱欤？

马氏曰：晋·皇甫士安，以《针经》名之。按本经首篇，《九针十二原》中，有先立《针经》一语。又《素问·八正神明论》，亦有岐伯云：法往古者，先知《针经》也。是《素问》之言，亦出自《灵枢》首篇耳。后世王冰释《素问》，以《灵枢》《针经》杂名。宋·成无己释《伤寒论》及各医籍，凡引《灵枢》者，皆不曰《灵枢》，而曰《针经》，其端皆始于皇甫士安也。但"针经"二字，止见于本经首篇，其余所论营卫输穴、关格脉体、经络病证，三才万象、靡不森具。虽每篇各病，必有其针。自后世易《灵枢》以《针经》为名，遂使后之学者，视此书止为用针，

---

① 隋：诸本并作"随"，据《隋书·经籍志》原书名改。

弃而不习，深可痛惜。岂知《素问》诸篇，随问而答，头绪颇多，入径殊少。《灵枢》大体浑全，细目毕具，犹儒书之有《大学》，三纲八目，总言五发，真医家之指南，其功当先于《素问》也。简按：朱子曰：《素问》语言深，《灵枢》浅较易。今考本经，亦成于众手，犹《素问》也。然《素问》各篇，文字多深奥，《灵枢》则不过数篇，马说未可尽信焉。

赵希弁《读书后志》曰：《灵枢经》九卷。上王冰谓此书即《汉志》，《黄帝内经》十八卷之九也。或谓好事者，于皇甫谧所集《内经》《仓公论》中抄出之，名为古书也。未知孰是？王应麟①《玉海》曰：书目《黄帝灵枢经》九卷，黄帝、岐伯、雷公、少俞、伯高答问之语。隋·杨上善序：凡八十一篇，《针经》九卷。大抵同，亦八十一篇。《针经》以《九针十二原》为首，《灵枢》以《精气》为首，又间有详略。王冰以《针经》为《灵枢》，故席延赏云《灵枢》之名，特最后出。简按：今《灵枢》以《九针十二原》为首，《甲乙经》以《精气》为首，不知当时有《灵枢》以《精气》为首者乎？《宋·艺文志》亦载《黄帝灵枢经》九卷、《黄帝针经》九卷，岂同种而异名者欤？

江少虞《宋朝类苑》曰：哲宗时，臣寮言，窃见高丽献到书内，有《黄帝针经》九卷。据《素问·序》称，《汉书·艺文志》：《黄帝内经》十八卷。《素问》与此书各九卷，乃合本数。此书久经兵火，亡失几尽，偶存于东夷，今此来献，篇秩具存，不可不宣布海内，使学者诵习。伏望朝廷详酌下尚书工部雕刻印板，送国子监依例摹印施行，所贵济众之功，溥及天下。有旨令秘书省选奏通晓医书官三两员校对，及令本省详定讫，依所申施行。又《宋史·哲宗纪》元祐八年正月庚子，诏颁高丽所献《黄帝针经》于天下。简按林亿等校正《素问》，在仁宗嘉祐中，乃距哲宗元祐八年，殆四十年，亿辈不及视之，故注中间云《灵枢》文不全为是也。《宋·艺文志》，又载《黄帝九虚内经》五卷。考亿等《素问》《甲乙》等注所引《九虚》文，今并见本经中，乃知《九虚》者，乃此经之别本，仅存五卷，非其全秩也。要之曰《灵枢》、曰《九灵》、曰《九虚》，出黄冠所称，而《九卷》《针经》，乃为旧题也。

医史吕复云：《内经·灵枢》，汉、隋、唐《艺文志》皆不录，隋有《针

① 麟：诸本并作"鳞"，径改，下文同，不出注。

经》九卷①，唐有灵宝注《黄帝九灵经》十二卷而已。或谓王冰以《九灵》更名为《灵枢》，又谓《九灵》尤详于针，故皇甫谧名之为《针经》，即《隋②志》《针经》《九卷》。苟一书而二名，不应唐志别出《针经》十二卷也。所谓灵宝注者，乃扁鹊大玄君所笺，世所罕传。宋季有《灵枢略》一卷，今亦湮没。绍兴初，史崧并是书为十二卷，而复其旧，较之他本颇善。学者当与《素问》并观，盖其旨义③，互相发明故也。按：徐常吉《诸家要旨④》举吕说云：后汉广汉郭玉，初有老父号涪翁，著《针经诊脉法》，授弟子程高，高传于玉。盖徐意似以《灵枢》为涪翁《针经》焉。

徐渭青藤山人路史曰：黄帝时，未闻有宦寺，而《灵枢》中问答，乃有宦者去其宗筋，固知此书非岐黄笔也。然其本旨授受，疑非岐黄则决不能。所谓夫有所受之也，可疑不特一宦寺，姑笔其易知者耳。

杭世骏《道古堂集·灵枢经·跋》曰：《七略》《汉·艺文志》：《黄帝内经》十八篇，皇甫谧以《针经》九卷《素问》九卷，合十九篇当之，唐·启元子王冰遵而用之。《素问》之名，见张仲景《伤寒卒病论》，《针经》则谧所命名也。《隋·经籍志》：《针经》九卷、《黄帝九灵》十二卷。元·沧州翁吕复云：苟一书而二名，不应唐志别出《针经》十二卷。据复所疑，《九灵》是《九灵》，《针经》是《针经》，不可合而为一也。王冰以《九灵》名《灵枢》，《灵枢》之名，不知其何所本，即用之以法《素问》。余观其文义浅短，与《素问》岐伯之言不类。又似窃取《素问》之言而辅张之，其为王冰所伪托可知。自冰改《灵枢》后，后人莫有传其书者。唐宝应至宋绍兴，锦官史崧，乃云家藏旧本《灵枢》九卷云云，是此书至宋中世而始出，未经高保衡、林亿等校定也，孰能辨其真伪哉？其中《十二经水》一篇，无论黄帝时无此名，而天下之水，何止十二？只以十二经脉，而以十二水配，任意错举，水之大小，不详计也。尧时做《禹贡》，九州之水始有名，湖水不见于《禹贡》。唐时荆湘，文物最盛，洞庭一湖，屡咏歌于《诗》篇，征引于《杂记》。冰特据身所见而妄臆度之耳，挂漏不待辨而自明矣。简按：皇甫谧《甲乙经·序》云：按《七略》《艺文志》：《黄帝内经》

---

① 卷：诸本并作"经"，据文义改。
② 隋，诸本并作"随"，据《隋书·经籍志》原书名改。
③ 义：诸本并作"意"，据下文"其旨义互相发明"改。
④ 旨：诸本并作"指"，据《诸家要旨》原书名改。

十八卷。今有《针经》九卷、《素问》九卷，则《针经》之名，岂谧所命乎？其云王冰改名《灵枢》者，以冰以前诸书，不见有《灵枢》之名，故生此说，非有明证。况以本经为冰之伪托者，尤为疏妄。《甲乙》之书，撰集《素问》《针经》《明堂孔穴针灸治要》三部，《素问》《明堂》之外，乃为《针经》之文。今考之悉具于本经，则本经即为古之《针经》，断然无疑矣。其文字有大同小异者，传写之差异耳。其如《十二经水》，《甲乙》亦有之。若据杭言，《甲乙》亦为唐人之伪托乎？盖《内经》秦汉人所撰述，说具于《素问解题》。则如宦者湖水之类。《周礼》：阉人，郑注：阉，真气藏者，今谓之宦人。《水经注》：湖水出桃林塞之夸父山。又五湖之名，出《周礼·夏官职方氏》。实亦有不容疑者矣。杭之言，不足为据也。

乾隆《四库全书总目提要》载吕复及杭世骏之说曰：李杲精究医理，而使罗天益作《类经》，兼采《素问》《灵枢》。吕复亦称善学者，当与《素问》并观，其旨义互相发明。盖其书虽伪，而其言则缀合古经，具有源本。譬之梅赜古文，杂采逸书，联成篇目，虽抵牾罅漏，赝托显然，而先王遗训，多赖其搜辑以有传，不可废也。此本前有绍兴乙亥史崧序，称旧本九卷，八十一篇，增修音释，附于卷末。又目录首题，鳌峰熊宗立点校重刊，末题原二十四卷，今并为十二卷，是此本为熊氏重刊所并。吕复称史崧并是书为十二卷，以复其旧，殆误以熊本为史本欤。简按：史序云：勒为二十四卷，盖元时别有为十二卷者，故吕不考《史序》，而有此说也。吕为元末人，岂有以熊本为史本之理乎？吕说固误，而清阁臣之误，亦为尤甚也。

校订各本并引据诸家注本：

周曰校重刊本二十四卷按：此本于史氏旧帙，今举经文一依也。

赵府居敬堂本十二卷此盖《明史》所载赵简王所刊大字大板纸刻，蠲[①]洁尤为善本。

吴勉学校刊本十二卷收在《医统正脉》中。

熊宗立重刊本十二卷

道藏本二十三卷题云《集注》，而其实原文耳。

马莳《注证发微》八卷王九达合类，全袭马氏，故不复录。

张介宾《类经》四十二卷薛雪《医经原旨》全抄节张书，故亦不复录。

① 蠲（juān，涓）：使清洁、清洁，古同"涓"，《康熙字典》："洁也。"

张志聪《集注》九卷

汪昂《类纂约注》三卷

按：《黄帝内经》四字，及八十一篇之义，详具于《素问识》。凡本经义训，《素问识》已解释者，今并省之，学者宜参考。

文化五年戊辰小春

丹波元简 廉夫识

目　录

卷 四

卷 五

卷　六

卷　一

九针十二原第一

　　马云：内有九针之名，又有十二原穴，故名篇。自篇内小针之要以下，岐伯尽解于第三篇《小针解》之内。《素问》有《针解篇》，亦与此二篇小同，当合三篇而观之，其义无余蕴矣。旧本以第一篇为法天，第二篇为法地，三篇法人，四篇法时，五篇法音，六篇法律，七篇法星，八篇法风，九篇法野，乃后人袭本经七十八篇《九针论》之意而分注之，殊不知彼乃论针，而非论篇目也，甚为无理。简按：本经多不下篇字论字，乃所以为古书也。

　　余子万民　马云：按《本纪》记帝经土设井，立步制，亩艺五谷，抚万民，则子万民，收租税信矣。

　　百姓　《国语·周语》注：百姓，百官有世功者。又《书·尧典》《孔传》：百姓百官。

　　租税　租税，田赋也。又凡赋取者曰税。《史·食货志》：食租衣税。

　　不给而属有疾病　给，相足也。属，附也。

　　微针　志云：按篇名九针，而帝曰微针，伯曰小针，是九针之外，又立小针也。简按：微针小针，盖谓九针中之毫针。下文曰：尖如蚊虻喙，静以取往，微以久留之是也。

　　营其逆顺出入之会　志云：皮肤经脉之血气，有逆顺之行，有出入之会。简按：营，运也。

　　易用难忘　志云：明其理则易用，持于心则难忘。

　　经纪　志云：经，径。纪，维也。《月令》[①]郑注：经纪，谓天文进退度数。

───────────

① 《月令》：古达历法著作。

为之终始 志云：九针者，圣人起天地之数，始于一而终于九，九而九之，九九八十一，以起黄钟之数。

先立针经 张云：《灵枢》即名《针经》，义本诸此。

易陈而难入 张云：易陈者，常法易计也；难入者，精微难及也。志云：易言而难着于人也。

粗守形，上守神 马云：下工泥于形迹，徒守刺法；上工则守人之神，凡人之血气虚实，可补可泻，一以其神为主，不但用此针法而已也。

神乎，神客在门 马云：所谓神者，人之正气也。神乎哉，此正气不可不守也。邪气之所感，有时如客之往来有期，名之曰客。客在门者，邪客于各经之门户也。张云：神乎神，言正气盛衰，当辨于疑似也。客在门，言邪之往来，当识其出入也。简按：《小针解》曰：神客者，正邪共会也。神者，正气也。客者，邪气也。在门者，邪循正气之所出入也。据此，则神乎二字句，神客，谓神与客也。

刺之微，在速迟 马云：刺之微妙，在于速迟。速迟者，即用针有疾徐之意也。

粗守关，上守机 张云：粗守关，守四肢之关节也。上守机，察气至之动静也。

不离其空 马云：《素问》有《骨空论》，指各经之穴言。简按：据《小针解》，"空"下当有"中"字。

清静而微 张云：言察宜详慎也。

其来不可逢，其往不可追 志云：如其气方来，乃邪气正盛。邪气盛则正气大虚，不可乘其气来，即迎而补之，当避其邪气之来。其锐气已往，则邪气已衰而正气将复，不可乘其气往，追而泻之，恐伤其正气，在于方来方去之微而发其机也。《离合真邪论》曰：俟邪不审，大气已过，泻之则真气脱，脱则不复，邪气复至，而病益蓄。故曰：其往不可追，此之谓也。

不可挂以发 马云：知机之道者，唯此一气而已，犹不可挂一发以间之。志云：静守于来往之间而补泻之，少差毫发之间，则失矣。

工独有之 《甲乙》：工，作上。

往者为逆，来者为顺 张云：往，气之去也，故为之逆。来，气之至也，故为之顺。

正行无问 志本：问，作间。非。

逆而夺之，恶得无虚，追而济之，恶得无实 《甲乙》：逆，作迎。张云：逆其气至而夺之，泻其实也。恶得无虚，随其气去而济之，补其虚也。恶得无实，故泻必因吸内针，补必因呼内针，此即迎来随去之义。高武云：迎者逢其气之方来，如寅时气来注于肺，卯时气来注大肠，此时肺、大肠气方盛而夺泻之也。随者随其气之方去，如卯时气去注大肠，辰时气去注于胃、肺与大肠，此时正虚而补济之也。余仿此。

大要 简按：盖古经篇名。

徐而疾则实，疾而徐则虚 张云：徐出针而疾按之为补，故虚者可实。疾出之而徐按之为泻，故实者可虚。简按：张据《素·针解篇》释之，与《小针解》之旨乖。

若有若无 马云：实者止于有气，虚者止于无气。气本无形，似在有无之间耳。

察后与先 张云：求病所急，而治分先后也。若存若亡，察气之行与不行，以为针之去留也。

若得若失 张云：欲虚而虚，欲实而实，是得法也。粗工妄为，则失之矣。简按：《小针解》云：为虚与实，若得若失者，言补者佖然若有得也，泻则怳然若有失也。知张注失经旨矣。

补泻之时 《针解篇》曰：补泻之时者，与气开阖相合也。张云：当补当泻，用有其时。

泻曰，必持内之，放而出之，排阳得针 《甲乙》作迎之，迎之意，必持而内之，放而出之，排扬出针。张云：凡用泻者，必持内之，谓因其气来，出之疾而按之徐也，故可排开阳道以泄邪气。简按：据下文补曰：《甲乙》近是。

按而引针，是谓内温 简按：连下二句言补法。若病当用泻法，而反按而引针以补之，是谓内温，引针谓退其针。温，蕴同，乃《素问》温血之温，谓血气蕴蓄于内，而不得散泄也。诸注并接下文"补曰"为释，恐误。

意若妄之 志云：之，往也。张云：妄，虚妄也。意若妄之，言意会于有无之间也。妄，《甲乙》作忘。

若行若按，若蚊虻止 张云：若行若按，言行其气，按其处也。若蚊虻止，言当轻巧无迹，而用得其精也。

如留如还，去如弦绝 张云：留，留针也。还，出针也。去如弦绝，轻且捷也，故无损而能补。还，《甲乙》作环。

令左属右 张云：右手出针，左手随而按扪之，是令左属右也。

必无留血，急取诛之 马云：如有留血，当急取以责之，但此补法，必无留血者。张云：凡取血络者，不可使有留血，宜急取之也。志云：此补正运邪之法，故必无留血，设有留血，急取而诛之。简按：以理推之，此间恐有遗脱。

坚者为宝 《甲乙》：宝作实。王注《素·针解篇》：手如握虎者，欲其壮也。云壮，谓持针坚定也。《针经》曰：持针之道，坚者为实，则其义也。新校正云：按《甲乙经》：实字作宝，乃与今本异。

正指直刺 简按：《针解篇》云：义无邪下者，欲端以正也。王注：正指直刺，针无左右。

神在秋毫 张云：医之神见，在悉秋毫，必精必确。

疠意病者 《针解篇》云：神无营于众物者，静志观病人，无左右视也。王注：目绝妄视，心专一务，则用之必中，无或误也。

审视血脉 马云：审视其血脉之虚实而刺之，则无危殆矣。

必在悬阳，及与两卫 《甲乙》：必作心，卫作衡。注云：一作冲。张云：悬，犹言举也。阳，神气也。凡刺之时，必先举神气为主，故曰悬阳。两卫者，卫气在阳，肌表之卫也。脾气在阴，脏腑之卫也。二者皆神气所居，不可伤犯。凡用针者，首宜顾此，故曰两卫。简按：马阳为扬，志以悬阳为心，并义难通，姑仍张注。

血脉者 《甲乙》："血"上有"取"字。是。

在腧横居，视之独澄，切之独坚 《甲乙》：澄，作满。志云：腧，经腧也。《刺节真邪篇》曰：六经调者，谓之不病。一经上实下虚而不通者，此必有横络盛大加于经，令之不通，视而泻之，此取谓解结也。故有血络横在于经腧者，当视之独清，切之独确，而去之也。张云：视之独澄者，必欲索其隐；切之独坚者，欲拔其本也。

镵针 镵，锄衔切，犁铁也。《说文》：锐器也。《史·扁鹊传》：镵石注：镵，石针也。

锃针 锃，音时，又音低，镝也，箭镞也。

锋针 锋，王本作蜂。非。

铍针 铍，音皮。《说文》：大针也。

毫针长三寸六分 《九针论》作一寸六分是。《吴氏尊经集》云：毫针又名小针，取用益多，犹布帛菽粟，为日用之所急也。马云：此言九针之体，而及其所以为用也，大义见本经《九针论》第七十八篇，故此不详解之，今亦从此。

介按：考针类有九种，分述如后：一曰镵针，即今之箭头针也，此针长一寸六分，上去末寸半，下止留一分之锋，欲浅刺不令深入也。二曰圆针，即絮针也，长一寸六分，取其筒其身而卵其锋者，身直如竹筒，末锋圆如卵锐也。三曰锃针，长三寸半，取法于黍粟之锐者，圆而微尖，利于用补者也。四曰锋针，即今日之三棱针也，长一寸六分，是上去八分，下留八分，取法于絮针刃三隅者，谓直壮而锐，可以泻热出血也。五曰铍针，长四寸，广二分半，取法于剑锋，以其能开通也。六曰圆利针，其形微大，其末反小，其身长一寸六分，取法于牦者，以毛之强者曰牦，用其细健可稍深也。七曰毫针，长二寸六分，其尖如蚊虻喙者，取其微细徐缓也。八曰长针，长七寸，取法于綦针，以能使深邪出远痹也。九曰大针，长四寸，尖形如挺，粗而且巨，其锋微圆，取法于锋针，可以泻通机关也。

如牦 《前·王莽传》师古注：毛之强曲者曰牦。又《后汉·岑彭传》注：牦，长毛也。

以取暴气 《甲乙》云：痹气暴发者，取以圆利针。张云：暴气，痹气之暴发也。

静以取往 诸本取作徐，当改。

如挺 道藏本：挺，作挺。简按：挺、挺同，杖也。

邪气在上 马云：邪气之中人也高。凡风寒暑雨之邪，由上感之，故曰邪气在上也。此以下，当参考《小针解》。

陷脉 张云：诸经孔穴，多在陷者之中，故凡欲去寒邪，须刺各经陷脉，则经气行而邪气出，乃所以取阳邪之在上者。志云：陷脉、额颅之脉，显陷于骨中，故针陷脉，则阳气之表邪去矣。简按：张注为是。

中脉 《小针解》云：取之阳明合也。马云：阳明合，即足三里也。

病各有所宜 《甲乙》：宜，作舍。是。

无实无虚 《甲乙》作无实宝虚。虚是。

五脉 张云：五脉者，五脏五输也。志云：五脏诸阴之脉也。义具《小针解》。

三脉 据《小针解》，当三阳之脉。

㤥 马云：曲王切，不足也。张云：音匡，衰残也。志云：怯也。

夺阴者死 《甲乙》：死，作厥。简按：与《小针解》之义不合。

若风之吹云 志云：邪散而正气光明也。

明乎若见苍天 《甲乙》作昭然于天。

经脉十二，络脉十五，凡二十七气 张云：脏有五，腑有六，而复有手厥阴心主一经，是为十二经。十二经各有络脉，如手太阴别络在列缺之类是也。此外又有任脉之络曰屏翳，督脉之络曰长强，脾之大络曰大包，共为十五络。十二十五，总二十七气，以通周身上下也。

所出为井 马云：其始所出之穴名为井穴，如水之所出，从山下之井始也。《六十三难》杨注云：凡脏腑皆以井为始，井者谓谷井尔，非谓掘作之井。山谷之中，泉水初出之处，名之曰井。井者主出之义也。马云：如肺经少商之类，水从此而流，则为荥穴。

所溜为荥 史云：溜，按《难经》当作流。马云：如肺经鱼际之类，又从此而注，则为腧穴。张云：急流曰溜，小水曰荥，脉出于井而溜于荥，其气尚微也。简按：急流曰溜，未见所据。《六十三难》杨注云：泉水既生，留停于近荥，迁未成大流，故名之曰荥。荥，小水之状也。此溜读为留也，然《六十八难》明言所流为荥。今从史说。

所注为腧 马云：腧者注此而输运之也，如肺经太渊①之类，又从而经过之，则为经穴。张云：注，灌注也。腧，输运也。脉注于此而输于彼，其气渐盛也。

所行为经 张云：脉气大行，经营于此，其正盛也。《六十三难》杨注云：经者径也，亦经营之义也。马云：如肺经经渠之类，又从而水有所会，则为合穴。

所入为合 张云：脉气至此，渐为收藏，而入合于内也。马云：如肺经尺泽之类。《六十三难》杨注云：经行既达，合会于海，故名之曰合。合者会也。

知其要者 马云：凡节之所交，计三百六十五会，实经络渗灌诸节者也，此节者乃要之所在。张云：其要则在乎五腧而已。志云：血者神气也，二十七气，三百六十五会，总属血气之流行，故曰知其要者，一言而终。简按：今从志注。

重竭 张云：脏气已绝于内，阴虚也。反实其外，误益阳也。益阳则愈损其阴，是重竭也。阴竭必死，死则静也。

取腋与膺 张云：腋与膺，皆脏脉所出。气绝于内，而复取之，则致气

---

① 太渊：诸本并作"大渊"，据现通用穴位名改，下文同，不出注。

于外，而阴愈竭矣。

逆厥 张云：脏气已绝于外，阳虚也。反实其内，误补阴也。助阴则阳气愈竭，故致四逆而厥逆。厥必死，死必躁也。

反取四末 张云：四末为诸阳之本，气绝于外，而取其本，则阴气至而阳愈陷矣。

害中而去则致气 张云：害中而不去，去针太迟也；不中而去，去针太早也，均足为害。此节与《寒热病篇》文同，但彼云不中而去，则致气者是。此云害中者，误也。简按：害，当作不。张注为是。

痈疡 《寒热病篇》作痈疽。张云：不中而去，则病未除而气已致，故结聚而为痈疽，皆刺之害也。

十二原出于四关 张云：脏腑之气，表里相通，故五脏之表有六腑，六腑之外有十二原，十二原出于四关。四关者，即两肘两膝，乃周身骨节之大关也。故凡井、荥、腧、原、经、合穴，皆手不过肘，足不过膝。而此十二原者，故可以治五脏之疾。

阳中之少阴，肺也 张云：心肺居于膈上，皆为阳脏。而肺则阳中之阴，故曰少阴。

太渊 马云：掌后陷中，肺脉所注，为俞土。阴经无原，俞穴代之。余仿此。

阳中之太阳，心也 张云：心为阳中之阳，故曰太阳。

大陵 张云：按大陵系手厥阴心主腧穴也。《邪客篇》帝曰：手少阴之脉，独无俞，何也？岐伯曰：少阴心脉也，心者，五脏六腑之大主也，精神之所舍也。其脏坚固，邪弗能容也。容之则心伤，心伤则神去，神去则死矣。故诸邪之在于心者，皆在于心之包络。包络者，心主之脉，故此言大陵也。大陵二穴，在掌后骨下两筋间。

阴中之少阳，肝也 张云：肝、脾、肾，居于膈下，皆为阴脏。而肝则阴中之阳，故曰少阳。

太冲 马云：足大趾①本节后二寸动脉应手陷中，肝脉所注，为俞土。

阴中之至阴，脾也 张云：脾属土而象地，故为阴中之至阴。

太白 马云：足大趾内侧内踝前核骨下陷中，脾脉所注，为俞土。

阴中之太阴，肾也 张云：肾在下而属水，故为阴中之太阴。

---

① 趾：脚趾头，诸本并作"指"，径改，下文同，不出注。

太溪　马云：足内踝后跟骨上动脉陷中。男子妇人病，有此脉则生，无则死。肾脉所注，为俞土。

膏之原　志云：中焦之气，蒸津液，化其精微，发泄于腠理，淖泽注于骨，补益脑髓，润泽皮肤，是津液注于三百六十五节，而渗灌于皮肤肌腠者也。溢于外则皮肉膏肥，余于内则膏肓丰满。盖膏者，脏腑之膏膜；肓者，肠胃之募原也。简按：《左传·成公十年》：居肓之上，膏之下。杜云：肓，膈也，心下为膏。《正义》曰：贾服、何休诸儒等，皆以为膏。虽凝者为脂，释者为膏，其实凝者亦曰膏。内则云：小切狼臅①膏，此膏为连心脂膏也。独刘炫以为膏当作膈，改易传文，以规杜之失。傅逊《辨误》云：考《素问·刺禁论》云，膈肓之上，中有父母。杨上善说云：心下膈上为肓。心为阳，父也；肺为阴，母也。曾亲谛观猪脏心膈之处，方忆膈者隔也。自膈以上，皆心肺清洁之属。自膈以下，皆肠胃污浊之属。而心下有微脂为膏，膈上有薄膜为肓也。《素问》曰：膈肓，则明云膈之肓也。膈之肓，非其膜而何？其《痹论》又云：皮肤之中，分肉之间，熏于肓膜。注云：肓膜谓五脏之间膈中膜也，则正与心下之微脂相对益明矣。二竖居膏肓之上下，则于腑脏，略无所系，为至虚之处，非经络穴道所关，以故攻之不可，达之不及，药不至焉也。《春秋元命苞》云：膏者，神之液也。

介按：膏肓之义，惟前哲唐容川、时贤张锡纯之解释，甚为详晰。兹节录如下：唐云：凡有膜网处，无论上中下及内外膜网，其上皆生膏油。《左传》所谓膏肓也，肓言其膜，属三焦之物；膏即言其油，乃属于脾，凡化水化谷，皆是膏油发力以薰吸之。所谓脾主利水化食者如此。而其路道，则总在中焦之膜中也。此膜着背脊处上行至肝，是为肝膈。肝膈半在体上，半在膈下，膈发于肝，循肋骨而至胸前之鸠尾，下遮浊气，上护心肺，为阴阳之界限。肝气之通于膈，以入肠胃，走血室，路道皆在膈膜与中下之油网中也。张云：《素问·刺禁篇》曰：膈肓之上，中有父母，是肓即膈也。又《灵枢·九针十原论》曰：膏之原出于鸠尾，夫鸠尾之内，即膈，乃三焦之上焦，为手少阳之腑，与手厥阴心包脏腑相连，互为配偶。心包者，即心肺相连之系，其体质原系脂膜，脂即膏也。《传》既云：居肓之上，膏之下，是其病定在胸中无疑。特是胸中之地，大气之所贮藏也。虽不禁针，然止可针三二分，不敢作透针，以泻大气，故曰攻之不可。其外又皆硬骨卫护，不能用

---

① 臅（chù，触）：胸腔里的脂肪。

砭，故曰达之不及。又其处为空旷之腑，上不通咽喉，下有膈膜承之，与膈下脏腑，亦不相通，故曰药不至焉，所以不可为也。

鸠尾 马云：一名尾翳，一名𩩲骬，蔽骨之端，在臆前蔽骨之下五分。人无蔽骨者，从歧骨下一寸，言其骨垂下如鸠尾。

肓之原 志云：肓者，肠胃之募原也。简按：《腹中论》云：此风根也，其气溢于大肠，而着于肓，肓之原在脐下。《刺禁论》云：膈肓之上，中有父母。杨注：心下膈上为肓。《痹论》云：陷于肓膜。王注：肓膜谓五脏之间，膈中之膜也。《胀论》云：熏于肉肓，而中气穴。《杂病篇》云：上冲肠胃，熏肝，散于肓，结于脐，故取之肓原以散之。据以上经文考之，肓即膈膜也。而脏腑之间，悉有薄膜，其于躯壳中，遮隔浊气，最有用者为膈膜，故单言肓，则指膈膜。张注《痹论》云：肓者，凡腔腹肉理之间，上下空隙之处，皆谓之肓。然《史·扁鹊传》、搦荒《说苑》，作肓莫，即肓膜也。空隙之处，安得搦之，肓自肓，原自原，安得释肓以膜原。二张之解，俱不可从。

脖胦 马云：一名下气海，一名下肓，脐下一寸半宛宛中，男子生气之海。出于《甲乙》。简按：《玉篇》：脖胦，脐也，犹天枢即脐，而其穴则在侠脐两旁各一寸邪。张云：上文五脏之原各二，并膏肓之原共为十二，而脏腑表里之气皆通于此，故可以治五脏六腑之有疾者也。简按：本篇止言五脏之原，而不言六腑，乃以鸠尾、脖胦足之。马氏因引《六十六难》六腑之原以为悉，然而此本于经文别发一义者，乃不可以彼律此。

胀取三阳，飧泄取三阴 《甲乙》：飧泄作滞。张云：胀，腹胀也。飧泄，完谷不化也。病胀者，当取足之三阳，即胃、胆、膀胱三经也。飧泄者，当取足之三阴，即脾、肝、肾三经也。简按：《甲乙》滞盖谓滞下，亦作𤺄，《释名》痢，义之帖。即痢病也。

闭 马本作闬，云闬，读为闭。志云：闬音下，搏也。简按：《玉篇》：闬，俗闭字。闬字书无考。

夫善用针者止①**未得其术也** 张云：此详言疾虽久，而血气未败者，犹可以针治之。故善用针者，犹拔刺也，去刺于肤，贵轻捷也；犹雪污也，污染营卫；贵净涤也；犹解结也，结留关节，贵释散也；犹决闭也，闭塞道路，贵开通也。四者之用，各有精妙。要在轻摘其邪，而勿使略伤其正气

---

① 止：至，临。《字汇·止部》："止，至也。"此处"止"代表两句之间省略了部分文字。下文中小字"止"同，不再出注。

耳，故特举此为谕。若能效而用之，则疾虽久，未有不愈者矣。张兆璜云：污在皮毛，刺在肤肉，结在血脉，闲在筋骨。简按：雪，洗也，庄子知北游，澡雪而精神。

如以手探汤 张云：用在轻扬，热属阳，阳主于外，故治宜如此。

如人不欲行 张云：有留恋之意也。阴寒凝滞，得气不易，故宜留针若此。

阴有阳疾者 张云：热在阴分也。

下陵三里 马云：足阳明胃经穴，即三里，系四字一名。

无殆 张云：殆，怠同。简按：老子周行而不怠。《释文》：殆，怠也。

气下 张云：邪气退也。

疾高而内者 张云：在上也，当下取之。然高而内者属脏，故当取足太阴之阴陵泉。

疾高而外 张云：属腑，故当取足少阳之阳陵泉也。

本输篇第二

马云：输、俞、腧，三者古通用。输者以其脉气之转输也，俞者从省，腧从肉，本篇输字，是言推本谷经之有腧穴也。

十二经络之所终始 张云：谓如十二经脉之起止有序也。

络脉之所别处 志云：脏腑之血气，从大络而外注于皮肤，复从指井而内注于经脉，故曰，必通络脉之所别处。

五输之所留 张云：如下文井、荥、腧、经、合穴，各有所留止也。

六腑之所与合 志云：谓五脏之五俞，六腑之六俞也。

四时之所出入 志云：血气随四时之气而生长收藏也。

五脏之所溜处 志云：五脏之血气，溜于皮肤经脉之外内者也。溜，张读为流。

阔数之度 志云：阔数，宽窄也。经脉宽大，孙络窄小。

浅深 志云：络浅而经深也。

高下 志云：血气之上下循行也。

其次 志云：次序也。

少商 志云：太阴主秋金之不及，故名少商。余命名之义，各有所取。

《甲乙》云：在手大指端内侧，去爪甲如韭叶。

为井木 张云：肺经脉气所出为井也，其气属木，此下凡五脏之井，皆属阴木，故《六十四难》谓之阴井木。志云：井者木上有水，乃澹渗皮肤之血，从井木而溜于脉中，注于腧，行于经，动而不居，行至于肘膝，而与经脉中之血气相合者也。肺、心、肝、脾、肾，内之五脏也。胆、胃、大肠、小肠、三焦、膀胱，内之六腑也。手足太阴、少阴、太阳、少阳，外之经气也。肺出于少商者，谓脏腑之血气，从大络而注于孙络皮肤之间，肺脏所出之血气，从少商而合于手太阴之经也。又云：十二脏腑之脉出于井者，非经脉之贯通，是以十二经脉，止论至肘膝而已。简按：志注发前哲所未发，然而人身一气脉而已，其云非经脉之贯通者，恐非也。张云：按本篇五脏止言井木，六腑止言井金，其他皆无五行之分。考之《六十四难》分析阴阳十变，而五行始备矣。下仿此。

溜于鱼际 马云：溜者流也，流于鱼际，即手之鱼肉也。《甲乙》云：鱼际者火也，在手大指本节后内侧散脉中。

太渊 张云：此肺经之所注为腧也，属阴土。《甲乙》云：水也，在掌后陷者中。简按：为水误。

经渠 张云：此肺经之所行为经也，属阴金。经渠当寸口陷中，动而不止，故曰不居。居，止也。

尺泽 张云：此肺经所入为合也。《甲乙》云：在肘中约上动脉。

中冲 《甲乙》云：在手中指之端，去爪甲如韭叶陷者中。张云：按此下五腧，皆属手厥阴之穴，而本经直指为心腧者，正以心与心胞，本同一脏，其气相通，皆心所主。故诸邪之在于心者，皆在于心之包络。包络者，心主之脉也。《邪客篇》曰：手少阴之脉独无腧。正此之谓，详义见前章。

劳宫 《甲乙》云：在掌中央动脉中。

大陵 《甲乙》云：在掌后两筋间陷者中。

方下 张云：谓正当两骨之下也。

间使 《甲乙》云：在掌后三寸两筋间陷者中。

有过 马云：有病也。有病则其脉至，无病则其脉止。

曲泽 《甲乙》云：在肘内廉下陷者中，屈肘得之。

大敦 《甲乙》云：在足大趾端，去爪甲如韭叶，及三毛中。

行间 《甲乙》云：在足大趾间动脉陷者中。

太冲 《甲乙》云：在足大趾本节后二寸，或曰一寸五分陷者中。

中封 《甲乙》云：在足内踝前一寸，仰足取之陷者中，伸足乃得之。

使逆则宛 张云：宛，郁同，言用针治此者，逆其气则郁，和其气则通也。简按：马为宛宛中之宛，误。

曲泉 《甲乙》云：在膝内辅骨下大筋上小筋下陷者中。

隐白 《甲乙》云：在足大趾端内侧，去爪甲如韭叶。

太白[①] 《甲乙》云：在足内侧核骨下陷者中。简按：经文腕骨，当作核骨。诸家不议及者误。

商丘 《甲乙》云：在足内踝下微前陷者中。

阴之陵泉 《甲乙》云：在膝下内侧辅骨下陷者中，伸足乃得之。

涌泉 《甲乙》云：在足心陷者中，屈足卷指宛宛中。志云：地下之泉水，天一之所生也，故少阴之始出，名曰涌泉。复溜者，复溜于地中，故合穴曰阴谷。

然谷 《甲乙》云：在足内踝前起大骨下陷者中。

复留 马、志作复溜，《甲乙》同。简按：此穴诸书不言有动脉。

至阴 《甲乙》云：在足小趾外侧，去爪甲如韭叶。张云：以下凡六腑之井，皆属阳金，故《六十四难》谓之阳井金也。

通谷 《甲乙》云：在足小趾外侧，本节前陷者中。

束骨 《甲乙》云：在足小趾外侧，本节后陷者中。

京骨 《甲乙》云：在足外侧大骨下，赤白肉际陷者中，按而得之。

为原 张云：本篇惟六腑有原，而五脏则无。前《十二原篇》所言，五脏之原，即本篇五脏之腧，然则阴经之腧即原也。阳经之原，自腧而过，本为同气，亦当属阳木。下仿此。

昆仑 《甲乙》云：在足外踝后跟骨上陷中，细脉动应手。

委中 《甲乙》云：在腘中央约文中动脉。《素问·骨空论》注云：腘谓膝，解之后，曲脚之中，背面取之。《刺腰痛论》注云：在膝后屈处。

委而取之 简按：委，曲也。《前·淮南王传》：觥天下之正法。师古注觥，古委字，曲也。《邪气脏腑病形篇》：委，中央。

窍阴 《甲乙》云：在足小趾次趾之端，去爪甲如韭叶。

侠溪 《甲乙》云：在足小趾次趾二歧骨间，本节前陷者中。

临泣 《甲乙》云：在足小趾次趾本节后间陷者中，去侠溪一寸五分。

---

① 太白：诸本并作"大白"，据现通用穴位名改。

丘圩 《甲乙》云：在足外廉踝下如前陷者中，去临泣一寸。

阳辅 《甲乙》云：在足外踝上四寸，辅骨前，绝骨端，如前三分，去丘圩七寸。沈彤《释骨》云：侠膝之骨曰辅骨。

阳之陵泉 《甲乙》云：在膝下一寸䯒外廉陷者中。

厉兑 《甲乙》云：在足大趾次趾之端，去爪甲角如韭叶。

陷谷 《甲乙》云：在足大趾次趾间，本节后陷者中，去内庭二寸。

冲阳 《甲乙》云：在足跗上五寸骨间动脉上，去陷谷三寸。

皆属于胃 张云：三里下三寸为上廉，上廉下三寸为下廉。大肠属上廉，小肠属下廉。盖胃为六腑之长，而大肠小肠，皆与胃连，居胃之下，气本一贯，故皆属于胃。而其下腧，亦合于足阳明经也。张开之曰：大肠、小肠，受盛胃腑水谷之余，济泌别汁，而生津液，故皆属于胃。是以大肠受胃腑之经气，而属于巨虚上廉，小肠属巨虚下廉。

上合手少阳 张云：按诸经皆不言上合，而此下三经独言之者，盖以三焦并中下而言，小肠大肠俱在下，而经则属手，故皆言上合某经。简按：三焦亦专指下焦。详见下文注。

关冲 《甲乙》云：在手小指次指之端，去爪甲角如韭叶。

中渚 《甲乙》云：在手小指次指本节后陷者中。

三焦下腧止**是太阳络也** 张云：足大趾当作足小趾。盖小趾乃足太阳脉气所行，而三焦下俞，则并足太阳经出小趾之前，上行足少阳经之后，上出腘中外廉委阳穴，是足太阳之络也。按《邪气脏腑病形篇》曰：三焦病者，候在足太阳之外大络，大络在太阳少阳之间，则此为小趾无疑。简按：此本马注，然考《甲乙》云：委阳，三焦下辅俞也，在足太阳之前，少阳之后，出于腘中外廉两筋间承扶下六寸，此足太阳之别络也。据《邪气脏腑病形篇》及《甲乙》，足大趾之前，当作足太阳之前，张注未为得矣。

手少阳经也 张云：以上三焦之腧，皆手少阳经也。

足少阳太阴之所将 简按：一本作阳，注亦见《道藏》本。据上文阴作阳为是，马氏仍此。而张云：阳阴二字互谬也，当作少阴太阳，盖三焦属肾与膀胱也。将，领也，改少阳为少阴，亦未为得矣。《宣明五气篇》：王注引本经云：足三焦者，太阳之别也。

上踝五寸 马云：其上外踝计五寸，名光明穴。又足少阳胆经之络穴别行者，三焦与之别入贯腨肠。

腨肠 马云：即足腹也。简按：《刺腰痛论》王注：腨踵鱼腹之外，云腨形势如卧鱼之腹，系腨以肠，亦因此耶。

　　少泽　《甲乙》云：在手小指之端，去爪甲一分陷者中。

　　前谷　《甲乙》云：在手小指外侧，本节前陷者中。

　　后溪　《甲乙》云：在手小指外侧，本节后陷者中。

　　腕骨　《甲乙》云：在手外侧腕前，起骨下陷者中。

　　阳谷　《甲乙》云：在手外侧腕中，兑骨下陷者中。

　　伸臂　《甲乙》云：屈肘得之。

　　商阳　《甲乙》云：在手大指次指内侧，去爪甲如韭叶。

　　二间　《甲乙》云：在手大指次指本节前内侧陷者中。

　　三间　《甲乙》云：在手大指次指本节后内侧陷者中。

　　合谷　《甲乙》云：在手大指次指间。

　　阳溪　《甲乙》云：在腕中上侧，两旁间陷者中。

　　曲池　《甲乙》云：在肘外辅骨肘骨之中。沈彤《释骨》云：肘大骨之两起者，曰肘外辅骨。

　　三十六腧也　马云：腧，从肉者穴之总名，非井、俞、荥、经、合之俞。张云：五脏各有井、荥、腧、经、合五穴，共计二十五腧，六腑复多一原穴，故共计三十六腧也。简按：马：俞、腧之别，不必矣。

　　上合于手者也　张云：凡五脏六腑之经，脏皆属阴，腑皆属阳。虽六腑皆属三阳，然各有手足之分，故足有太阳膀胱经，则手有太阳小肠经；足有阳明胃经，则手有阳明大肠经；足有少阳胆经，则手有少阳三焦经，此所谓上合于手者也。不惟六腑，六脏亦然，如足有太阴脾经，则手有太阴肺经；足有少阴肾经，则手有少阴心经；足有厥阴肝经，则手有厥阴心经，此脏腑阴阳手足皆相半也。然其所以分手足者，以经行有上下，故手经之腧在手，足经之腧在足也。

　　缺盆之中，任脉也，名曰天突　马云：此举诸经之穴，有列其行次而言之，有指其穴所而言者，皆亦人以觅穴之法也。腹部中行，系任脉经，然在缺盆之中间，是为任脉。其穴曰天突，在颈前结喉下四寸宛宛中，乃腹中央第一行次之脉也。缺盆，系足阳明胃经，穴在肩下，横骨陷中，去中行二寸，故在脉当为缺盆之中间。

　　一次　马云：次字下，据下文当有一脉字，犹言脉之一行也。下仿此。张云：一次者，次于中脉一行，足阳明也。简按：今从张注。

　　人迎　马云：夹结喉两旁一寸半。张云：颈中第二行脉也。

扶突 张云：二次于足阳明之外者，手阳明也，穴名扶突，在颈，当曲颊下一寸，人迎后一寸五分，即第三行脉也。

天窗 张云：在颈大筋前，曲颊下，扶突后，即第四行脉也。

天容 马云：按天容系手太阳经，非足少阳经，疑是天冲穴。张云：四次于手太阳之后者，足少阳也，上出天窗之外，而颈中无穴，是第五行脉也。此云天容者，系手太阳经穴，疑误。简按：天冲虽为足少阳经穴，然在耳上如前三分，无属颈部之理。马注不可据。

天牖 张云：在颈大筋外，天容后，天柱前，完骨后，发际上，是第六行脉也。

天柱 张云：在挟项后大筋外廉，发际陷中，是第七行脉也。

风府 张云：在项后入发际一寸，自前中行任脉至此，是为第八行，而颈脉止于此也。

腋内动脉止**名曰天池** 张云：此言腋下二经之脉也，手太阴之穴名天府，手厥阴之脉名天池，二穴俱在腋下三寸，然天府则在臂臑内廉，天池则在肋间乳后一寸也。

刺上关者止**伸不能屈** 马云：此言取穴之法也。上关，即客主人穴，系足少阳胆经。呿，大张口貌。欠，撮口出气也。刺上关者，必开口有空，故张口乃得之，所以呿而不能欠也。在耳起骨上廉。下关，系足阳明胃经穴。刺下关者，必合口乃得之，故能欠而不能呿也。在客主人下，耳前动脉下廉，开口则闭，闭口有穴。犊鼻，系足阳明胃经穴。膝膑下，胻骨上，侠解大筋陷中，形如牛鼻，故名。刺犊鼻者必屈足以取之，故屈而不能伸也。两关者，内关，系手厥阴心包络经。手掌腕后二寸，两筋间，与外关相抵。外关，系手少阴三焦经。手背腕后二寸，两筋间，阳池上二寸。刺两关者，必伸手以取之，故伸而不能屈也。

挟喉之动脉也 张云：此下乃重言上文六阳经脉，以明其详也。挟喉动脉，即足阳明人迎也。

其腧在膺中 马云：胸之两旁，谓之膺也。张云：自挟喉而下行于胸膺，凡气户库房之类，皆阳明之腧，故曰其腧在膺中。

不至曲颊一寸 张云：此复言扶突穴，在足阳明动脉之外，当曲颊下一寸也。

当曲颊 张云：此复言天窗穴也。

耳下曲颊之后 马云：足少阳经名天冲者为五行，然穴在耳下曲颊之后，正耳后发际二寸，耳上如前三寸也。张云：仍如上文言手太阳之天容也，此非足少阳之穴。而本篇重言在此，意者古以此穴属足少阳经也。简按：《甲乙》：天冲在耳上如前三分。《铜人》云：天冲在耳后入发际二寸。知是马注不可据。

上加完骨之上 马云：手少阳经名天牖者为六行，然穴在耳后，上加完骨之上，正以完骨在上，而天牖在下，则完骨加其上也。简按：《甲乙》云：天牖在颈筋间，缺盆上，天容后，天柱前，完骨后发际上。今考文理，其穴在完骨下者，不宜言加完骨之上。马注未清晰。

挟项大筋之中 张云：此复言天柱穴，挟后项大筋中发际。简按：马以下文阴字接际字下为句，注云：挟项后大筋之中，发际之阴也，不可从。志本依马为句。

阴尺动脉 张云：言阴气之所在也。《小针解》曰：夺阴者死，言取尺之五里，其义即此。按：《小针解》张注：尺之五里，尺泽后之五里也。马云：尺泽之上三寸，有动脉，即肘上三寸向里大脉之中央，名五里穴，属手阳明大肠经。志云：按皮肤之气血，从手足之指井，溜注于脉中，而合于肘膝间，故曰尺动脉。上五里五腧之禁也。简按：逆夺之凡五至井荥俞经合，五腧之血气尽，故言五腧之禁也。详见《素·气穴论》、本经《玉版论》。

传道之腑 马云：道，导同。凡小肠已化之物，从此传导而下也。志云：此节只论五脏所合之六腑者，本篇论十二经脉之所出，从井而入于合，盖自外而内也。

中精之腑 《甲乙》作清净之腑。马云：他腑之所受者，皆至浊之物，而唯胆则受五脏之精汁也。

少阳属肾 《甲乙》作少阴。马云：少阳三焦也，三焦之正脉至项散胸中，而肾脉亦上连于肺，三焦之下腧，属于膀胱，而膀胱为肾之合，故三焦亦属乎肾也。

故将两脏 张云：三焦为中渎之腑，膀胱为津液之腑，肾以水脏而领水腑，理之当然，故肾得兼将两脏。将，领也，两脏腑亦可以言脏也。《本脏篇》曰：肾合三焦膀胱。其义即此。

中渎之腑 张云：谓如川如渎，源流皆出其中也。即水谷之入于口，出于便，自上而下，必历三焦，故曰中渎之腑，水道出焉。膀胱受三焦之水，而当其疏泄之道，气本相依，体同一类，故三焦下腧出于少阳，并太阳之正，入络膀胱，约下焦也。

孤之腑也 简按：肺合大肠，心合小肠，肝合胆，脾合胃，肾合膀胱，而三焦唯属膀胱，无所配合，故谓孤之腑也。萧吉《五行大义》云：三焦处五脏之中，通上下行气，故为中渎腑也。又引《河图》云：三焦孤立，为内渎之腑，并与本节之旨符矣。而此所言三焦，专指下焦。张氏《质疑录》，论之详也。《素问识·灵兰秘典》《六节藏象论》注：举数证当参考。

春取络脉 张云：十二经之大络，如手太阴列缺之类是也。

诸荥 张云：十二经之用穴，如手太阴鱼际之类是也。

分肉之间 《水热穴论》曰：春者木始治，肝气始生，肝气急，其风疾，经脉常深，其气少，不能深入，故取络脉分肉之间。简按：四时之刺，诸篇所说有异同，《甲乙》类例通会，殆为明备，当参考。

诸腧孙络 张云：诸腧者十二经之腧穴，如手太阴经太渊之类是也。络之小者为孙络，皆应夏气。夏以老阳之令，阳盛于外，故宜浅刺于诸腧、孙络及肌肉、皮肤之上也。

诸合 张云：十二经之合穴，如手太阴尺泽之类是也。诸合应秋，故宜取之秋。以少阴之令，将降未降，气亦在中，故余如春法，谓亦宜中取于大经分肉之间，而可浅可深也。

诸井 张云：十二经之井穴，如手太阴少商之类是也。

诸腧 井[①]云：即前太渊三间之类。张云：脏腑之腧，如肺腧、心腧之类是也，非上文五腧之谓。诸井诸脏，皆主冬气。冬以老阴之令，阳气伏藏，故宜取井腧，欲其深而久留之也。简按：二说各异，未知孰是。

气之所处 张云：处，上声，谓气之所居也。

转筋者止快也 张云：转筋者必拘挛，立而取之，故筋可舒也。痿厥者必体废，张其四肢而取之，故血气可令立快也。志云：张者，仰卧而张大其四肢。

小针解第三

马云：《九针十二原》中有小针之要，而此篇正以解其首篇，故名之曰《小针解》。《素问》又有《针解篇》，与此小同。

神客 张云：神，正也。客，邪也。邪正相干，故曰共会。

---

① 井：疑误。

一

017

在门　张云：出入所由，故谓之门。

先知何经之病　张云：若不能先知，是为未睹其疾。又曰：恶知其原。

速迟　马本、志本作数迟。非。

守四肢　张云：手之两肘，足之两膝，谓之四关。

守气　张云：往来逆顺，至与不至，皆气之机也。

针以得气　张云：以，已同。

气易失地　张云：毫厘之差，即失其气之机也。

气不下也　张云：补泻不得其法，虽竭尽血气，而病气不应也。

小者逆也　张云：气去故脉虚而小。

平者顺也　张云：气来故脉平而和。

气口虚而当补之也　张云：此与《针解篇》，皆释九针十二原之义。但此以气口言虚实，彼以针下气至言虚实，义虽若异，然互有发明，皆当察也。

徐而疾则止**徐出也**　张云：此二句释义，其用似反，当《针解篇》者为得。《针解篇》曰：徐而疾则实者，徐出针而疾按之；疾而徐则虚者，疾出针而徐按之。

以下　张云：言已退也。

必然　史云：必音必，满貌。张云：音弼。《诗》曰：威仪怭怭。

怳然　史云：吁往切，狂貌。志云：怳，惚也。简按：怳，恍同。恍惚，又作怳惚，不分明也。志为是。字典：怳然，失意貌。

邪气之中人也高　张云：伤于风者，上先受之，故凡八风寒邪之中人，其气必高而在上。

浊气在中止**在中也**　张云：水谷入胃，其清者化气，上归于肺，是为精气。若寒温失宜，饮食过度，不能运化，则必留滞肠胃之间而为病，此浊气在中也。简按：溜，张读为留。非也，所溜为荥。《难经》作流，知溜、流古通。

针陷脉，则邪气出者取之上　张云：诸经孔穴，多在陷者之中，如《刺禁论》所谓刺缺盆中内陷之类是也。故凡欲去寒邪，须刺各经陷脉，则经气行而邪气出，乃所以取阳邪之在上者。简按：志注《十二原篇》云：陷脉额颅之脉，显陷于骨中，故针陷脉，则阳之表邪去矣。据此则"取之上"之"上"字，与下文"阳明"合对，殆为稳贴。但以颅额之脉为陷脉者，未见所本，俟考。

针中脉，则邪气出　张本：邪，作浊。据《十二原》，作浊为是。

阳明合也　张云：足三里也，刺之可以清肠胃，故能取浊气之在中者。

夺阴者死止**五往者也**　张云：夺脏气也，尺之五里，尺泽后之五里也，手阳明经穴，禁刺者也。

正言也　张云：即如上文"取三阳"之谓。

尺寸小、大、缓、急、滑、涩　简按：《邪气脏腑病形篇》云：调其脉之缓、急、小、大、滑、涩，而病变定矣。又《论疾诊尺篇》云：审其尺之缓、急、小、大、滑、涩，肉之坚、脆，而病形定矣。此云小、大、缓、急、滑、涩者，乃兼寸口之脉，与尺之皮肤而言也。

在于终始　张云：终始，本经篇名。

持心也　张云：释前文观其形，听其动静，知其邪正者，皆主持于心也。

内绝　张云：脉口浮虚，按之则无，是谓内绝，不至脏气之虚也。

无气以动故静　张云：外者阳之分，阴气既虚，复留针于外以致阳气，则阴愈虚而气竭于内，无气以动，故其死也静。

外绝　张云：脉口沉微，轻取则无，是谓外绝，不至阳之虚也。

阴气有余故躁　张云：阳气既虚，复留针四末以致阴气，则阳气愈竭，必病逆厥而死。阳并于阴，则阴气有余，故其死也躁。

五色循明　马云：《六节藏象论》，岐伯曰：五气入鼻，藏于心肺，上使五色修明，音声能彰，则循明当作修明。张云：五脏六腑之精气，皆上注于目，而为之精，故能使五色循明。盖色明于外者，由气盛于内，故其声音亦必彰大，与平生异矣。简按：仍张注循明，不必改字。志云：声与平生异者，散败之声也。恐误。

邪气脏腑病形篇第四

马云：篇内首三节，论邪气入于脏腑，第四节论病形，故名篇。

邪气之中人高也　志云：邪气者，风雨寒暑，天之邪也，故中人也高。湿乃水土之气，故中于身半以下。此天地之邪，中于人身，而有上下之分。

溜于腑　《甲乙》：溜作留。马云：溜当作流。下文"溜于经"亦同。

异名同类　张云：经脉相贯合一，本同类也。然上下左右部位，各有所属，则阴阳之名异矣。

诸阳之会止**则下少阳** 张云：此言邪之中于阳经也。手足六阳，俱会于头面，故为诸阳之会，凡足之三阳从头走足故。中于面，则自胸、腹，下行于阳明经也；中于项，则自脊、背，下行于太阳经也；中于颊，则自胁、肋，下行于少阳经也。脉遍周身者，惟足六经耳，故但言足也。

若饮食 《甲乙》作热饮食足。

其中于膺、背、两胁，亦中其经 史云：一作其中于肩、背两胁，亦下其经。张云：膺在前，阳明经也；背在后，太阳经也；两胁在侧，少阳经也。中此三阳经，与上同。

其阴 张云：臂胻内廉曰阴，手足三阴之所行也。

淖泽 史云：淖，泽也。泽液非。张云：柔润也。

不能客 史云：客一本作容。简按：《甲乙》作容，俱通。

邪之中人脏奈何 《甲乙》作邪之中脏者奈何。

愁忧恐惧止**而上行** 张云：此下言邪之中于五脏也。然必其内有所伤，而后外邪得以入之。心藏神，忧愁恐惧则神怯，故伤心也。肺合皮毛，其脏畏寒，形寒饮冷，故伤肺也。若内有所伤，而外复有感，则中外皆伤，故气逆而上行，在表则为寒热疼痛，在里则为喘咳呕哕等病。汪云：形寒伤外，饮寒伤内。《素问·咳论》云：其寒饮食入胃则肺寒，肺寒则外内合邪。与此文义正同。今人惟知形寒为外伤寒，而不知饮冷为内伤寒，讹为阴证非也。凡饮冷者，虽无房事，而亦每患伤寒也。若房事饮冷而患伤寒，亦有在三阳经者，当从阳症论治，不得便指为阴症也。世医不明，妄以热剂投之，杀人多矣，特揭出以告人。气逆上行，故有发热头痛诸证。简按：气逆。《甲乙》作气迎。非。

伤肝 张云：肝藏血，其志为怒，其经行胁下也。

有所击仆止**则伤肾** 《百病始生篇》：黄帝曰：其生于阴者奈何？岐伯曰：忧思伤心，重寒伤肺，忿怒伤肝，醉以入房，汗出当风伤脾，用力过度，若入房汗出浴则伤肾。张云：脾主肌肉，饮食击仆者，伤其肌肉，醉后入房，汗出当风者，因于酒食，故所伤皆在脾。肾主精与骨，用力举重则伤骨。入房过度则伤精，汗出浴水，则水邪犯其本脏，故所伤在肾。简按：击仆与下文所谓异。

得往 张云：往，进也。

卒寒 张云：卒，猝同。

空窍 张云：空，孔同。

精阳气上走于目 张云：精阳气者，阳气之精华也，故曰：五脏六腑之精气，皆上注于目而为之精。

其别气 张云：别气者，旁行之气也，气自两侧上行于耳，气达则窍聪，所以能听。

其宗气 张云：宗气，大气也。宗气积于胸中，上通于鼻而行呼吸，所以能臭。

为臭 简按：臭，齅同，许救切。《说文》以鼻就臭也，亦作嗅齅。

其浊气 张云：浊气，谷气也。谷入于胃，气达于唇舌，所以知味。

皆上熏于面 张云：凡诸气之津液，皆上熏于面。如《脉度篇》曰：五脏常内阅于上七窍也，故肺气通于鼻，心气通于舌，肝气通于目，脾气通于口，肾气通于耳，此五脏之气，皆上通于七窍，不独诸阳经络，乃得上头也。

天气甚寒 简按：诸本及《甲乙》作大热甚寒，但张本与此同。上文曰天寒，而不曰天热，则作天气甚寒为是。《四十七难》云：人面独能耐寒者何也？然人头者，诸阳之会也，诸阴脉皆至颈、胸中而还，独诸阳脉皆上至头耳，故令面耐寒也。张揭数证驳《难经》，今不繁引。

虚邪之中身也 《八正神明论》云：虚邪者，八正之虚邪气也。正邪者，身形若用力汗出，腠理开，逢虚风，其中人也微，故莫知其情，莫见其形。又《官能篇》[①]文，与本篇略同。

命曰明止命曰工 张云：《六十一难》曰：望而知之谓之神，闻而知之谓之圣，问而知之谓之工，切脉而知之谓之巧。盖本诸此。

与尺之相应也 《甲乙》作与尺之皮肤相应也。据下文皮肤二字正系缺文，《甲乙》为是。

桴鼓 简按：桴，枹同，音浮，击鼓槌也。《汉·李寻传》：犹枹鼓之相应是也。

本末根叶之出候也 志云：夫精明五色者，气之华也，乃五脏五行之神气而见于色也。脉者荣血之所循行也。尺者谓脉外之气血，循手阳明之络，而变见于尺肤。脉内之血气，从手太阴之经，而变见于尺寸。此皆胃腑五脏所生之气血，本末根叶之出候也。

---

① 《官能篇》：诸本并作"《管能篇》"，据《黄帝内经·灵枢·官能第七十三》改。

形肉 志云：谓尺肤也，知色脉与尺之三者，则神且明矣。

见其色止**则已矣** 张云：不得其脉，言不得其合色之正脉也。相胜之脉，如青色得毛脉，以金克木之类是也。相生之脉，如青色得石脉，以水生木之类是也。

调其脉之缓、急、小、大、滑、涩 张云：缓，急，以至数言。小、大、滑、涩，以形体言。滑，不涩也，往来流利，如盘走珠。涩，不滑也，虚细而迟，往来觉难，如雨沾沙，如刀刮竹，六者相为对待。调此六者，则病变可以定矣。调，察也。

贲而起 《甲乙》作大字，更有"脉沉者，尺之皮肤亦沉"一句。据上文举六者则为剩文。张云：贲，忿奔二音，大也，沸起也。《论疾诊尺篇》曰：审其尺之缓、急、小、大、滑、涩，肉之坚、脆，而病形定矣。义与此同。简按：《十三难》云：脉数，尺之皮肤亦数。脉急，尺之皮肤亦急。脉缓，尺之皮肤亦缓。脉涩，尺之皮肤亦涩。脉滑，尺之皮肤亦滑。亦此义也。

故善调尺者止**十全六** 张云：此正本末根叶之义也。以尺寸言，则尺为根本，寸为枝叶；以脉色言，则脉为根本，色为枝叶。故善调尺者，不待于寸；善调脉者，不待于色也，然必能参合三者而兼行之，更为本末皆得，而万无一失。简按：《十三难》云：经言知一为下工，知二为中工，知三为上工。上工者十全九，中工者十全八，下工者十全六。《周礼·天官医师职》云：岁终稽其医事，则以制其食。十全为上，十失一次之，十失二次之，十失三次之，十失四为下。

心脉急 楼氏《纲目》云：谓色赤脉钩而急也。张云：急者弦之类。

瘈疭 张云：急主风寒，心主血脉，故心脉急甚，则为瘈疭。筋脉引急曰瘈，弛长曰疭。瘈，炽、寄、系三音，疭音纵。

缓甚为狂笑 张云：心气热则脉纵缓，故神散而为狂笑，心在声为笑也。

微缓为伏梁止**唾血** 志云：伏梁乃心下有余之积，故微主邪薄于心下也。心主血，热则上溢而时唾血也。简按：《经筋篇》云：手少阴之筋病，内急成伏梁，唾血脓者，死不治。

大甚为喉吤 《甲乙》作喉吤。吤，《脉经》作喉介。马云：心火充溢，喉中吤然有声。简按：吤字书无义。下文云，喉中吤吤然唾出。《素·咳论》云：喉中吤吤如梗状。介、芥古通，乃芥蒂之芥，喉间有物，有防碍之谓。

吖唯是介字从口者，必非有声之义。

心痹 见《五脏生成篇》及《痹论》。

善泪出 张云：以手少阴之脉，挟咽喉，连目系也。

小甚为善哕 张云：阳张虚而胃土寒，故善哕。

微小为消瘅 马云：血液枯燥，病为消瘅。志云：消瘅者，三消之证。简按：张为肌肤消瘦之义。非。

心疝 见《脉要精微论》《四时刺逆从篇》《大奇论》。

瘖 张云：心脉涩甚，则血气滞于上，声由阳发，滞则为瘖。

血溢 张云：涩当伤血也。简按：吐衄血之属。

维厥 史云：经络有阳维、阴维，故有维厥。马同。张云：四维厥逆也，以四肢为诸阳之本，而血衰气滞也。

耳鸣颠疾 志云：南方赤色，入通于心，开窍于耳，心气虚，故耳鸣颠疾。简按：《甲乙》颠作癫。颠、癫、瘨，三字并通。

肺脉急甚 楼氏云：谓色白脉毛而急也。

癫疾 张云：风邪胜也，木反乘金，故生癫疾。

微急止息肉不通 马云：皆肺气不足，风邪有余所致也。

多汗 张云：皮毛不固，故表虚而多汗。志云：缓则热甚，故多汗。

痿瘘 志云：肺热叶焦，则为痿也。鼠瘘，寒热病也，其本在脏，其末在脉。肺主百脉，是以微缓之有热，微涩之有寒，皆为鼠瘘，在颈腋之间。简按：《脉经》无"瘘"字。

偏风 志云：本经曰：偏枯身偏不用，病在分腠之间。盖病在皮肤，则为寒热；病在血脉，为寒热鼠瘘；在分腠，则为偏风。肺主周身之气而朝百脉也，腠理开，故头以下汗出不可止。头以下者，颈、项、胸、背之间，脉之外部也。简按：《脉经》注云：一作漏风，据汗出不可止，作漏风近是。

胫肿 张云：心火烁肺，真阴必涸，故为胫肿。

肺痹 见《痹论》及《五脏生成篇》。喻氏《法律》云：肺痹心膈窒塞，上气不下。盖肺为相传之官，治节行焉，管领周身之气，无微不入，是肺痹即为气痹明矣。

起恶日光 张云：以气分火盛而阴精衰也。志云：日光太阳之火，阴血少故恶日光，金畏火也。《脉经》作"起腰内"三字。

为泄 《论疾诊尺篇》云：尺肤寒，其脉小者泄少气。张云：阳气虚而腑不固，病当为泄。志云：肺与大肠为表里也。

消瘅　张云：金衰则水弱，故为消瘅。志云：肺主津，水之生原也。

息贲　张云：气血皆实热，故为息贲上气。息贲，喘急也。贲，音奔。

上下出血　张云：上言口鼻，下言二阴也。

涩甚_止善酸矣　张云：涩脉因于伤血，肺在上焦，故涩甚当为呕血。若其微涩，气当有滞，故为鼠瘘，在颈腋间。气滞则阳病，血伤则阴虚，故下不胜其上，而足膝当酸软也。

肝脉急甚　楼氏云：谓色青脉弦而急也。

恶言　《甲乙》注，一作妄言。志云：肝主语，在志为怒。张云：言多嗔恶也。

肥气　张云：以木邪伤土，故为肥气在胁下，胁下者肝之经也。《五十六难》杨注云：肥气者肥盛也，言肥气聚于左胁之下如覆杯，突出如肉，肥盛之状也。小儿多有此病。

善呕　志云：食气入胃，散精于肝，缓主多热，热则肝气逆，故善呕。简按：马、张以缓为脾脉，恐误。

水瘕痹也　《甲乙》①无也字。是。志云：水瘕痹者，亦食饮之所积也。简按：盖水癖癖饮之类。痹，闭也。

大甚为内痈_止为消瘅　志云：本经曰：喜怒不测，饮食不节，阴气不足，阳气有余，荣气不行，乃发为痈。大主肝气盛，盛则郁怒而不得疏达，故为内痈。呕、衄，肝气逆于上也。阴缩，肝气逆于下也。肝脉抵少腹，上注肺，咳引小腹者，经气逆于上下也。小者血气皆少，少则木火盛，故多饮及为消瘅也。简按：肝瘅见《瘅论》及《五脏生成篇》。

癀疝　张云：热壅于经，故为癀疝。

遗溺　张云：以肝火在下，而疏泄不禁也。

溢饮　志云：饮留于四肢，则经脉阻滞，故脉涩。《脉经》作淡饮。

瘛挛筋痹　《甲乙》作瘛疭挛筋。张云：皆血不足以养筋也。

脾脉急甚为瘛疭　张云：木乘土也，脾主肢体，而风气客之，故为瘛疭。

膈中　马云：木邪侮土，其在上为膈中，食饮入而还出，脾气不上通也。本经《上膈篇》云：气为上膈，食饮入而复出。

后沃沫　志云：不能游溢津液，上归于肺，四布于皮毛，故涎沫之从口

---

① 乙：原本作"胲"，校本并作"乙"，改。

出也。简按：马云：在下为去后沃沫，脾气不下疏也。误。

缓甚止**若无病**　张云：脾脉宜缓，而缓甚则热。脾主肌肉四肢，故脾热则为肉痿，及为厥逆，若微缓而为风痿，四肢不用者，以土弱则生风也。痿弱在经，而脏无恙，故心慧然若无病。

击仆　张云：脾主中气，脾脉大甚为阳极，阳极则阴脱，故如击而仆地。楼氏云：凡病偏枯，必先仆倒，故《内经》连名称为击仆偏枯也。

疝气　张云：以湿热在经，而前阴为太阴阳明之所合也。简按：他四脏举积名，而此独云疝气，可疑。《脉经》作痞气。是。《五十六难》云：脾之积名曰痞气，在胃脘，覆大如盘，久不愈，令人四肢不收，发黄疸，饮食不为肌肤。杨注：痞，否也，言否结成积也。

腹里大脓血　张云：腹里大者，以脓血在肠胃之外，亦脾气壅滞所致。简按：《脉经》无"腹"字。里，作裹。《素·腹中论》云：伏梁裹大脓血，居肠胃之外，此则痞气而裹大脓血，在肠胃之外也。

寒热　张云：中焦之阳气不足也。志云：血气虚也。

消瘅　志云：脾虚而不能为胃行其津液，故为消瘅。

癫癃　张云：脾脉滑甚，太阴实热也，太阴合宗筋，故为癫癃疝。

蛕蝎　张云：其微滑湿热在脾，湿热熏蒸，故生诸虫，及为腹热。简按：蛕、蚘、蛔，并音回。《说文》：蛕，腹中长虫。《尔雅》注：蝎，木中蠹虫。刘勰《新论》云：身之有欲，如树之有蝎。

涩甚止**下脓血**　张云：脾脉涩甚而为肠㿉，微涩而为内㿉，及多下脓血者，以涩为气滞血伤，而足太阴之别入络肠胃也。肠㿉、内㿉，远近之分耳。一曰下肿病，盖即疝漏之属。简按：《脉经》肠㿉作肠颓，内㿉作内溃，《甲乙》同。颓作癞，注云：一作溃。盖二证各别。肠癞，四种癞病之一，见《千金方·内㿉则》，马亦以溃字释之，然不详其为何证？张云：疝漏之属，姑仍之。

肾脉急甚　楼氏云：谓色黑脉石而急也。

骨癫疾　见《癫狂篇》。《甲乙》作骨痿癫疾。

沉厥　马云：盖风邪入肾则为厥，而肾气不足，则当沉滞而无知也。

奔豚　志云：虚气反逆，故为奔豚。阴寒在下，故足不收。肾开窍于二阴，气虚不化，故不得前后也。张云：按《五十六难》曰：肾之积名曰奔豚，发于少腹，上至心下，若豚状，或上或下无时。其义本此。简按：《骨空论》云：督脉生病，从少腹上冲心而痛，不得前后，为冲疝。又《史·仓公传》云：涌疝，令人不得前后溲，盖皆奔豚也。

折脊　志云：督脉属肾，贯脊，缓则督脉懈弛，故脊折也。简按：楼氏《纲目·脊痛门》，引本经文，知是脊痛之谓，犹折髀[①]折腰之折。

洞　《甲乙》作洞泄。《脉经》作洞下。简按：《根结篇》：仓廪无所输膈洞，此谓洞泄与膈证也。张则见下嗌还出之文，以为上出之义，则似为膈证不可从，盖洞即史所谓迵风。仓公云：迵风者，饮嗌下仓而辄出不留。又云：迵风之状，饮食下嗌辄后之。又云：即数十出，还出即后之之谓，其为洞泄、洞下，明矣。

阴痿　马云：火盛水衰，当为阴痿也。

石水止**不治**　张云：若其微大，肾阴亦虚。阴虚则不化，不化则气停水积而为石水。若至胃脘，则水邪盛极，反乘土藏，泛滥无制，故死不治。石水义见《素·阴阳别论》《大奇论》，腫，音垂，重坠也。腕，当作脘，诸本并讹。

洞泄，消瘅　马云：肾气甚衰，无以主下焦，而为洞泄。亦水不配火，当为消瘅之证也。

癃疝，骨痿　志云：肾有热，则为小便闭癃，为睾丸肿疝。骨痿，坐不能起，热伤肾气也。

目无所见　志云：热伤骨精也。《甲乙》"见"下有"见黑丸"三字。《脉经》"视见黑花"四字。

大痛　志云：血气皆始于肾，涩则血气阻滞，故为大痛。

不月沉痔　志云：气血不行，故为女子不月，为沉痔。简按：沉痔盖谓痔之沉滞不已者。

诸急　张云：急者弦紧之谓。仲景曰：脉浮而紧者，名曰弦也，紧则为寒。成无己曰：紧则阴气胜，故凡紧急之脉多风寒，而气化从乎肝也。简按：气化从乎肝，不可信据。下仿此。

缓者　张云：缓者纵缓之状，非后世迟缓之谓。仲景曰：缓则阳气长。又曰：缓者胃气有余，故凡纵缓之脉多中热，而气化从乎脾胃也。

大者　张云：大为阳有余，阳盛则阴衰，故多气少血。仲景曰：若脉浮大者，气实血虚也。故脉之大者多浮阳，而气化从乎心也。

小者　张云：近于微细，在阳为阳虚，在阴为阴弱。脉体属阴，而气化

---

① 髀（bì，婢）：大腿。

灵枢识

从乎肾也。

滑者 张云：滑脉为阳，气血实也，故为阳气盛而微有热。仲景曰：滑者胃气实。《玉机真藏论》曰：脉弱以滑，是有胃气，故滑脉从乎胃也。

涩者 张云：涩为气滞，为血少，气血俱虚，则阳气不足，故微有寒也。仲景曰：涩者荣气不足，亦血少之谓。而此曰多血，似乎有误，观下文刺涩者无令其血出少可知矣。涩脉近毛，故气化从乎肺也。

刺涩者止**以和其脉** 张云：脉涩者，气涩俱少，难于得气，故宜必中其脉，而察其逆顺。久留疾按，而无出其血，较之诸刺，更宜详慎者，以脉涩本虚，而恐伤其真气耳。循，音巡，摩，按也。痏，委、伟二音，刺瘢也。

调以甘药也 张云：愚按此节，阴阳形气俱不足者，调以甘药。甘之一字，圣人用意深矣。盖药食之入，必先脾胃，而后五脏得禀其气。胃气强则五脏俱盛，胃气弱则五脏俱衰。胃属土而喜甘，中气不足者，非甘温不可，土强则金旺，金旺则水充，此所以土为万物之母，而阴阳俱虚者，必调以甘药也。

入安连过 张云：五脏六腑，皆有五腧，五腧之所入为合，即各经之合穴也。然手之三阳，复有连属上下气脉相通者，亦谓之合。故此以入安连过为问，《甲乙》作入安从道。

属于腑者也 张云：此下言六阳之经，内属于腑，因以明手之三阳，下合在足也。

荣输止**治内腑** 张云：荣腧气轻浮浅，故可治外经之病，合则气脉深入，故可治内腑之病。

巨虚上廉 马云：此本足阳明胃经之穴，其实为大肠之合。前《本输篇》有云：复下三里三寸为巨虚上廉，复下上廉三寸为巨虚下廉。大肠属上廉，小肠属下廉。张云：大肠手阳明也，本经之合，在曲池也，其下腧则合于足阳明之巨虚上廉也。

巨虚下廉 张云：小肠手太阳也，本经之合在小海，其下腧则合于足阳明之巨虚下廉。

委阳 张云：三焦手少阳也，本经之合在天井，其下腧则合于足太阳之委阳穴。按：大肠、小肠、三焦，皆手三阳之经，然大小肠为下焦之腑，连属于胃，其经虽在上，而气脉不离于下，故合于足阳明之巨虚上下廉。三焦为孤独之腑，其于三部九候，无所不统，故经之在上者属手，腧之在下者居足，所以十二经中，惟此手之三阳乃有下腧。故《本输篇》曰：大肠小肠皆属于胃，三焦下腧，在于足小趾之前少阳之后，出于腘中外廉，名曰委阳。即此谓也。

屈伸而索之 马云：屈其体以觅承扶之阴纹，伸其体以度委阳之分寸。

委阳在跌下一寸六分，承扶在尻臀下陷纹中。

正竖膝予之齐 张云：谓正身蹲坐，使两膝齐也。

委阳之阳 马云：古人谓外为表，又名之曰阳。张云：当作委中之阳，盖委中之外廉，即阳陵泉之穴也。

揄申而从之 马云：必揄扬以申其手足善取之耳。张云：揄，引也。申，明也。取外经者在荥输，然亦必引正详明，方可从而治也。揄音余。简按：揄，引也，见《说文》。张注《骨空论》，折使揄臂亦同。今从之。志云：揄，音于，引也，抒也，伸舒其四体，使经脉之流通也。

鱼络血 张云：手阳明之脉，行于手鱼之表。简按：《血络论》云：血脉者盛，坚横以赤，上下无常处，小者如针，大者如箸，则而泻之万全也。

竖陷者 《甲乙》作坚若陷者。是。志：竖作坚。张云：两跗之上，脉即冲阳也。竖者坚而实，陷者弱而虚，皆足阳明胃脉之病。

切痛而鸣濯濯 马云：切痛者痛之紧也。濯濯者肠中有水，而往来气冲，则有声也。

冬日重感 张本：日作曰，注云：当作月。

支两胁 支，《甲乙》作揩。

控睾而痛时窘之后 马云：睾音皋，阴丸，小肠近小肠之内，后附腰脊，下连睾丸，故小腹痛。腰脊控引睾丸而痛，痛时窘甚，而欲往去后也。张云：不得大小便，而时窘之后，盖即疝之属也。

当耳前止**此其候也** 张云：皆手太阳之经，故其病如此。

腹气满 《甲乙》"腹"下有"张"字。

亦见于脉 马云：脉必下陷，当取此穴以刺之。志云：其脉亦见于皮部，当取之委阳。

小便偏肿 诸本作小腹。是。但张与此同。

肩上热 《甲乙》肩作眉，注云一作肩。

皆热若脉陷 《甲乙》无"若脉陷"三字。简按：此系剩文，当删。

善太息 志云：胆气不升，故太息以伸出之。

口苦呕宿汁 简按：即呕胆，见《奇病论》。

心下澹澹，恐人将捕之　《甲乙》"恐"上有"善"字，"恐"下有"如"字。《千金》"恐"下有"如"字。张云：澹澹，失意貌。简按：澹，憺同。憺，集韵动也。《经脉篇》：心主之脉，是动则心中憺憺大动。又《至真要大论》：太阳司天，寒淫所胜，则心澹澹大动，并是跳动貌。张注非。

吤吤然数唾　吤吤，《千金》作介介，"唾"上《甲乙》有"咳"字。简按：马、张并云：吤吤然有声也。非，义见上文喉吤注。

在足少阳之本末　《甲乙》"在"上有"候"字。张云：在腑为本，在经为末也。志云：足少阳经脉之本在下，其末在颈嗌之间。

陷下者灸之　《经脉篇》云：陷下则灸之。张云：陷下者为不足，故宜灸。

其寒热者　志云：少阳之枢证也，当以经取之。少阳之经气，外内出入者也。

必中气穴　志云：气穴者，腑气所注之经穴，故中气穴，则针游于巷，即《气穴论》之所谓游针之居。

肉节　张云：肉有节界，其谓肉节。

针染－作游**于巷**　马云：气脉相通，即《素问·气穴论》游针之居也。如名气冲穴为气街，而《卫气篇》有胸气、腹头气、胫气，皆有街，则巷即街之义。张云：染，着也。巷，道也。中其气穴，则针着脉道而经络通。简按：染作游。为是。

反还内着　马云：与真气相搏而乱，邪反内着。

根结篇第五

马云：内有阴阳诸经，根于某穴，结于某穴，故名篇。

岐伯曰　《甲乙》作黄帝曰。

阴道偶，阳道奇　张云：奇者数之单，如一三五七九是也。偶者数之拆，如二四六八十是也。

发于春夏　马云：凡病发于春夏者，则阴气少而阳气多，是谓阴阳不调也。志云：发者谓人之阴阳开阖。简按：今从马义。

故茎叶枯槁，湿雨下归　简按：此二句盖谓上茎叶枯槁，则湿雨归其下根而养之，乃秋冬之时候也。然与上文之例不同，或恐是衍文。

阴阳相移　《甲乙》移作离。

奇邪离经　马云：奇邪，不正之邪也，感此入彼谓之离经。张云：奇邪，弗常之邪也。离经，流传无定也。志云：奇邪离经者，邪不入于经，流于大络而生奇病。言邪之变易，不可胜数也。

折关败枢　马云：《素问·离合真邪论》曰：太阳为开，阳明为阖，少阳为枢；太阴为开，厥阴为阖，少阴为枢。正与下文相同。今曰关者，是有关乃所以开阖也。

开阖而走，阴阳大失　马云：关折枢败，门阖误走其气，阴阳大失，气难复取。张云：败折其关枢，走失其阴阳。简按：据张注八字为一句，今仍马注。

九针之玄，要在终始　《甲乙》作九针之要，在于终始。马云：九针玄妙之法，其要在《终始篇》中。张云：终始本末也，即下文根结开阖之义。又本经有《终始篇》，所载者皆针道，故不知终始，针道咸绝。

命门者目也　张云：足太阳下者根于至阴穴，上者结于睛明穴，故曰命门者目也。王氏曰：命门者藏精，光照之所，则两目也。志云：命门者太阳为水火生命之原，目窍乃经气所出之门也。王氏说见《阴阳离合论》注。

颡大者钳耳也　马云：谓头维穴也。张云：足阳明下者根于厉兑，上者结于承泣，今曰颡大者，意谓项颡之上大迎穴也。大迎在颊下两耳之旁，故曰钳耳。志云：颡大者颃颡也，在上腭之中，两耳之间，故曰钳耳。简按：楼氏云：颡大谓额角入发际，头维二穴也，以其钳束于耳上，故名钳耳也。知马依楼说，今从之。《甲乙》作结于颃颡，颃颡者钳大，钳大者耳也。义未详。

窗笼者耳中也　马云：谓听宫穴也，按手太阳小肠经，有天窗穴，一名窗笼，出《甲乙》。去颈大筋前曲颊下扶突后，动脉应手陷中，观下文肾经结于任脉经之廉泉，肝经结任脉经之玉英，则本经有结之他经者，疑天窗为足少阳经之所结欤。张云：乃手太阳听宫穴也，为手足少阳手太阳之会，故足少阳结于此。志云：窗笼者耳中也，如窗之通气于上也。简按：窗笼者耳也。亦出《卫气篇》。

太阳为开止为枢　张云：所谓开、阖、枢者，不过欲明内外而分其辨治之法也。志云：开阖如户扉，枢犹转牡，舍枢则不能开阖，舍开阖则无从运枢，此三阳之气，互相出入于经脉皮肤形身脏腑之外内者也。开、阖、枢，义具《阴阳离合论》。

渎而暴病起矣　《甲乙》渎作溃缓。张云：太阳为阳中之表，故气在肌肉，为肉节渎也。表主在外，邪易入之，故多新暴病也。简按：渎，恩也。恩，扰也。

渎者皮肉宛膲而弱也 《甲乙》作溃缓者，皮肉缓膲而弱也。张云：即消瘦干枯之谓。简按：《淮南子·天文训》高注：膲，肉不满也。

痿疾 张云：阳明主润宗筋，束骨而利机关，故为痿疾。

骨繇 马云：正以其节缓而不能收，即骨之摇动故也。《素问·气交变大论》：有筋骨繇复。王注亦以为筋骨摇动。简按：《至真要大论》，又有筋骨繇并。文亦同义。

当穷其本 《甲乙》：穷作窍。张云：窍此三阳所在之本，或开或阖或枢以治之也。

太仓 马云：即中脘，系任脉经。《甲乙》云：中脘一名太仓，胃募也。志云：太仓者舌本也，脾为仓廪之官，其脉连舌本，散舌下，使之迎根，故结于舌本，名曰太仓。简按：以太仓为舌本无所考。

廉泉 简按：诸家为任脉经穴。非也。《气腑论》：足少阴舌下各一。王注：舌本左右二穴也。《刺疟论》：舌下两脉者，廉泉也，并谓肾经穴。

玉英 马云：即玉堂穴，系任脉经。《甲乙》云：玉堂一名玉英。张兆璜云：谓唇内之龈交英饬也，谓齿白如玉饬也。简按：以玉英为龈交，亦未见所据。

络于膻中 志云：肝脉贯膈也。简按：厥阴特多此一句。

膈洞 马云：开折则脾不运化，仓廪无所转输，其病为膈证，为洞泄。张云：膈，隔塞也。洞，如《邪气脏腑病形篇》曰：洞者食不化，下嗌还出也。志云：膈者上不开而不受纳，洞者下关折而飧泄也。

气绝面喜悲 《甲乙》绝作弛。马云：肝气绝而喜悲。简按：绝，谓阻绝也。

脉有所结而不通 马云：肾脉有所结，而下焦不通。

取之不足 《甲乙》无"不足"二字。张云：脉有结者，皆不足之所致。简按："不足"二字衍。《甲乙》为是。

足太阳止飞扬也 张云：此下言手足三阳之盛络，凡治病者所当取也，足太阳之至阴井也。京骨，原也；昆仑，经也；天柱，在头；飞扬，在足，皆本经之当取者。后效此。

天容 《甲乙》注云：疑误。马云：当作天冲。张同。_{天容：手太阳经穴。}

下陵 马云：当作解溪经也。张同。

小海 简按：他经举原穴，此独举合穴者，何？

一日一夜止**曰狂生** 张云：营运也，人之经脉，运行于身者，一日一夜，凡五十周，以营五脏之精气。如《五十营篇》者即此之义。其数则周身上下左右前后，凡二十八脉，共长十六丈二尺，人之宗气，积于胸中，主呼吸而行经隧，一呼气行三寸，一吸气行三寸，呼吸定息，脉行六寸，以一息六寸推之，则一昼一夜，凡一万三千五百息，通计五十周于身，则脉行八百一十丈。其有大过不及，而不应此数者，名曰狂生，狂犹妄也，言虽生未可必也。简按：马云：狂生犹云侥幸而生也。非。

不一代者 《十一难》代作止。《脉》轻作投。并文略不同。张云：代，更代之义，谓于平脉之中，而忽见软弱，或乍数乍疏，或断而复起，盖其脏有所损，则气有所亏，故变易若此，均名为代。若五十动而不一代者，五脏受气皆足，乃为和平之脉。简按：《脉要精微论》云：代则气衰。张守节《史记正义》云：候脉动不定曰代。即此义也。杨玄操云：代者还尺中，停久方来，名曰代也。此本于《伤寒论》，不可从。

予之短期 张云：予，与同；短期，死期也。李中梓云：短，近也，死期近矣。

终始 马云：其要法在本经《终始篇》中，其义甚详。

乍数乍疏 张云：此其时相变代，乃与常代者不同，盖以脏气衰败，无所主持，而失常如此，故《三部九候》等论皆云：乍疏乍数者死。简按：张圈外注甚详，不复繁引。

逆顺五体 马云：五体者即《阴阳二十五人篇》，有五形之人也。张云：骨、节、皮、肉、血、气、经、脉，禀有不齐，刺治亦异，所以有逆顺之变。

慓悍 史上，比昭切；下，候岸切，勇健貌。张云：慓音飘，急也。

膏粱菽藿 张云：膏，脂肥也。粱，粟类，谷之良者也。菽，豆也。藿，豆叶也。贵者之用膏粱，贱者之用菽藿，食味有厚薄，禀质所以不同也。

微以徐之 简按：据上文疾迟留疾推之，似徐是疾之误，此岂徐出而不留之谓欤。

形气不足止**急泻之** 张云：貌虽不足，而神气病气皆有余，此外似虚而内则实，邪气胜也，当急泻之。东垣李氏云：气谓口鼻中气息也，形谓皮肉筋骨血脉也。出《辨惑论》。简按：张带说神气，却觉不允。

形气有余止**急补之** 张云：形虽壮伟，而病气神气则不足，此外似实而内则虚，正气衰也，当急补之。志云：形气谓皮肉筋骨之形气，病气者阴阳血气之为病也，此虽分别形气病气，然重在病气之有余不足。

阴阳气俱不足 张云：阳主外，阴主内。若形气病气俱不足，此表里阴阳俱虚也。

满而补之 《甲乙》：满，作实。

充郭 《素·汤液醪醴论》：津液充郭。王注云：郭，皮也。

内腘 《甲乙》：腘，作胀。

僻辟 《甲乙》：僻，作慑。马云：僻积之意。张云：僻，畏怯也。僻，邪僻不正也。简按：《素·调经论》：虚者聂辟气不足。王注：聂，谓聂皱。辟，谓辟叠也。《玉篇》：僻，尺涉切，与慑通。依王注聂皱与辟貂通。《类篇》：褶，谓衣襞积。马意盖亦同。

薄著 张云：瘦而涩也。

夭膲 张云：夭，短折也。膲，焦同。膲义见前。

乃光 《甲乙》：光，作充。

乱脉 《甲乙》：脉，作经。

五脏变化之病 《甲乙》作五脏之变化，无之病二字。

五脉 张云：五脏之脉应也。

皮之柔粗 《甲乙》"皮"下有"肤"字。

033

寿夭刚柔篇第六

少师 《甲乙》作岐伯。

阴中有阴，阳中有阳 《甲乙》作阴中有阳，阳中有阴。据下文《甲乙》，非是。张云：刚、柔、强、弱、短、长，无非阴阳之化，然曰阴曰阳，人皆知之。至若阴中复有阴，阳中复有阳，则人所不知也。故当详审阴阳，则刺得其方矣。

得病所始 张云：谓知其或始于阴，或始于阳，故刺之有理也。

谨度病端 张云：谓察其风因木化，热因火化，湿因土化，燥因金化，寒因水化，故与时相应也。

故曰病在阴之阴者止**刺络脉** 张云：阴之阴者，阴病在阴分也，当刺其荥输，以诸经荥输气微亦阴之类，如手太阴经鱼际为荥，太渊为腧者是也。

阳之阳者，阳病在阳分也，当刺其合穴，盖所入为合，犹在阳分，刺此以防深入，如手阳明经曲池之类是也。阳之阴者，阳病在阴也，当刺阴之经穴，盖所行为经，其气正盛，即阴中之阳，如手太阴经渠之类是也。阴之阳者，阴病在阳也，当刺诸络脉，盖络脉浮浅，皆在阳分，如手阳明经偏历之类是也。简按：络脉，《甲乙》作阳之络，义尤明矣。马以阴阳为五脏六腑皮肤筋骨之义，觉不允当。

故曰病在阳者止**命曰风痹**　马云：病在阳经者其名曰风，义见《素问·风论》。病在阴经者其名曰痹，义见《素问·痹论》。阴阳两经俱受其病，其名曰风痹。东垣李氏云：病在阳者命曰风，此病在阳，因十二经各受风邪，以高言之气分也，故身半以上，风之中也。病在阴者命曰痹，身半以下，湿之中也。楼氏曰：阴阳俱病，言阴阳气血俱病也。简按：二氏所取义各异，然以上文阴阳推之，马注为得，张意亦同。《张氏医通》云：行痹者，走注无定风之用也。

经云：病在阳者命曰风，在阴者命曰痹，阴阳俱病命曰风痹，越脾加术附汤。

病有形止**阴之类也**　张云：有形而不痛者病浅在外也，无形而痛者病深在内也。志云：有形者皮肉筋骨之有形，无形者五脏六腑之气也。病有形而不痛者，病在外之阳也；病无形而痛者，气伤痛也。

其阳完而阴伤之也　马云：阳经不伤，而阴经受伤耳。

急治其阴，无攻其阳　《甲乙》作急治其阳，无攻其阴。

其阴完而阳伤之也　《甲乙》注云：《九墟》：完作缓。马云：阴经不伤，而阳经受伤耳。

急治其阳，无攻其阴　《甲乙》作急治其阴，无攻其阳。

阴阳俱动止**其形不久**　张云：阴阳俱动，表里皆病也。乍有形，乍无形，往来不常也，加以烦心，阴病甚于阳也。大凡治病必求于本，若求其在表面里亦病，求其在里而表亦病，此以阴阳并伤。故曰不表不里，治之为难，形将不久矣。

形气病之先后　张云：形见于外，气运于中，病伤形气，则或先或后，必各有所应。

风寒伤形止**相应也**　张云：风寒外袭，故伤于形；情欲内劳，故伤于气；内伤则病在脏腑，外伤则应于皮毛。若风伤筋脉，则居于外内之间，故应于筋脉，此形气表里之有辨也。

病九日者止**衰之**　马云：衰，去声，人之感病不同，日数各有多少远近，以此大略。病三日而刺一次者之法，等而杀之。

久痹止**出其血** 马云：惟久痹而其身不能往来者，则见其血络尽出其血，不必拘于三日一刺之法也。简按：不去身，谓留着而不退去也。马及张并为行去之去，恐非。

形先病止**倍其日** 马云：风寒伤形，形先病而未入脏者，其病尚在于表，犹甚浅也，刺之日数，一半而已，如病九日而刺二次，病一月而刺五次之谓也。忧、恐、喜、怒伤气，气伤脏而外形又应者，其病表里皆然，殊为深也。刺之日数，必加倍之，如病九日而刺三次，病一月而刺十次之谓也。

此月内难易之应也 月字，《甲乙》、道藏、吴本，并作外。是。张云：病有浅深，故治有难易耳。

相任则寿 张云：相任者，相当也。

相果则寿不相果则夭 二"果"字，《甲乙》作裹。是。简按、马云：相果者如果木之果，皮肉相称，即所谓坚果也。志云：果，成也，并不可从。蒋示吉《望色启微》云：果，裹也，皮所以裹肉，皮厚肉坚，则相果。若皮厚肉脆，皮薄肉坚，则不相果也。

血气经络止**则夭** 张云：血气经络者，内之根本也。形体者，外之枝叶也。根本胜者寿，枝叶胜者夭也。

形充而止**则危矣** 张云：形充而皮肤和缓者，气脉从容故当寿；形充而皮肤紧急者，气脉促迫故当夭；形充脉大者，表里如一，故曰顺；形充脉弱者；外实内虚，故曰危。

颧不起者 马云：颧为诸骨之宗，颧大则一身之骨皆大，而胜其形体之充大。张同。志云：颧乃肾之外候，故颧不起者骨小，骨小则夭，此先天之气薄也。简按：颧者骨之标于面，尤易见者，可以此相周身之骨也。

大肉䐃坚而有分者 张云：大肉，臀肉也，䐃者筋肉结聚之处，坚而厚者是也。有分者，肉中分理明显也。此言形体虽充，又必以肉之坚脆分寿夭。其必验于大肉者，以大肉为诸肉之宗也。故凡形充而臀削者，必非福寿之兆。简按：史音䐃，渠永切，腹中䐃脂。马仍此，非也。《玉篇》：䐃，渠陨切，腹中䐃脂。《玉机真藏论》说：肉破䐃。王注：䐃，谓肘膝后肉如块者。

墙基卑高不及其地 马云：面部四旁为墙，其基甚卑，不及明堂、阙庭等地之高。张云：墙基者，面部四旁骨骼也。地者，面部之肉。墙基不及其地者，骨衰肉胜也。志云：墙基者，面部之四方也。地，地阁也。墙基卑高不及地者，四方之平陷也。蒋氏《望色启微》云：耳边为墙基，耳前肉为地，言耳卑小，高不及其肉也。简按：诸说未知孰是？《天年篇》曰：基墙高以方。《五阅五使篇》曰：墙下无基垂角去外，如是者虽平常，殆乃蒋说似是。

有因加疾者 马云：盖不慎守，而或为外感内伤也。

平人止危矣 张云：人之生死由乎气，气胜则神全，故平人以气胜形者寿。设外貌虽充而中气不足者，必非寿器。若病而至于形肉脱，虽其气尚胜形，亦所必死。盖气为阳，形为阴，阴以配阳，形以寓气，阴脱则阳无所附，形脱则气难独留，故不免于死。或形肉未脱，而元气衰竭者，形虽胜气，不过阴多于阳，病必危矣。

刺有三变 马云：法有不同，谓之变也。

刺营者出血 马云：正以血者营气之所化。《营卫生会篇》云：营气化血以奉生身。《素问·调经论》云：取血于营。

刺卫者出气 马云：正以卫气属阳。《痹论》云：卫气循于皮肤之中，分肉之间，熏于肓膜，散于胸次。《调经论》云：取气于卫。

寒热少气，血上下行 张云：营主血，阴气也，病在阴分，则阳胜之，故为寒热往来。阴病则阴虚，阴虚则无气，故为少气。邪在血，故为上下妄行。所以刺营者，当刺其血分。

气痛止客于肠胃之中 张云：卫属阳，为水谷之悍气，病在阳分，故为气痛。气无定形，故时来时去。怫，郁怒也；忔，大息也；贲响，腹鸣如奔也，皆气分之病。风寒外袭，而客于肠胃之间，以六腑属表，而阳气归之，故病亦生于卫气。简按：怫，史云：郁也。忔，《广雅》：满也。怫忔，盖郁憋之义。马云：怒意也。张则以郁怒大息释之，并非。《千金方·痈疽门》云：身中忽有痛处，如遭打扑之伏，名曰气痛，痛不可忍，游走不住，服五香连翘汤。盖与此证自异。

内热 张云：谓温其经也。《张氏医通》云：内，纳同，谓温其经，使热气内入，血脉流通也。

刺布衣止熨之 马云：布衣气血涩浊，刺其寒痹之后，当以火焠之。大人气血清滑，刺其寒痹之后，当以药熨之。张云：以火焠之，即近世所用雷火针，及芥、蒜、蒸、灸之类。焠，音翠，灼也。

干姜一斤，桂心一斤 《甲乙》：斤，作升，无"心"字。《玉函经·方药炮制》云：桂削去皮，用里黑润有味者为佳。《丹溪心法》云：桂心者皮之肉厚，去其粗厚而无味者，止留近其木一层，而味辛甘者，故名之曰心。美之之辞也。

哎咀 马云：以口焠药如豆粒也，后世虽以刀代，而犹有哎咀之称者，本此。

渍酒中 马云：渍，浸也。

马矢煴中 张云：燃干马屎而煴之也，此西北方所常用者。《前·苏武传》：置煴火，注：聚火无焱[①]也。

盖封涂勿使泄 《甲乙》：盖，作善，"使"下有"气"字。张云：涂，盐泥封固也。

晬 马云：周日也。

复布为复巾 张云：重布为巾，如今之夹袋，所以盛贮绵絮药滓也。滓，柤也。

生桑灰炙巾 张云：炙巾以生桑炭者，桑能利关节，除风寒湿痹诸痛也。

以巾试身 《甲乙》作炙巾以拭身。王子接《古方选注》云：药熨大人之寒痹。大人者富贵之人也，寒痹者时痛而皮肤不仁也，其血、脉、筋、骨，虽痹，而禀气清灵，但以药熨导引，即可蠲痹。非若刺布衣而必以火焠之也，椒、酒、姜、桂，专通营气以散血分之寒。清酒置马矢，煴中马矢，西北方常用之，取其微火，非有他义也。晬，尽日也。复巾，夹袋也。熨至于汗，庶营气得通。熨凡三十遍者，欲其寒邪去尽。以巾拭身亦必三十遍者，恐汗液之气留也。

起步内中 张云：刺后起步于密室内中，欲其血气行而慎避风寒也，凡此者皆所谓内热之法。

官针篇第七

官针最妙 马云：官者任也。官针者，任九针之所宜也。张云：官，法也，公也。制有法而公于人，故曰官针。

病弗能移 张云：用不得法，则不能去病。

皮肤为痈 张云：内伤良肉，则血流于内而溃于外，故皮肤为痈。

支为大脓 《甲乙》：支，作反。马云：支，当作皮，或作反。张云：病气不泻而伤其支络，故为大脓。凡病有浮沉，刺分浅深，过之则内伤，不及

---

① 焱（yàn，炎）：火花，火焰。《说文》："火华也，从三火。"

则外壅，邪反从之，后生大病。简按：支字，今从《甲乙》，作反。

大者泻，小者不移 张云：当小而大则泻伤正气，当大而小则病不能移，皆失针之宜也。

病在皮肤止勿取 张云：病在皮肤无常处者，火之游行也，用镵针者主泻阳气也。肤白则无火可知，故不宜刺。

取之锟针于井荥分输 张云：此针宜于用补。分输，言各经也。

病在中者 张云：中，言其远也。《九针论》：八曰长针，主取深邪远痹者也。

痹气暴发 《九针论》云：调阴阳四时，而合十二经脉。虚邪客于经络而为暴痹者也，故为之治。针必令尖如牦，且圆且锐，中身微大，以取暴气，知痹气暴发，即所谓暴痹也。

大针 《九针十二原》云：尖如挺，其锋微圆，以泻机关之水也。《九针论》云：主取大气不出关节者。

固居 马本：居，作痹。注云：前云病在经络痼痹者，取以锋针，当同之也。但彼止取经取络，而此则泻其井荥与俞，及照五脏以取四时耳。简按：居作痹，未见所据。

日应九变 日，诸本作以。是，当删改。

诸经荥输脏腧 张云：诸经荥输，凡井荥经合之类皆腧也，脏腧背间之脏腑腧也。本经，输、腧、俞，三字皆通用。

远道刺 《甲乙》无"远"字。简按：道，导同。

腑腧 张云：谓足太阳膀胱经、足阳明胃经、足少阳胆经。十二经中，惟此三经最远，可以因下取上，故曰远道刺。

大经 志云：五脏六腑之大络也。邪客于皮毛，入舍于孙络，留而不去，闭结不通，则流溢于大经之分，而生奇病，故刺大经之结络以通之。

小络之血脉 张云：《调经论》曰：病在血，调之络。《经脉篇》曰：诸刺络脉者，必刺其结。上甚血者，虽无结急，取之以泻其邪，而出其血，留之发为痹也。

分刺 志云：分肉之间，溪谷之会，亦有三百六十五穴，会邪在肌肉者取之。

大泻刺 《甲乙》注：一作大刺。

毛刺 志云：邪闭于皮毛之间，浮浅取之。所谓刺毫毛无伤皮，刺皮无伤肉也。

刺浮痹皮肤也 《甲乙》"痹"下有"于"字。

巨刺 马云:《素问·缪刺论》:以刺经穴为巨刺,刺络穴为缪刺,皆左取右,右取左。

焠刺 马云:《调经论》曰:病在骨,焠刺药熨。张云:即后世火针之属,取寒痹者用之,以上谓之九变。

十二节 志云:节,制也。言针有十二节制,以应十二经也。

偶刺 马云:前后各用一针,有阴阳配合之义,故曰偶刺。张云:偶,两也,前后各一,故曰偶刺也。

以手直心止傍针之也 张曰:直,当也,以手直心若背,谓前心后心,当其痛所,各用一针治之。然须斜针以刺其傍,恐中心则死也。马云:傍当作旁。古盖通用。

报刺 张云:重刺也。简按:犹报灸之报。

无常处也 《甲乙》无"也"字。

无拔针 《甲乙》无"无"字。

恢刺 史云:恢,苦回切,大也。一本作怪。道藏本:怪作悭。恐误。恢,大也,出《说文》。张云:恢恢廓也。志云:恢,大之也,前后恢荡其筋之急。

恢刺直 诸本"直"作"者",当改。

旁之举之前后 楼氏云:谓直刺入郄,转针头从旁挑举其筋也。张云:不刺筋而刺其旁,必数举其针,或前或后,以恢其气,则筋痹可舒也。

齐刺 张云:齐者,三针齐用也,故又曰三刺。《甲乙》作参刺。

以治寒气小深者 《甲乙》"寒"下有"热"字。

扬刺 张云:扬,散也,中外共五针,而用在浮泛,故能祛散博大之寒气。志云:从中而发扬于四旁也。

治寒气之博大者 《甲乙》"寒"下有"热"字,无"气"字。

直针刺 张云:直入无避也,引起其皮而刺之,则所用不深。

输刺 张云:输,委输也,言能输泻其邪,非上荥文输之谓,直入直出,用其锐也。稀发针,留之久也,久而且深,故可以去盛热之气。志云:直入直出,如转输也。

短刺 张云:短者,入之渐也,故稍摇针而深致骨,所以摩骨痹。摩,迫切也。志云:短刺者,用短针深入而至骨。

浮刺 马云:似前扬刺,但彼有正纳旁纳,而此则止有旁入之针耳。张云：浮，轻浮也，旁入其针而浮举之，故可治肌肤之寒，此与上文毛刺义大同。

阴刺 马云：以其刺阴经也。张云：刺阴寒也。志云：刺少阴之寒厥也。

率刺之 张云：率，统也。

中寒厥，足踝后少阴也 《甲乙》"厥、足"作"者、取"。似是。马云：中，去声。简按：上文言十二刺应十二经，然特举足踝后少阴，不及他经，其义今无可考。

旁针刺 《甲乙》无"针"字。张云：一正一旁也，正者刺其经，旁者刺其络，故可以刺久居之留痹。

赞刺 张云：赞，助也，数发针而浅之，以后助前，故可使之出血而治痈肿。志云：助痈肿之外散也。

致其空脉气也 《甲乙》作"致其脉空也"。张云：盖恐太过，反伤正气，故但久留而引致之，使其空中之脉气上行也。张兆璜云：致五脏之神机，非营卫血气，故曰空脉气。

脉浅者勿刺 《甲乙》"脉"下有"气"字。张云：脉浅者，最易泄气。

谷气出 马云：《终始篇》曰：凡刺之属，三刺至谷气，故一刺则阳邪出，再刺则阴邪出，三刺则谷气至。正与此节同。张云：谷气即正气，亦曰神气。出，至也。《终始篇》曰：所谓谷气至者，已补而实，已泻而虚，故以知谷气至也。志云：谷气者，通会于肌腠之元真，脾胃之所主也，故曰谷气。

阴邪出 张云：绝皮及肌，邪气稍深，故曰阴邪。

未入分肉间也 《甲乙》无"也"字，"间"下有"后刺深之"一句。马云：肌肉分肉之辨，肌肉在皮内肉上，而分肉则近于骨者也。分肉有二，各部在外之肉曰分肉，其在内近骨之肉与骨根分，亦曰分肉。张云：大肉深处，各有分理，是谓分肉间也。

逐邪气而来血气 《甲乙》作"逐阳邪之气"，无"而来血气"四字。

致阴气之邪止此之谓也 《甲乙》作"致阴邪之气"。张云：凡刺之浅深，其法有三，先刺绝皮，取卫中之阳邪也；再刺稍深，取营中之阴邪也；三刺最深，及于分肉之间，则谷气始下。下，言见也。按《终始篇》之义，与此互有发明。

年之所加止不可以为工也 张云：年之所加，如《天元纪》《至真要》等论是也。气之盛衰，如《八正神明论》《阴阳系日月》等篇是也。知天地之气候，则人有五虚五实，皆可因而知矣。此数句，又见《六节藏象论》。简按：此五句，疑后人所阑[1]。

半刺 张云：此即前章毛刺之义，浅入而疾发，故可取皮分以应肺。

豹文刺 张云：豹文者，言其多也，主取血脉，所以应心。

关刺 张云：关，关节也，左右四肢也。尽筋，即关节之处也。慎无出血。血以养筋也。肝主筋，刺筋所以应肝。

或曰渊刺一曰岂刺 《甲乙》此二句在四曰合谷刺下。

合谷刺 张云：言三四攒合，如鸡足也。邪在肉间，其气广大，非合刺不可。脾主肌肉，故取肌痹者，所以应脾。简按：张戴人治郾城梁贾麻痹，针用鸡足法，向上卧针，三进三引，复向下卧针送入，见《儒门事亲》。

输刺 张云：义见前章。肾主骨，刺深至骨，所以应肾。

---

[1] 阑（lán，拦）：指古时无符籍擅自入宫。《说文解字》："妄入宫掖也。"此处意为：此五句，怀疑为后人胡乱加入。

卷 二

本神篇第八

马云：此篇推本五脏之神，故名篇。简按：篇首有凡刺之法，必先本于神语，故命篇。

悗乱 史音悗，音闷。简按：懑闷并通。道藏本及马、张、志作恍，误。

天之罪与人之过乎 志与下句。简按：依志意。与，平声。

天之在我者止生者也 张云：人禀天地之气以生。天地者，阴阳之道也。自太极而生两仪，则清阳为天，浊阴为地。自两仪而生万物，则乾知大始，坤作成物，故《易》曰：天地之大德曰生。《宝命全形论》曰：人生于地，悬命于天，然则阳先阴后，阳施阴受，肇生之德本乎天，成形之气本乎地。故天之在我者德也，地之在我者气也，德流气薄而生者，言理赋形全，而生成之道斯备矣。

故生之来谓之精 张云：所谓精者，天之一，地之六也。天以一生水，地以六成之，而为五行之最先。故万物初生，其来皆水，如果核未实，犹水也，胎卵未成，犹水也，即凡人之有生，以及昆虫草木，无不皆然。《易》曰：男女构精，万物化生，此之谓也。志云：《决气篇》曰：常先身生是谓精，盖未成形，而先受天一之精，故所生之来谓之精。简按：此以下止于谓之智，见《子华子》。

两精相搏谓之神 张云：两精者，阴阳之精也。搏，交结也。《易》曰：天数五，地数五，五位相得，而各有合。周子曰：二五之精，妙合而凝，是皆两精相搏之谓。凡万物生成之道，莫不阴阳交而后神明见。故人之生也，必合阴阳之气，构父母之精，两精相搏，形神乃成。所谓天地合气，命之曰人也。又《决气篇》曰：两神相搏，合而成形，常先身生，是谓精。志云：《平人绝谷篇》曰：神者水谷之精气也，盖本于先天所生之精，后天水谷之精，而生此神，故曰，两精相搏谓之神。《真邪》章曰：真者所受于天，与谷气并而充身者也。简按：两精之解，张义似长矣。马云：相搏之搏，音博。礼儒行，鸷虫攫搏不程勇者，亦读为博。此恐非也。博，《子华子》作薄，乃《易》所谓雷风相薄之薄，二字古通用，见《通雅》。

随神往来者谓之魂，并精而出入者谓之魄 张云：精对神而言，则神为阳而精为阴；魄对魂而言，则魂为阳而魄为阴。故魂则随神而往来，魄则并精而出入。愚按：精、神、魂、魄，虽有阴阳之别，而阴阳之中，复有阴阳之别焉。如神之与魂皆阳也，何谓魂随神而往来？盖神之为德，如光明爽朗，聪慧灵通之类皆是也。魂之为言，如梦寐恍惚，变幻游行之境皆是也。神藏于心，故心静则神清。魂随于神，故神昏则魂荡。此则神魂之义，可想象而悟矣。精之与魄，皆阴也，何谓魄并精而出入？盖精之为物，重浊有质，形体因之而成也。魄之为用，能动能作，痛痒由之而觉也。精生于气，故气聚则精盈；魄并于精，故形强则魄壮。此则精魄之状，亦可默会而知也。然则神为阳中之阳，而魂则阳中之阴也；精为阴中之阴，而魄则阴中之阳者乎。虽然，此特其阴阳之别耳？至若魂魄真境，犹有显然可鞫[1]者，则在梦寐之际。如梦有作为而身不应者，乃魂魄之动静，动在魂而静在魄也。梦能变化而寤不能者，乃阴阳之离合，离从虚而合从实也。此虽皆魂魄之证，而实即死生之几。苟能致心如太虚，而必清必静，则梦觉死生之关，知必有洞达者矣。诸家得理之论，再附于下，以详其义。唐孔氏曰：人之生也，始变化为形，形之灵曰魄，魄内自有阳气，气之神曰魂，魂魄神灵之名。初生时，耳目心识，手足运动，此魄之灵也。及其精神性识，渐有知觉，此则气之神也。乐祁曰：心之精爽，是谓魂魄。魄属形体，魂属精神，精又是魄，魄是精之神，神又是魂，魂是气之神。邵子曰：气形盛则魂魄盛，气形衰则魂魄亦从而衰。魂随气而变，魄随形而化，故形存则魄存，形化则魄散。朱子曰：魂神而魄灵，魂阳而魄阴，魂动而魄静。生则魂载于魄，而魄检其魂；死则魂游散而归于天，魄沦坠而归于地。运用动作底是魂，不运用动作底是魄。魄盛则耳目聪明，能记忆。老人目昏耳聩，记事不得者，魄衰也。又曰：人生则魂魄相交，死则各相离去。月之黑晕是魄，其光是魂，魂是魄之光焰，魄是魂之根柢。火是魂镜，其魄灯有光焰，物来便烧，镜虽照见，却在里面。火日外景，金水内景，火日是魂，金水是魄。阴

---

① 鞫（jū，拘）：古同"鞠"，审讯。《说文》："穷理罪人。"《玉篇》："问鞫也。"

主藏受，故魄能记忆在内；阳主运用，故魂能发用出来。二物本不相离，精聚则魄聚，气聚则魂聚，是为人物之体。至于精竭魄降，则气散魂游而无知矣。

所以任物者谓之心　马云：其所谓心意、志思、智虑，举不外于一心焉耳，故凡所以任物者谓之心。《素问·灵兰秘典论》曰：心者君主之官，神明出焉，则万物之机，孰非吾心之所任者乎。简按：《白虎通》云：心之为言任也，任于思也。

心有所忆谓之意　张云：忆，思忆也，谓一念之生，心有所响而未定者曰意。李云：心已起而未有定属者意也。简按：《礼》《大学疏》，总包万虑谓之心，为情所意念谓之意。又《礼运》注：意，心所无虑也。

意之所存谓之志　《甲乙》"意"下"之"字作"有"。张云：意之所存，谓意已决，而卓有所立者曰志。李云：意已决而确然不变者志也。

因志而存变谓之思　张云：因志而存变，谓意志虽定，而复有反覆计度者曰思。

因思而远慕谓之虑　张云：深志远慕，必生忧疑，故曰虑。简按：《子华子》：远慕作有所顾。荀子《礼论》：礼之中焉能思索，谓之能虑。《说文》：虑，谋思也。《大学》朱注：处事精详也。

因虑而处物谓之智　张云：疑虑既生，而处得其善者曰智，按此数者，各有所主之脏。今皆生之于心，此正诸脏为之相使，而心则为之主宰耳。简按：《子华子》处物，作有所决择。

长生久视　《老子》五十九章云：是谓深根固柢，长生久视之道。

怵惕　史云：悚惧也。张云：怵，恐也。惕，惊也。简按：《书》：囧命，怵惕惟厉。孔注：言常悚惧惟危。

流淫而不止　《甲乙》：止，作正。张云：流淫谓流泄淫溢。如下文所云"恐惧而不解则伤精"，"精时自下者"是也。

竭绝而失生　张云：悲则气消，悲哀太甚则胞络绝，故至失生。竭者绝之渐，绝则尽绝无余矣。

神惮散而不藏　张云：喜发于心，乐散在外，暴喜伤阳，故神气惮散而不藏。惮，惊惕也。简按：《诗》云汉，我心惮暑。笺：惮，犹畏也。《国语·周语》：惮其牺也。注：惮，惧也。《文选》《西京赋》：惊蝄蜽[①]，惮蛟

---

① 蝄蜽（wǎng liǎng）：魍魉，传说山川的精怪。

蛇。薛综注：惊，惮，谓皆使骇怖也。

迷惑而不治 张云：怒则气逆，甚者心乱，故至昏迷惶惑而不治。不治，乱也。

荡惮而不收 《甲乙》注云：不收，《太素》作失守。张云：恐惧则神志惊散，故荡惮而不收。上文言喜乐者，神惮散而不藏，与此稍同。但彼云不藏者，神不能持而流荡也；此云不收者，神为恐惧而散失也。所当详辨。

心怵惕止**死于冬** 张云：此下言情志所伤之病，而死各有时也。心藏神，神伤则心怯，故恐惧自失。䐽者筋肉结聚之处，心虚则脾弱，故破䐽脱肉。毛悴者，皮毛憔悴也。下文准此。色夭者心之色，赤欲如白裹朱，不欲如赭也。火衰畏水，故死于冬。

脾愁忧止**死于春** 张云：忧本肺之志，而亦伤脾者，母子气通也。忧则脾气不舒，不舒则不能运行，故悗闷而乱。四肢皆禀气于胃，而不得至经，必因于脾，乃得禀也，故脾伤则四肢不举。脾色之夭者，黄欲如罗裹雄黄，不欲如黄土也。土衰畏木，故死于春。

肝悲哀止**死于秋** 《甲乙》作狂妄，其精不守，令人阴缩而筋挛。张云：肝藏魂，悲哀过甚则伤魂，魂伤则为狂为妄而不精明。精明失则邪妄不正，其人当阴缩筋挛。两胁骨不举者，皆肝经之败也。肝色之夭者，青欲如苍壁之泽，不欲如蓝也。木衰畏金，故死于秋。李云：悲哀亦肺之志，而伤肝者，金伐木也。

肺喜乐止**死于夏** 《甲乙》作意不存其人。简按："其人"接下句似是。张云：喜本心之志，而亦伤肺者。暴喜伤阳，火邪乘金也。肺藏魄，魄伤则神乱而为狂。意不存人者，旁若无人也。五脏之伤，无不毛悴，而此独云皮革焦者，以皮毛为肺之合，而更甚于他也。肺色之夭者，白欲如鹅羽，不欲如盐也。金衰畏火，故死于夏。

肾盛怒止**死于季夏** 张云：怒，本肝之志，而亦伤肾者，肝肾为子母，其气相通也。肾藏志，志伤则意失，而善忘其前言也。腰脊不可俯仰屈伸者，腰为肾之府也。肾色之夭者，黑欲如重漆色，不欲如地苍也。水衰畏土，故死于季夏。

恐惧而不解止**精时自下** 张云：此亦言心肾之受伤也。盖盛怒虽云伤肾，而恐惧则肾脏之本，志恐则气下而陷，故能伤精。肾主骨，故精伤则骨酸，痿者阳之痿，厥者阳之衰，命门不守，则精时自下，是虽肾脏受伤之为病，然《邪气脏腑病形篇》曰：愁忧恐惧则伤心。上文曰：神伤则恐惧，流淫而不止。义与此通。李云：此亦肾伤也，特伤于本脏之志，为异于前耳。闭藏失职，则不因交感，精自下。志云：上节论伤肾脏之志，此论伤肾脏之精，盖魂、魄、智、意，本于心肾精神之所生，故首言怵惕思虑者则伤神，末言恐惧而不解则伤精，神生于精，而精归于神也。

是故五脏止**不可以治之也**　张云：此承篇首之问而言。凡用针者，必当察病者之形态，以酌其可刺不可刺也。设或五脏精神已损，必不可妄用针矣。故《邪气脏腑病形篇》曰：诸小者，阴阳形气俱不足，勿取以针，而调以甘药也。《根结篇》曰：形气不足，病气不足，此阴阳气俱不足也，不可刺之。

肝藏血　张云：《宣明五气篇》曰：肝藏魂。《五脏生成篇》曰：人卧则血归于肝。《调经论》曰：肝藏血，血有余则怒，不足则恐。

脾藏营止**经溲不利**　张云：营出中焦，受气取汁，变化而赤，是为血。故曰：脾藏营，营舍意，即脾藏意也。脾虚则四肢不用，五脏不安，以脾主四肢，而脾为五脏之原也，太阴脉入腹络胃，故脾实则腹胀，经溲不利。《调经论》曰：形有余则腹胀，经溲不利。经，当作泾。简按：《甲乙》，经作泾。《厥论》亦作泾。

心藏脉　张云：《宣明五气篇》曰：心主脉。《调经论》曰：心藏神，神有余则笑不休，神不足则悲。

肺藏气止**胸盈仰息**　张云：喘喝者，气促声粗也。胸盈，胀满也。仰息，仰面而喘也。《宣明五气篇》曰：肺藏魄。《调经论》曰：气有余则喘咳上气，不足则息利少气。《甲乙》，盈作凭，注云：《九墟》作盈。

肾藏精止**实则胀**　张云：《九针论》曰：肾藏精志也。《调经论》曰：肾藏志，志有余则腹胀、飧泄，不足则厥。

五脏不安止**调之也**　张云：前章言情志损伤，此分五脏虚实，故凡五脏有不安者，必审其病形虚实。情志所属，乃可随其脏以调之。此总结前章而言其治方也。

终始篇第九

马云：终始本古经篇名，而伯乃述之，故前《根结篇》有云：九针之玄，要在终始。此又曰，毕于终始，故知其为古经篇名也。按首无起句，当同前篇，俱为岐伯言也。

毕于终始　张云：终始本篇名，详载阴阳针刺之道，今散类各章。志云：终始者始于五脏，次于经脉，终于六气。盖五脏内生六络，六经外合六气。盖五脏又本于六气之所生，故曰人生于地，悬命于天。简按：终始，其义未详，姑仍马、张。

阳受气于四末_止**可令和** 马云：阳在外，受气于四肢；阴在内，受气于五脏。故因其气之来而迎之者，泻之法也；因其气之往而随之者，补之法也；知迎随为补泻，则阴阳诸经之气可和调矣。

和气之方 《论语》：雍也。《集解》引孔注云：方，道也。

无道行私 张云：不明至道，而强不知以为知，即无道行私也。伐人长命，殃必及之，天道不爽，当知所畏。

谨奉天道_止**经脉为纪** 张云：天道阴阳，有十二辰次为之纪；人身血气，有十二经脉为之纪。循环无端，终而复始，故曰终始。

持其脉口人迎 张云：脉口在手，太阴脉也，可候五脏之阴；人迎在颈，阳明脉也，可候六腑之阳。人之血气经脉，所以应天地阴阳之盛衰者，毕露于此，故曰天道毕矣。

应四时也 张云：春夏人迎微大，秋冬寸口微大，_{简按：出《禁服篇》。应}四时也。上谓人迎，下谓脉口，相应往来，即如下篇所谓俱往俱来，若引绳大小齐等也。简按：马：以上为寸口，以下为尺。恐非。

不结动也 张云：结涩则不足，动疾则有余，皆非平脉也。

本末之寒温之相守司也 《甲乙》作本末相遇。寒温相守司，似是。《禁服篇》曰：察其本末之寒温，以验其脏腑之病。张云：脏气为本，肌体为末，表里寒温司守，不致相失。故必外之形肉，内之血气，皆相称者，谓之平人。志：本末之寒温之两之字下句。注云：本末者，有本标之出入；寒温者，应寒暑之往来，各相守司也。简按：志注：义未明晰。

少气者_止**不称尺寸** 张云：少气者，元气虚也。兼阴阳而言，故上之人迎，下之脉口，必皆衰少无力，而两手之尺寸，亦不相称也。简按：尺寸，诸家为寸关尺之尺寸，然《内经》无此义。今言不称尺寸者，其脉短少，不称常时之尺寸。

可将以甘药，不可饮以至剂 张云：但可将以甘药，甘药之谓，最有深意，盖欲补虚赢，非甘纯不可也。至剂，刚毒之剂也，正气衰者不可攻，故不宜用也。志云：甘药者调胃之药，谓三阴三阳之气，本于中焦胃腑所生，宣补其生气之原，道之流行，故不可饮以至剂。谓甘味太过，反留中也。简按：以至剂为至甘之剂，殆乖经旨。

弗灸 张云：以火能伤阴也。志云：谓阴阳之气不足于外，非经脉之陷下也。

人迎一盛止**病在手阳明** 张云：人迎，足阳明脉也。一盛二盛，谓大于气口一倍二倍也。阳明主表，而行气于三阳，故人迎一盛，病在足经之少阳。若大一倍而加以躁动，则为阳中之阳，而上在手经之少阳矣。凡二盛三盛，病皆在足，而躁则皆在手也。下仿此。简按：《禁服篇》曰：人迎大一倍于寸口，病在足少阳。以下文例同。故张以一盛为一倍也；马、志以人迎气口，为左右寸口而释之。此王叔和以降之说，非古之义，不可从。

人迎四盛止**为外格** 张云：人迎盛至四倍，且大且数者，乃六阳偏盛之极，盈溢于腑，格拒六阴，是为外格。按：下文曰：溢阴为内关，内关不通，死不治，则此外格者，亦死无疑。简按：《禁服篇》云：溢阳为外格，死不治。志云：阳可盛而阴不可盛也，故溢阳不曰死。盖不考耳。

脉口一盛止**在手太阴** 张云：脉口，手太阴脉也，太阴主里，而行气于三阴，故脉口一盛，病在足经之厥阴。若加以躁，则为阴中之阳，而上在手厥阴心主矣。凡二盛三盛皆在足，而躁则皆在手也。志本："厥阴"之下，更多"厥阴"二字。误。

脉口四盛止**死不治** 张云：脉口四盛，且大且数者，乃六阴偏盛，盈溢于脏，表里隔绝，是为内关，主死不治。

命曰关格 张云：人迎主阳，脉口主阴，若俱盛至四倍以上，则各盛其盛，阴阳不交，故曰关格，可与言死期也。马云：后世医籍，皆以饮食不下为关格。视此节大义，可深惭云。关格，义详于《素问识·六节藏象论》，当互阅。

人迎一盛泻足少阳止**上气和乃止** 张云：人迎主腑，故其一盛，病在胆经。肝胆相为表里，阳实而阴虚，故当泻足少阳之腑，补足厥阴之脏也。泻者二，补者一，泻倍于补也。疏取之者，欲其从容，不宜急也。上气，言气之至也，气至而和，谷气至矣，故可止针。下仿此。马云：必切其脉而验其病之退否，疏而取穴于胆肝二经之上，盖彼此之穴相间之谓疏也，候至气和乃止针。由此推之，则一盛而躁，病在手少阳，当泻手少阳三焦经，而补手厥阴心包络经矣。志云：疏，当作躁，谓一盛而躁，二盛而躁，当取手之阴阳也。简按：据马、志，上气之上，接上句，且志改疏作躁，并不允。

太阳主胃 《甲乙》：阳，作阴。马云：太阳作阳明。张云：太言太阴，阳言阳明，脾与胃为表里，故曰太阳主胃。简按：《甲乙》为是。此盖该上文"足阳明""日二取之"而言。张云：上文人迎之治，治三阳也，皆曰二泻一补，气口之治；治三阴也，皆曰二补一泻。盖以三阳主表，病在表者，宜泻倍于补也；三阴在里，病在里者，宜补倍于泻也。皆以脏气为重，惟恐其或伤耳。又如厥阴少阳，肝胆木脏也，东方多实，故可日二取之。太阴阳明，脾与胃也，脾胃大富于谷气，故可日二取之。惟少阴太阳，则二日一取之。盖肾与膀胱，为天一之脏，真阴之原，故宜保重如此。圣人之顾根本，岂惟针刺为然哉。

三倍以上止**为他病矣** 《甲乙》：三作四。张云：俱盛三倍以上，即四盛也。阴阳俱溢，即溢阴溢阳也。不开，即外关内格也。如此者，血气闭塞无所行，五盛真阴伤于内，刺之已不可，灸之则愈亡其阴，而变生他病，必至不能治也。志云：若不以针开之，则血脉闭塞，气无所行，流溢于中，则内伤五脏矣。夫盛则泻之，虚则补之，陷下则灸之，此阴阳之气，偏盛不和，非陷下也，故灸之则生他病矣。

凡刺之道止**血气不行** 志云：谓阴阳之气偏盛，刺之和调则止矣。然又当补阴泻阳，补阴者，补五脏之衰阴；泻阳者，导六气之外出。《六节脏象论》曰：五气入鼻，藏于心肺，上使五色修明，音声能彰。《顺气篇》曰：五者音也，音主长夏，是补其藏阴，则心、肺、脾藏之气和，而音声益彰矣。肝开窍于目，肾开窍于耳，肝肾之气盛，则耳目聪明矣。《甲乙》：音气，作音声。

适虽言故 马云：苟坚如其初，则适才虽言病去复旧，其病未去也。张云：脉坚如旧者，虽欲文饰其故，而病实未除也。简按：据下文言，快而推之，故乃病去而复其故之谓。马注为是。

夫如其故 《甲乙》：夫，作大。是。

痛虽不随针 《甲乙》：痛，作病。下同。"针"下有"减"字。下文同。马云：虽不随针而即去，然亦必以渐而衰矣。

十二经脉之所生病 马云：欲通十二经脉之所生病，及虚实补泻，必明于本经《经脉》第十篇而后可。

可得传于终始矣 张云：《终始》，本篇名，即本末之谓。

故阴阳不相移止**取之其经** 张云：移，移易也。倾，相伤也。或阴或阳，无所改易，不相移也。虚者自虚，实者自实，不相倾也。此则无所从生，而各病其病，但求其经而取之。

邪僻妄合 僻，《甲乙》作澼，马、志作澼。张云："邪僻妄合"等六句，详言病变也。凡此者皆须用针，治以三刺之法，则诸病可去也。

沉浮异处，四时不得　马云：脉气浮沉，似所处各异。志云：浮沉异处者，阴阳之气与经脉不相合也。四时不得者，不得其升降浮沉也。

故一刺止**谷气至也**　张云：初刺之在于浅近，故可出阳分之邪；再刺之在于深远，故可出阴分之邪；三刺之在候谷气。谷气者，元气也。止，出针也。盖邪气来也紧而疾，谷气来也徐而和，必邪气去而后谷气至，故已补而实则虚者坚，已泻而虚则坚者软，是以知谷气之至也。马云：此节大意，见前《官针篇》。

阴盛而阳虚止**和之**　张云：此以脉口、人迎，言阴阳也。脉口盛者，阴经盛而阳经虚也，当先补其阴，后泻其阳而和之。人迎盛者，阳经盛而阴经虚也，当先补其阴，后泻其阳而和之。何也？以治病者，皆宜先顾正气，后治邪气，盖攻实无难，伐虚当畏。于此节之义，可见用针用药，其道皆然。

三脉动于足大趾之间　马云：阳明动于大趾次趾之间，凡厉兑、陷谷、冲阳、解溪，皆在足跗上也。厥阴动于大趾次趾之间，正以大敦、行间、太冲、中封，在足跗内也。少阴则动于足心，其穴涌泉，乃足跗之下也。

其动也　《甲乙》作"三脉动于大指者"八字。

阳明止**少阴在下**　楼氏《纲目》曰：阳明在上，冲阳脉也；厥阴在中，太冲脉也；少阴在下，太溪脉也。马云：阳明则在手足之上，厥阴则在于二经之中，少阴则在于足之下耳。

膺腧中膺止**取之上**　马云：此言凡取穴者，必当各中其所也。胸之两旁谓之膺，故膺内有腧，如胃经气户、库房、屋翳、膺窗；肾经或中、神藏、灵墟、神封之类。凡刺膺腧者，当中其膺可也。背内有腧，如督脉经诸穴，居脊之中，膀胱经诸穴，居脊之四行之类。凡刺背腧者，当中其背与肩膊可也。凡按分肉虚，虚则取之耳。张云：凡肩膊之虚软而痛者，病有阴经阳经之异。阴经在膺，故治阴病者，当取膺腧而必中其膺。阳经在背，故治阳病者，当取背腧而必中其背。病在手经故取之上，上者手也，如手太阴之中府、云门，手厥阴之天池，皆膺腧也；手少阳之肩髎、天髎，手太阳之天宗、曲垣、肩外腧，皆背腧也，咸主肩膊虚痛等病。简按：二家所取义各异，未审孰是？然张添"痛"字释之，似于原文未允当。但马以"肩膊"二字接上句，以"上"字接次节"重"字上，非。

重舌刺舌柱，以铍针也　张云：舌下生小舌，谓之重舌。舌柱即舌下之节如柱者也。当用第五针曰铍针者刺之。《九针论》曰：铍针主大痈脓两热争者。《官针篇》曰：病为大脓者，取以铍针。简按：刺出恶血也。

手屈止**守筋** 张云：屈而不伸者，筋之拘挛也，故治当守筋，不可误求于骨。伸而不屈者，骨之废弛也，故治当守骨，不可误求于筋也。

补须一方实止**无使邪气得入** 张云：补，当作刺。刺法虽多，其要惟二，则补泻而已。一者因其方实，故当深取之，勿按其痏①，欲以出其邪气，此泻法也；一者因其方虚，故当浅刺之，以养其血脉，疾按其穴，以拒其邪气，此补法也。马云：方，犹俗云才方也。

邪气来也止**徐而和** 马云：邪气之来，其针下必紧而疾；谷气之来，其针下必徐而和，可得而验也。

刺诸痛者，其脉皆实 《甲乙》"者"下有"深刺之诸痛者"六字。张云：此言痛而可刺者，脉必皆实者也。然则脉虚者，其不宜刺可知矣。

从腰以上止**足太阴阳明皆主之** 张云：此近取之法也。腰以上者，天之气也，故当取肺与大肠二经，盖肺经自胸行手，大肠经自手上头也；腰以下者，地之气也，故当取脾胃二经，盖脾经自足入腹，胃经自头下足也。病之在阴在阳，各察其所主而刺之。

病在上者止**取之腘** 张云：此远取之法也。有病在上而脉通于下者，当取于下；病在下而脉通于上者，当取于上。故在头者取之足，在腰者取之腘。盖疏其源而流自通，故诸经皆有井、荥、俞、原、经、合之辨。

春气在毛止**以春夏之齐** 《甲乙》："毛"上有"毫"字。马云：齐，剂同。《素问·有刺齐论》。张云：此言病气之中人，随时气而为深浅也。春夏阳气在上，故取毫毛皮肤，则浅其针；秋冬阳气在下，故取分肉筋骨，则深其针，是以时为齐也。按《四时刺逆从论》曰：春气在经脉，夏气在孙络，长夏气在肌肉，秋气在皮肤，冬气在骨髓。中与本篇若异者何也？盖本篇言病邪之应时令，有表有里。《四时刺逆从论》：言人气之合天地，有升有降。义本不同，非矛盾也。肥人肉厚，浅之则不及，故宜秋冬之齐；瘦人肉薄，深之则太过，故宜春夏之齐。志云：齐者与时一之也。简按：志注非是。《七十难》与本篇之义合。

病痛者阴也止**深刺之** 张云：凡病痛者，多由寒邪滞逆于经，及深居筋骨之间，凝聚不散，故病痛者为阴也。按之不得者，隐藏深处也，是为阴邪，故刺亦宜深。然则痛在浮浅者，由属阳邪可知也。但诸痛属阴者多耳。

病在上者阳也止**浅刺之** 张云：阳主升，故在上者为阳；阴主降，故在

---

① 痏（wěi，音委）：针刺的痕迹、针孔。

下者为阴。痒者散动于肤腠故为阳，凡病在阳者，皆宜浅刺之，其在下者，自当深刺无疑也。志云：此论表里上下之阴阳，夫表为阳，里为阴；身半以上为阳，身半以下为阴。病在阳者名曰风，故痒者阳也，病在皮肤之表阳也；病在阴者名曰痹，痹者痛也，故病痛者阴也，以手按之不得者，留痹之在内也。此言表里之为阴阳也。简按：《四十八难》曰：痒者为虚，痛者为实。义似相戾。

病先起阴者止**治其阴**　张云：此以经络部位言阴阳也。病之在阴在阳，起有先后。先者病之本，后者病之标。治必先其本，即上文所谓先刺其病所从生之义。

热厥、寒厥　马云：《素问》明有《厥论》、本经《寒热病篇》，亦有刺寒热厥法。

二阴一阳止**一刺阳也**　张云：二刺阴，一刺阳者，谓补其阴经二次，泻其阳经一次，则阴气盛而阳邪退，故可以治热厥。其二阳一阴者，亦犹是也，故可以治寒厥。

久病者止**刺道毕矣**　张云：久远之疾，其气必深，针不深，则隐伏之病不能及。留不久，则固结之邪不得散也。一刺未尽，故当间日复刺之；再刺未尽，故再间日而又刺之，必至病除而后已。然当先察其在经在络，在经者直刺其经，在络者缪刺其络，是谓调其左右，去其血脉也。志云：病久者邪气入深，邪与正争，则气留于阴，间日而后出于阳，是以间日复刺之者，俟气至而取之也。

凡刺之法止**聚气可布**　《甲乙》：躁厥者，注云：一作"疾"字。张云：病少气而形肉未脱，其脉躁急，其病躁而厥逆者，气虚于内，邪实于经也。当缪刺之，左病取右，右病取左，所刺在络，其用轻浅，则精气之散者可收，邪气之聚者可散也。简按：躁厥，作躁疾。是。

深居静处止**气至乃休**　马云：此言用针者，当预养其神以行针也。凡用针者，虽占病者之神气往来，然必先自养其神气，故深居静处，闭户塞牖，魂魄、神意、精气皆会于一。令志已在针，方浅而留之，或微而浮之，以移病者之神，候其真气已至，而乃止针也。

男内女外止**是谓得气**　张云：既刺之后，尤当戒慎。男子忌内，女子忌外。忌外者坚拒勿出，忌内者谨守勿内，则邪气必去，正气必复，是谓得气。《道藏》本释音云：《难经》作男外女内。简按：《七十八难》云：男外女内。乃言针法，与本篇之义自别。

出行来者 《甲乙》：出，作步。

凡此十二禁者 简按：马、张连男内女外为十二禁，然凡刺之禁有后节则必不然。《甲乙》无此十二三字，盖古经之脱文也。

介按：凡十二禁者，如风雨晦明之四时，人之气血，凝滞不调，共计四禁也；大饱则气虚，五禁也；新饱则气盛，六禁也；大醉则气乱，七禁也；大怒则气逆，八禁也；大渴则液少，九禁也；大劳则气乏，十禁也；大惊则气散，十一禁也；人神所在之处，恐伤其生气，十二禁也。夫所谓人神所在之处，以四时言之，则春在左胁，秋在右胁；冬在腰，夏在脐，此四者系是肝肺肾脾所司之时也，故亦须禁之。

淫泆 《道藏》本、《甲乙》，作淫泺。张云：淫泆荡散也。淫泺详于《素问识·骨空论》。

脱其五味 志云：五味入口，藏于肠胃，味有所藏，以养五气，气和而生，津液相成，神乃自生。针刺之道，贵在得神致气，犯此禁者，则脱其五味所生之神气，是谓失气也。

绝皮乃绝汗 太阳之脉以下，文与《素问·诊要经终论》同。今特举其异同，不复诠释。《诊要经终》无"绝皮"二字，作绝汗乃出。

不行 《诊要经终》，作不仁。

经脉第十

马云：凡《内经》全书之经络，皆自此而推之耳。

禁脉 马云：按当作禁服。本经第四十八《禁服篇》云：凡刺之理，经脉为始，营其所行，知其度量，内刺五脏，外刺六腑，则此篇数语，乃出于《禁服篇》也。张志同。

营其所行 张云：言经络之营行也。简按：营与制对言，疑非营行之义。营，度也，见《玉篇》，当以此释之。

先成精 张云：精者人之水也，万物之生，其初皆水。故《易》曰：天一生水。道家曰：水是三戈之母，精为元气之根。《本神篇》曰：故生之来谓之精。《决气篇》曰：两神相搏，合而成形，常先身生，是谓精，故人始生，先成精也。

精成而脑髓生 张云：精藏于肾，肾通于脑，脑者阴也，髓者骨之充也，诸髓皆属于脑，故精成而后脑髓生。

骨为干 张云：犹木之有干，土之有石，故能立其身。

脉为营 马云：犹将之营。《史记》云：以师兵为营卫。张云：脉络经营一身，故血气周流不息。

筋为刚 张云：筋力刚劲，故能约束骨骼，动作强健。

肉为墙 张云：肉象墙垣，故能蓄藏血气。志云：肉生于土，犹城墙之外卫也。

谷入于胃，脉道以通 张云：前言成形始于精，此言养形在于谷。如《营卫生会篇》曰：人受气于谷，谷入于胃，以传于肺，五脏六腑皆以受气，其清者为营，浊者为卫，故脉道通，血气行，此经脉之谓。明经脉之道，则可以决死生，处百病，调虚实，施治疗矣。

筋脉之始生 筋，诸本作经，当改。

起于中焦 马云：起，发也。中焦者中脘也，在脐上四寸。杨珣《针灸集书》云：起者兴也，发也。简按：《铜人》注：高承德云：中焦乃脐中也。此说甚异。张云：愚按此十二经者，即营气也，营行脉中，而序必始于肺经者，以脉气流经，经气归于肺，肺朝百脉，以行阴阳，而五脏六腑皆以受气，故十二经以肺经为首，循序相传，尽于足厥阴肝经，而又传于肺，终而复始，是为一周。

下络大肠 马云：络，犹兜也，如今人横线为络而兜物也。张云：络，联络也。当任脉水分穴之分，肺脉络于大肠，以肺与大肠为表里也。按：十二经相通，各有表里，凡在本经者皆曰属，以此通彼者皆曰络，故在手太阴，则曰属肺络大肠；在手阳明，则曰属大肠络肺，彼此互更，皆以本经为主也。下文十二经皆仿此。

还循胃口 张云：还，复也。循，巡绕也，自大肠而上复循胃口。滑氏《十四经发挥》云：胃口，胃上下口也。胃上口，在脐上五寸上脘穴；下口，在脐上二寸下脘穴之分也。《铜人》注云：胃口谓胃之上口，贲门之位也。

上膈属肺 滑氏云：属，会也。膈者隔也。凡人心下有膈膜，与脊胁周回相着，所以遮隔浊气，不使上熏于心肺也。张云：属者所部之谓。

从肺系横出腋下 滑氏云：肺系谓喉咙也，喉以候气，下接于肺，肩下胁上际曰腋，自肺脏循肺系出而横行，循胸部第四行之中府、云门，以出腋下。

臑内 滑氏云：膊下对腋处为臑，肩肘之间也。张云：膊之内侧，上至腋，下至肘，嫩软白肉曰臑，天府侠白之次也。臑，儒软二音，又奴刀，奴到二切。简按：臑，广韵臂节，那到切。

行少阴心主之前　张云：少阴心经也，心主，手厥阴经也。手之三阴，太阴在前，厥阴在中，少阴在后也。

下肘中循臂内，上骨下廉入寸口　《铜人》注云：肘中，尺泽穴分也。上骨，谓臂之上骨也，经渠穴在此寸口中。《甲乙》：经渠在寸口陷者中。杨玒云：肘，臂节也，臑尽处为肘。臂者，《要旨论》云：肘下为臂。上骨者，谓臂之上骨也。廉者，边也。滑氏云：肘以下为臂。廉，隅也，边也，手掌后高骨旁动脉为关，关前动脉为寸口。楼氏《纲目》云：臑下掌上名曰臂，臂有二骨。今太阴脉循臂上骨之下廉也。张云：膊臂之交曰肘中，穴名尺泽。肘以下为臂内，内，侧也，行孔最、列缺、经渠，之次骨掌后高骨也。下廉，骨下侧也。寸口，关前动脉也，即太渊穴处。简按：据张注，上字上声。非也。寸口通寸关尺而言，诸注以寸部释之，失古义矣。

上鱼循鱼际　滑氏云：掌骨之前，大指本节之后，其肥肉隆起处，统谓之鱼，鱼际则其间之穴名也。

大指之端　滑氏云：出大指之端，至少商穴而终也。端，杪①也。张云：端，指尖也。

其支者止**出其端**　《铜人》注云：《针经》曰：支而横者为络，此手太阴之络，别走阳明者也，穴名列缺。张云：支者如木之有枝，此以正经之外，而复有旁通之络也。臂掌之交曰腕，此本经别络，从腕后上侧列缺穴，直出次指之端，交商阳穴而接乎手阳明经也。

黄帝曰：肺，手太阴也　诸本无此八字，原文本于《类经》，宜删去。

是动　张云：动，言变也，变则变常而为病也。如《阴阳应象大论》曰：在变动为握、为哕之类，即此之谓。

膨膨　《铜人》注云：谓气不宣畅也。马云：俗云膨脝。《胀论》曰：肺胀者，虚满而喘咳。

缺盆中痛　张云：缺盆虽十二经之道路，而肺为尤近，故肺病则痛。

瞀　《铜人》注云：《太素》注曰：瞀，低目也。马云：交两手而掣瞀。张云：木痛不仁也。志云：目垂貌。简按：《玉篇》：目不明貌。又《楚辞·九章》：中闷瞀之忳忳。注：烦乱也。诸注俱误。

---

① 杪（miǎo，秒）：末尾，末端。《说文》："木标末也。"

臂厥　《铜人》注云：肘前曰臂，气逆曰厥。

是主肺所生病者　马云：是皆肺经所生之病耳。按：《难经·二十二难》：以是动为气，所生为血，即动生二字，分为气血，乃《难经》之臆说耳。张云：按《二十二难》云云，若乎近理，然细察本篇之义，凡在五脏，则各言脏所生病；凡在六腑，则或言气，或言血，或脉，或筋，或骨，或津液，其所生病，本各有所主，非以血气二字，统言十二经者也。《难经》之言，似非经旨。志云：是动者病因于外，所生者病因于内。凡病有因于外者，有因于内者，有因于外而及于内者，有因于内而及于外者，有外内之兼病者。本篇统论脏腑经气，故曰：肺，手太阴之脉，曰是动，曰所生，治病者，当随其所见之证，以别外内之因，又不必先为是动，后及所生，而病证之毕具也。简按：马以此一句为结文，张则按下节为解，杨玢则肺下为句。盖是动所生，其义不明晰，亦未知孰是？

喘渴　《甲乙》《铜人》作喘喝。张云：渴，当作喝，声粗急也。

臑臂内前廉，痛厥掌中热　张："厥"一字句。马、志："痛"下句。《铜人》无"厥"字。

风寒汗出中风　张云：肺主皮毛，而风寒在表，故汗出中风。简按：气盛有余，谓肺脏气盛而有余，非外感邪气之盛也。而云风寒汗出中风，则似肺脏气盛而有余者，必病风寒汗出中风，此必理之所无。或恐六字衍文，诸家顺文诠释，未曾有疑及者何？

小便数而欠　《铜人》注云：数，频也；欠，少也；言小便频而少也。马云：小便频数而发之为欠，母病及肾。简按：欠，呵欠也。《宣明五气篇》云：肾为欠。马注为是。

溺色变　《甲乙》注云：一作卒遗失无变。马云：邪及子。张云：金衰则水涸，故溺色变而黄赤。志云：气虚而不化也。

盛则泻之止以经取之　张云：盛泻虚补，虽以针言，药亦然也。热则疾之，气至速也；寒则留之，气至迟也。陷下则灸之，阳气内衰，脉不起也。不盛不虚，以病有不因血气之虚实，而惟逆于经者，则当随经所在，或饮药，或刺灸，以取之也。下文诸经之治，义与此同。

盛者止小于人迎也　张云：寸口主阴，肺为大肠之脏，手太阴经也，故肺气盛者，寸口大三倍于人迎，虚则反少也。人迎者，足阳明之动脉，在结喉旁一寸五分，乃三阳脉气所至也。《阴阳别篇》曰：三阳在头，三阴在手者，其义即此。下同。简按：何梦瑶《医碥》①云：人迎脉，恒大于两手寸脉数倍，从无寸口反大于人迎者。今验之此言，殆信矣。

起于大指次指之端 "端"下，《甲乙》有"外侧"二字。《铜人》作内侧。误。张云：即食指之端也，穴名商阳。

循指上廉 张云：上廉，上侧也。凡经脉阳行于外，阴行于内，后诸经皆同。循指上廉，二间三间也。

合谷 张云：穴名，两骨，即大指次指后歧骨间也，俗名虎口。

两筋之中 张云：腕中上侧，两筋陷中，阳溪穴也。

循臂上廉入肘外廉 滑氏云：自阳溪而上，循臂上廉之偏历、温溜、下廉、上廉、三里，入肘外廉之曲池。

上臑外前廉 臑上《甲乙》《铜人》有循字。张云：行肘髎五里臂臑也。

髃骨 杨珣云：髃，肩前也，肩端两骨间为髃骨。张云：肩端骨罅为髃骨，以上肩髃巨骨也。髃，隅同。

柱骨之会上 《铜人》注云：《气腑论》注曰：柱骨之会，乃天鼎穴也，在颈缺盆上直扶突气舍后，同身寸之半寸是也。杨珣云：《要旨》曰：脾上际会处为三柱骨，此经自肩髃穴，上出柱骨之上。张云：肩背之上，颈项之根，为天柱骨，六阳皆会于督脉之大椎，是为会上。简按：《气腑论》：手阳明脉气所发，柱骨之会各一。又《气穴论》：大椎上两旁各一柱骨会上，乃大椎两旁，必有本经之穴。其名今无考，《铜人》注为天鼎，非也。

下入缺盆 杨珣云：经曰：胸两旁高处为膺，膺上横骨为巨骨，巨骨上为缺盆。志云：缺盆在结喉两旁之高骨，形圆而踝，如缺盆然。

属大肠 滑氏云：当天枢之分会，属于大肠。

上颈贯颊 《甲乙》作"直上至颈贯颊"六字。滑氏云：头茎为颈，耳以下曲处为颊，自缺盆上行于颈，循天鼎、扶突，上贯于颊。

入下齿中 《发挥》："齿"下补"缝"字。杨珣云：口内前小者为齿，大者为牙。滑氏云：既入下齿缝中，复出夹两口吻，相交于人中之分。

人中 张云：即督脉之水沟穴，由人中而左右互交上挟鼻孔者，自禾髎以交于迎香穴也。简按：《老子释略》云：鼻为天门，口为地户，天地之间，人中是也。

大肠手阳明也 诸本无此六字，当删，下并同。

---

①《医碥》：诸本并作"《医碥》"，据原书名改。

颈肿　颈，《甲乙》作颊，《铜人》作颀，注云：颀谓准之秀骨也。并非。

是主津液所生病者　张云：大肠与肺为表里，肺主气，而津液由于气化，故凡大肠之或泄或秘，皆津液所生之病，而主在大肠也。志云：大肠传导水谷，变化精微，故主所生津液，病则津液竭而火热盛，故为目黄、口干、鼽衄、喉痹诸证。

鼽衄　《铜人》注云：王冰曰：鼻中水出曰鼽，血出曰衄。

寒栗不复　张云：不易温也。《铜人》注云：栗，战也。

起于鼻之交頞中　《甲乙》《铜人》及《十四经发挥》，并无"之"字，当是衍文。滑氏云：頞，鼻茎也。按：出《说文》。鼻山根为頞，足阳明起于鼻两旁迎香穴，由是而上，左右相交于頞中。《铜人》注云：两目之间，鼻凹深处谓之頞中。张云：交頞，其脉左右互交也。简按：张注非是。

旁纳太阳之脉　纳，《甲乙》《千金》《铜人》《发挥》、马、志并作约。《铜人》注云：足太阳起于目眦，按：睛明穴。而阳明旁行约之。张云：纳，入也。简按：纳作约，为是。太阳，《甲乙》作大肠。

下循鼻外　滑氏云：历承泣、四白、巨髎。

入上齿中　入上，《甲乙》、马、志作上入。

挟口环唇　马云：环出挟口两吻地仓，环绕唇下。

下交承浆　《铜人》注云：承浆，穴名也，在颐前唇下宛宛中。滑氏云：下左右相交于承浆之分也。简按：刘熙《释名》云：口下曰承浆，承，水浆也。承，水浆也，今本作浆水也，三字据《太平御览》引改。

颐　滑氏云：腮下为颔，颔中为颐。

大迎　《铜人》注云：在曲颔前，同身寸之一寸二分陷者中。

颊车　《铜人》注云：谓颊之牙车也，在耳下曲颊之端陷中。《释名》云：颐，养也，动于下，止于上，上下咀物以养人也。辅车，其骨强，所辅持口也。或曰牙车，牙所载也；或曰颔车，颔，含也，口含物之车也；或曰颊车，亦所以载物也；或曰鼸[1]车，鼸鼠之食积于颊，人食似之，故取名也。凡系于车，皆取在下载上物也。

上耳前　张云：下关也。

客主人　《铜人》注云：在耳前起骨开口有空虚。简按：客主人诸书属足少阳经，特《外台》为本经穴。似是。

---

[1] 鼸（xiàn，现）：田鼠。《玉篇》："田鼠也。"

循发际至额颅 滑氏云：循发际行悬厘额厌之分，经头维会于额颅之神庭，囟前为发际，发际前为额颅。

其支者 《发挥集书》："支"下有"别"字。汪云：此乃正经，何以反属支脉？

下人迎循喉咙 《铜人》注云：人迎在结喉两旁大脉动应手是也。滑氏云：循喉咙，历水突、气舍，入缺盆。简按：《忧恚无言篇》云：咽喉者，水谷之道也；喉咙者，气之所上下者也。

缺盆 张云：本经穴也。《甲乙》云：在肩上横骨陷者中。

属胃络脾 张云：胃与脾为表里也，此支自缺盆入内下膈，当上脘中脘之分，属胃络脾。

下乳内廉 张云：从缺盆、下行、气户等穴，按指库房、屋翳、膺窗。以至乳中。乳中，根也。

下挟脐 马云：不容、承满、梁门、关门、太乙、滑肉门，下挟脐，历天枢、外陵、大巨、水道、归来诸穴，而入气冲中。

气街 《铜人》《发挥》：街作冲。《铜人》注云：在股下挟两旁，相去同身寸之四寸鼠鼷上，或云在毛际两旁鼠鼷[①]上，乃三焦之道路，故云气冲，或曰在归来下，同身寸之一寸。汪云：《卫气篇》云：胸气有街，腹气有街，头气有街，胫气有街。街，犹路也。

胃口 张云：胃之下口，当下脘之分，《难经》谓之幽门者是也。

循腹里 张云：过足少阴肓腧之外，此即上文支者之脉，由胃下行，而与直者复合于气街之中也。

以下髀关止入中指内间 滑氏云：抵，至也。股外为髀，髀前膝上起肉处为伏兔，伏兔后交文为髀关，挟膝解中为膑。胫骨为骭，跗，足面也，既相合气冲中，乃下髀关，抵伏兔、历阴市、梁丘，下入膝膑中，经犊鼻、下循骭、外廉之三里、巨虚上廉、条口、巨虚下廉、丰隆、解溪，下足跗之冲阳、陷谷，入中指外间之内庭，至厉兑而终也。滑、马：内间，作外间。非。

下廉三寸 廉，《甲乙》《铜人》《发挥》作膝。滑氏云：此支自膝下三寸，循三里穴之外，别行而下，入中指外间，与前之内庭、厉兑合也。马云：自膝下三寸，循三里穴之外，别下历上廉、条口、下廉、丰隆、解溪、

---

① 鼷（xī，奚）：一种小老鼠，亦称"耳鼠"。

冲阳、陷谷，以至内庭、厉兑而合也。张云：廉，上廉也。下廉三寸即丰隆穴，是为阳明别络，故下入中指外间。简按：马以上廉等六穴，为支别所属者，误。

入大指间出其端 滑氏云：此支自跗上冲阳穴，别行入大指间，斜出足厥阴行间穴之外，循大指下出其端，以交于足太阴。汪云：至厉兑穴而终，以交于足太阴经。昂按：凡交经授受，皆属支脉。《经别篇》又云：上通于心，循咽出口上頞顿，还系目系。

洒洒振寒 洒，《甲乙》作㾟，《铜人》作㾟，《脉解篇》云：阳明所谓洒洒振寒者，阳明者午也。五月盛阳之阴也，阳盛而阴气加之，故洒洒然振寒也。简按：马引《疟论》，阳明虚则寒栗鼓颔，恐非。

善呻善欠 《甲乙》《铜人》：伸，作呻。《铜人》注云：伸谓伸努筋骨也。张云：胃之郁也。志云：善呻者阳气郁而欲伸出之，数欠者阳欲引而上也。

颜黑 《铜人》注云：颜，额也。张云：黑，水色也，土病则水无所畏，故黑色反见于颜面。

病至止弃衣而走 《阳明脉解篇》云：阳明主肉，其脉血气盛，邪客之则热，热甚则恶火。又云：阳明厥则喘而悗，悗则恶人。又云：胃者土也，故闻木音而惊者，土恶木也。又云：四肢者诸阳之本也，阳盛则四肢实，实则能登高也。又云：热盛于身，故弃衣欲走也。《脉解篇》云：所谓甚则厥，恶人与火，闻木音则惕然而惊者，阳气与阴气相薄，水火相恶，故惕然而惊也。所谓欲独闭户牖而处者，阴阳相薄也，阳尽而阴盛，故欲闭户牖而居。

贲响 张云：肠胃雷鸣也。简按：《寿夭刚柔篇》：怫忾贲响。义同。

骭厥 张云：骭，足胫也，阳明之脉，自膝膑下胫骨外廉，故为胫骭厥逆。骭，音干。

是主血所生病者 张云：中焦受谷，变化而赤为血，故阳明为多气多血之经，而主血所生病者。志云：本经曰：谷入于胃，脉道以通，血气乃行。《平脉篇》曰：水入于经，而血乃成，胃为水谷之海，主生此营血，故是主血所生病者。

狂疟温淫汗出 《甲乙》：疟，作瘖。张云：阳明热胜则狂，风胜则疟，温气淫泆则汗出。

唇胗 志云：胗，疹同，唇疡也。简按：志注：本于《说文》《甲乙》。胗，作紧。

大腹水肿 张云：胃在中焦，土病则不能制水也。

身以前皆热 《铜人》注云：腹为阴，背为阳，足阳明行身之阴，其气盛，故身以前皆热；其气不足，故身以前皆寒栗。

消谷善饥 志云：阳明气盛于外，则身以前皆热，盛于内则有余于胃，而消谷善饥，溺色黄。

起于大趾之端 滑氏云：起大趾之端隐白穴，受足阳明之交也。

循指内侧白肉际 张云：行大部、太白等穴。

核骨 核，《发挥》作覈。滑氏云：俗云孤拐骨是也。楼氏云：核骨在足大趾本节后，约二寸，内踝骨前约三寸，如枣核，横于足内侧，赤白肉际者是也。窦大师指为孤拐骨者，非是也。张云：核骨即大趾本节后内侧圆骨也。滑氏言为孤拐骨者，非。盖孤拐即名踝骨，古有击踝之说，即今北人所谓打孤拐也。

上内踝前廉 滑氏云：过核骨后历太白、公孙、商丘，上内踝前廉之三阴交也，足跟后两旁起骨为踝骨。张云：滑氏以足跟骨为踝者，亦非，盖彼曰跟踵，非踝也。

踹内 《铜人》注云：踹，谓胫之鱼腹也。滑氏云：踹，腓肠也，由三阴交上踹内，循胻骨后之漏谷，上行二寸，交出足厥阴经之前，至地机阴陵泉。张云：踹，足肚也，亦名腓肠。本经与腨通用，音篆，盖踹，本音煅。《玉篇》以足跟为踹。简按：腨，《说文》：腓肠也。

上膝股内前廉入腹属脾 滑氏云：髀内为股，脐上下为腹，自阴陵、泉上循膝股内前廉之血海、箕门，迤逦入腹，经冲门、府舍，会中极、关元，复循腹结、大横，会下脘，历腹哀，过日月、期门之分，循本经之里，下至中脘、下脘之际，以属脾络胃也。

上膈止**散舌下** 滑氏云：咽所以咽物者，居喉之前，舌本，舌根也，由腹哀、上膈，循食窦、天溪、胸乡、周荣，由周荣外曲折向下，至大包上行，行人迎之里，挟咽连舌本，散舌下。

其支者止**注心下** 张云：足太阴经外行者，由腹之四行上府舍、腹结等穴，散于胸中，而止于大包，其内行而支者，自胃脘别上膈，注心中，而接乎手少阴经也。

食则呕止**快然如衰** 《脉解篇》曰：太阴所谓食则呕者，物盛满而上溢，故呕也。所谓病胀者，太阴子也，十一月万物之气皆藏于中，故曰病胀。所谓上走心为噫者，阴盛而上走于阳明，阳明络属心，故曰上走心为噫也。所谓得后与气则快然如衰者，十一月阴气下衰，而阳气且出，故曰得后与气，则快然如衰也。如衰，《甲乙》作而衰。简按：而如古通。李云：后，大便也。气，转矢气也。

身体皆重 《铜人》注云，以脾主肉，故胀病则身体重。

舌本痛 马云：上舌本强，而此则甚。

体不能动摇 马云：即上文重而甚。

烦心，心下急痛 《甲乙》："痛"作"寒疟"二字。马云：脉注心中。

溏瘕泄水闭黄疸 马云：溏，脾气不实。瘕泄，《难经·五十七难》：有大瘕泄。水闭，《六元正纪大论》：有甚则水闭跗肿，言水蓄于内，而大小便皆闭也。黄疸，《素问·平人气象论》、本经《论疾诊尺篇》，皆有黄疸。张云：脾寒则为溏泻，脾滞则为癥瘕，脾病不能制水，则为泄，为水闭、黄疸，不能卧。李云：溏者水泄也，瘕者痢疾也，水闭者上病不能治水也，水闭则湿热壅而为疸，为不卧。

不能卧 《甲乙》：卧，作食，"食"下有"唇青"二字。《铜人》注云：《甲乙经》作好卧不能食肉，唇青强立。与今本异。

强立 诸家不释。简按：盖谓勉强而起立，则股膝内肿。《甲乙》"肿"下有"痛"字。

足大趾不用 张云。脾脉起于足拇以上，膝股内廉，故为肿，为厥，为大趾不用诸病。

起于心中 杨珣云：经曰：心在肺下。又云：心状如莲花未开，在膈上附第五椎也。简按：据杨注，心中直指心脏而言。

心系 《道藏》本脱系字。滑氏云：心系有二：一则上与肺相通，而入肺两大叶间；一则由肺叶而下，曲折向后，并脊膂细络相连，贯脊髓与肾相通，正当七节之间。盖五脏系皆通于心，而心通五脏系也。手少阴经起于心，循任脉之外属心系，下膈，当脐上二寸之分，络小肠。张云：其系有五，上系连肺，肺下系心，心下三系连脾、肝、肾，故心通五脏之气而为之主也。

目系 杨珣云：《要旨论》曰：目内连深处为目系，此经已络小肠，从心系支而横出，循任脉之外，上挟咽系，而行至于目系也。

其直者止出腋下 滑氏云：直者复从心系直上至肺脏之分，出循腋下抵极泉也，穴在臂内、腋下、筋间、动脉。张云：手少阴经，行于外者始此。

下循臑内后廉止下肘内 《甲乙》作肘中内廉。滑氏云：自极泉下循臑内后廉，行太阴心主两经之后，历青灵穴，下肘内廉，抵少海。

循臂内止**出其端** 滑氏云：腕下踝为兑骨，自少海而下循臂内后廉，历灵道、通里，至掌后锐骨之端，经阴郄、神门，入掌内廉，至少府，循小指端之少冲，而终以交于手太阳也。心为君主之官，示尊于它脏，故其交经授受，不假于支别云。

嗌干止**臂厥** 张云：本经支者从心系上挟咽，故为嗌干心痛。心火炎则心液耗，故渴而欲饮。手少阴循臂内后廉，出小指之端，故为臂厥。

目黄胁痛止**掌中热痛** 张云：少阴之脉，系目系，故目黄，出腋下，故胁痛，循臑臂内入掌内后廉，故为热痛诸病。《甲乙》，"胁"下有"满"字。

起于小指之端止**出踝中** 滑氏云：臂骨尽处为腕，腕下兑骨为踝，本经起小指端少泽穴，由是循手之外侧之前谷、后溪、上腕，出踝中，历腕骨、阳谷、养老穴也。

直上循臂骨下廉止**交肩上** 滑氏云：脊两旁为膂，膂上两角为肩解，肩解下成片骨为肩胛，一名膊。自养老穴直上循臂骨，下廉支、正穴，出肘内侧两骨之间，历小海穴上循臑外后廉，行手阳明少阳之外，上肩循肩贞、臑俞、天宗、乘风、曲垣、肩外俞、肩中俞诸穴，乃上会大椎，因左右相交于两肩之上。张云：循臂骨下廉、阳谷等穴，出肘内侧两骨尖陷中小海穴也，此处捺之，应于小指之上。简按：两筋，《甲乙》《千金》《铜人》等，作两骨，滑氏从之。今捺之而酸麻，应于小指之上者触筋也，其穴则在肘骨臂骨之间，知是作骨为是。

入缺盆止**属小肠** 《甲乙》"缺盆"下有"向腋下"三字。《铜人》同。张云：自缺盆由胸下行，入膻中络心，心与小肠为表里也。自缺盆之下，循咽下膈抵胃下行，当脐上二寸之分，属小肠，此本经之行于内者。

其支者止**入耳中** 滑氏云：目外角为锐眦，支者别从缺盆，循颈之天窗、天容，上颊，抵颧髎，上至目锐眦，过瞳子髎，却入耳中，循听宫而终也。

其支者止**斜络于颧** 《发挥》：无"斜络于颧"四字。盖依《金兰循经》文集书同。张云：目下为頄，目内角为内眦，颧即颧骨，下颧髎穴，手太阳自此交目内眦，而接乎足太阳经也。简按：《刺禁论》王注：手太阳脉，自颧而斜行至目内眦。《发挥》无四字者，盖系于脱文。

颔肿 《铜人》注云：颔，谓颊下也。张云：本经之脉，循咽下膈，其支者循颈上颊，故为是病。

是主液所生病者 张云：小肠主泌别清浊，病则水谷不分，而流衍无制，是主液所生病也。志云：小肠为受盛之官，化水谷之精微，故主液。

起于目内眦上额交巅 滑氏云：目大角为内眦，发际前为额，脑上为巅。巅，顶也。足太阳起目内眦睛明穴，上额循攒竹，过神庭，历曲差、五处、承光、通天，自通天斜行左右，相交于巅上之百会也。《铜人》注云：内眦，谓目之大眦也。

介按：目内眦外一分宛宛中，是睛明穴也。上行眉，眉头陷中，即攒竹穴也。再上行发际间，侠督脉之神庭穴，旁开一寸五分，正头取之，是曲差穴也。后行五分，旁开一寸五分，五处穴也。从此后行一寸五分，承光穴也。由承光后行一寸五分，侠督脉之百会穴，旁开一寸五分，即通天穴也。

其支者从巅至耳上角 滑氏云：抵耳上角，过率谷、浮白、窍阴穴，所以散养于经脉也。张云：由百会旁行至耳上角，过足少阳之曲鬓、率谷、天冲、浮白、窍阴、完骨，故此六穴者，皆为足太阳少阳之会。

介按：从悬厘后行耳前，入发际曲隅陷中鼓颔有空，即曲鬓穴也。后行耳上，入发际寸半陷者宛宛中，嚼牙取之，即率谷穴也。从此后行耳后三分许，入发际二寸，天冲穴也。下行耳后，入发际一寸，浮白穴也。由此下行耳后，高上枕骨下摇动有穴，窍阴穴也。从窍阴行耳后，入发际四分，即完骨穴也。

其直者从颠入络脑 《铜人》注云：顶为中顶，前曰囟顶，后曰脑顶，左右曰角。滑氏云：脑，头髓也，颈上为脑，脑后为项，此直行者，由通天穴后循络却、玉枕，入络脑。

还出别下项止**抵腰中** 张云：脑复出别下项，由天柱而下会于督脉之大椎、陶道，却循肩髆内分作四行而下。此节言内两行者，夹脊两旁各相去一寸半，自大杼、行风门，及脏腑诸腧，而抵腰中等穴也。中行椎骨曰脊，臀骨上曰腰。

入循膂络肾属膀胱 张云：自腰中入膂络，肾前属膀胱，肾与膀胱为表里也，夹脊两旁之肉曰膂。

从腰中下挟脊贯臀入腘中 《甲乙》《铜人》挟脊，作"会于后阴"四字。《发挥集书》，无"挟脊"二字。马云：从腰中循腰髋下挟脊，历上髎、次髎、中髎、下髎、会阳，下贯臀，至承扶、殷门、浮郄、委阳，入腘中之委中穴。滑氏云：臀，尻也，挟腰髋骨两旁为机，机后为臀，腓肠上膝后曲处为腘。

介按：从腰踝骨下一寸，侠脊两旁，第一空陷中，即上髎穴也；第二空陷中，次髎穴也；第三空陷中，中髎穴也；第四空陷中，下髎穴也。从下髎行阴尾、尻骨两旁五分许，即会阳穴也。又自尻臀下阴股上约纹中，即承扶穴也。从殷门外循，斜上一寸，屈膝而得之，即浮郄穴也。从浮郄下行，仍在承扶下六寸，屈伸取之，委阳穴也。从委阳下行腘中，约纹动脉陷中，伏卧取之，即委中穴也。以上诸穴，皆属足太阳膀胱经。

其支者止挟脊内　胂，《甲乙》注云：一作髆。《缪刺论》王注：《铜人》《发挥》作胂。滑氏云：膂肉曰胂，夹脊肉也，其支者为挟脊，两旁第三行相去各三寸之诸穴，自天柱而下，从髆内左右，别行下贯胂膂，历附分、魄户、膏肓、神堂、譩譆、膈关、魂门、阳纲、意舍、胃仓、肓门、志室、胞肓、秩边，下历尻臀，过髀枢也。

介按：膀胱经穴，自大杼别脉，其支者从肩髆内循，行第二椎下附项内廉两旁，相去脊中各三寸半，正坐取之，即是附分穴。由附分至秩边穴，共计十四穴。左右历次而下，共二十八穴。

过髀枢止合腘中　《甲乙》《铜人》："髀外"下无"从"字。滑氏云：股外为髀，捷骨之下为髀枢，循髀外后廉髀枢之里。本经：承扶之外一寸五分之间，而下与前之入腘中者相合。

以下贯踹内止至小指外侧　马云：踹，腨同。滑氏云：腨，腓肠也，下行循合阳穴，下贯腨内，历承筋、承山、飞阳、跗阳，出外踝后之昆仑、仆参、申脉、金门，循京骨、束骨、通谷，至小指外侧端之至阴穴，以交于足少阴也。杨玿云：骱骨之下为立骨，左右各有内外踝骨者共四，踝骨之后，各有京骨者，左右共二。张云：小指本节后，大骨曰京骨。

髀不可以曲　《甲乙》无"髀"字，似是。张以髀为髀枢，未知是否。

踝厥　张云：足太阳脉出外踝之后，筋结于外踝也。

是主筋所生病者　张云：周身筋脉，惟足太阳为多为巨，其下者结于踵、结于腨、结于腘、结于臀；其上者挟腰脊，络肩项。上头为目上纲，下结于頄[①]，故凡为挛、为弛、为反张戴眼之类，皆足太阳之水亏，而主筋所生病者。汪云：主筋。义未详。按：太阳病多痉急如上症，皆风伤筋也。

痔疟狂癫疾　张云：脉入肛故为痔；经属表故为疟；邪入于阳，故为狂癫疾。马云：《刺疟篇》有太阳之疟，《癫狂篇》二十二有刺太阳经者。

项痛　《甲乙》："项"下有"颈间"二字。

---

① 頄（qiú，求）：颧骨。《集韵》："䐔骨也。"

邪走足心 《甲乙》《铜人》《发挥》：走，作趋；马，作趋。滑氏云：趋，向也。足少阴起小趾之下，斜向足心之涌泉穴，在足心陷中屈足卷指宛宛中。马云：邪，斜同。

出于然谷之下止出䐃内廉 《脉经》《千金》：谷，作骨。滑氏云：由涌泉转出足内踝然谷穴，下循内踝后太溪穴，别入踝中之大钟①、照海、水泉，乃折自大钟之外，上循内踝，行厥阴、太阴之后，经复溜、交信，过三阴，交上腨内，循筑宾，出䐃内廉，抵阴谷也。

介按：足少阴肾经之涌泉穴，在足心陷中，伸腿屈足卷指宛宛中。从涌泉上行足内踝前，起大骨陷中，即然谷穴也。又行足内踝后五分跟骨上动脉陷中，太溪穴也。足跟后跟中，大骨上两筋间，大钟穴也。再从大钟行太溪下一寸，内踝下，水泉穴也。足内踝下四分前后，有筋，上有踝骨，下有软骨之中陷中，照海穴也。从照海行足内踝后，除踝上二寸许，前旁骨陷中，即复溜穴也。从此斜外上行复溜穴之后，二寸许，后旁筋，即交信穴也。再斜外上行过三阴交穴，上腿肚中，即筑宾穴也。再上行膝下，内辅骨后，大筋下，小筋上，按之应手，屈膝得之，即阴谷也。

上股内后廉贯脊属肾络膀胱 滑氏云：出阴谷，上股内后廉，贯脊会脊之长强穴，还出于前，循横骨、大赫、气穴、四满、中注、肓俞。当肓俞之所，脐之左右属肾，下脐下，过关元、中极，而络膀胱也。

其直者止挟舌本 《甲乙》注一本云：从横骨中挟脐循复里，上行而入肺。滑氏云：其直行者从肓俞属肾处，上行循商曲、石关、阴都、通谷诸穴，贯肝上，循幽门、上膈，历步廊，入肺中，循神封、灵墟、神藏，或中俞腑，而上循喉咙，并人迎，挟舌本而终也。张云：按足少阴一经，考之本篇及《经别》《经筋》等篇，皆言由脊里上注心肺，而散于胸中。惟《骨空论》曰：冲脉者，起于气街，并少阴之经，挟脐上行至胸中而散，故《甲乙经》于俞府、或中、神藏、灵墟、神封、步廊等穴，皆云足少阴脉气所发，幽门、通谷、阴都、石关、商曲、肓俞、中注、四满、气穴、大赫、横骨十一穴，皆云冲脉足少阴之会。故滑氏之注如此，实本于《甲乙》《铜人》诸书，而《甲乙》等书，实本之《骨空论》也。

介按：从横骨上行一寸，中行旁开五分，即大赫穴也。再上行一寸，中行旁开五分，气穴穴也。再上行一寸，中行旁开五分，四满穴也。再上行一

---

① 大钟：诸本并作"太钟"，据现通用穴位名改，下文同，不出注。

寸，中行旁开五分，中注穴也。再上行一寸，直脐旁去五分，肓俞穴也。再上行二寸，中行旁开五分，商曲穴也。再上行一寸，中行旁开五分，石关穴也。再上行一寸，中行旁开五分，阴都穴也。再上行一寸，陷中，中行旁开五分，通谷穴也。再上行一寸，陷中，中行旁开五分，幽门穴也。再上行一寸，陷中，中行旁开二寸，仰而取之，步廊穴也。再上行一寸六分，中行旁开二寸，神封穴也。再上行一寸六分，灵墟穴也。再上一寸六分，神藏穴也。再上行一寸六分，或中穴也。从或中上行巨骨，下挟任脉之璇玑，中行旁开二寸，陷中，仰而取之，即俞府穴也。

其支者止注胸中　滑氏云：两乳间为胸中，支者自神藏，别出绕心，注胸之膻中，以交于手厥阴也。

病饥不欲食　马云：盖虚火盛则饥，而不欲食者，脾气弱也。张云：肾虽阴脏，元阳所居，水中有火，为脾胃之母，阴动则阳衰，阳衰则脾困，故病虽饥，而不欲食。

面如漆柴　《甲乙》《铜人》：作面黑如炭色。《铜人》注云：一作地色。《素问》曰：所谓面黑如地者，和气内夺，故变于色也。按：出《脉解篇》。《发挥》：作地色，本之也。马云：漆则肾之色黑者，形于外而如漆柴，则肾主骨者瘦矣。张云：水色黑，阴邪色见于面，故如漆。肾藏精，精衰则枯，故如柴。杨玄操《二十四难》注云：漆柴者，恒山苗也，其草色黄黑无润泽，故以为喻。简按：据杨说漆即蜀漆，然本草中无所考。

咳唾则有血　马云：脉入肺中则为咳，而唾中有血，则肾主有损。

喝喝而喘　《甲乙》注，一作喉鸣。《铜人》亦作喉鸣而喘。

坐而欲起　马云：阴虚不能宁静。

䀮䀮　马云：水亏肝弱。张云：目之明在瞳子。瞳子者，骨之精也，肾气内夺，则目䀮䀮如无所见。故凡目多昏黑者，必真水亏于肾也。

心如悬若饥状　张云：心肾不交，则精神离散，故心如悬，阴虚则内喂，故常若饥状。

善恐　马云：《阴阳应象大论》曰：肾在志为恐。张云：肾气怯，故惕惕如人将捕之。《甲乙》无"气不足"以下十四字。

黄疸肠澼　马云：五疸有女劳疸。《通评虚实论》《大奇论》：皆有肠澼。张云：阴虚阳实，故为黄疸。肾开窍于二阴，故为肠澼。

痿厥嗜卧　《铜人》注云：人冒暑热之毒舍于肾，肾乃水脏也，水不胜火，则骨与髓虚，故足不任身，而痿厥生焉。痿则无力，故嗜卧也。马云：

脉有骨痿，义见《痿论》。张云：嗜卧者，多阴少阳，精神匮也。《逆调论》曰：肾者水脏，主津液，主卧与喘也。

灸则强食生肉止**重履而步** “灸则”以下十六字，《甲乙》移足下热而痛下。马云：如灸者则当勉强进食，必生长其肉，又宽缓其带，散披其发，扶大杖，着重履，以缓步之。盖不太劳动，以肾气之衰弱也。余经不言此法，而唯肾经详言者，以肾经属水，为身之本，而病人多犯其戒，故独言之详。张云：生肉厚味也，味厚所以补精。志云：生，当作牲。《周礼》云：始养之谓，畜将用之谓牲，又牛羊豕曰三牲，夫羊为火畜，牛为土畜，豕为水畜，其性躁善奔，强食牲肉，以助肾气上升，而与火土之相合也。缓带者，取其伸舒也，夫肾脏之精，奉心神化赤而为血，发乃血之余也。披发者，使神气之下交也，大杖重履者，运筋骨之气也。夫阴阳之气，有厥于臂者，有厥于骭者，有厥于踝者，有厥于骨者，此章论少阴之气厥逆于下，而曰强食牲肉，曰缓带披发，盖少阴为阴阳生气之原也。简按：重，诸家无解，当读如字。

心包络 《甲乙》《铜人》无此三字。《发挥》，“络”一字无。张云：心主者，心之所主也，心本手少阴，而复有手厥阴者，心包络之经也。如《邪客篇》曰：心者五脏六腑之大主也，诸邪之在心者，皆在心之包络。包络者，心主之脉也，其脉之出入屈折，行之疾徐，皆如手少阴心主之脉行也。故曰：心主手厥阴心包络之脉。《续医说》、孙景思《医论》云：或谓心包络乃胸中之脂膜，或又谓之裹心之肉，皆非也，乃裹心之黄脂膜，包于心外，似脂非脂，似肉非肉，外则有细筋膜如系，与心肺相连者，此则是心包络也。余谓诸兽之内景，大概亦与人相同，观其心形，亦略可见矣。

介按：唐容川云：心之上面，周围有夹膜裹之，即包络也。包络上连肺系，由肺系连及于胸内之四面，皆是油膜。又下为网油膜，所谓膜者，皆三焦也。三焦与包络相通，其迹如此。故包络之脉，下膈历三焦也。

出属心包络止**历络三焦** 张云：心包络，包心之膜络也。包络为心主之外卫，三焦为脏腑之外卫，故为表里而相络。诸经皆无“历”字，独此有之。盖指上中下而言，上即膻中，中即中脘，下即脐下。故任脉之阴交穴，为三焦募也。

其支者止**肘中** 滑氏云：胁上际为腋，自属心包，上循胸出胁下腋三寸天池穴，上行抵腋下，下循臑内之天泉穴，以介乎太阴、少阴两经之中间，入肘中之曲泽也。

下臂止**出其端** 滑氏云：由肘中下臂、行臂两筋之间，循郄门、间使、内关、大陵，入掌中劳宫穴，循中指出其端之中冲云。

介按：行臂两筋之间，即是曲泽穴。由此下行掌后，去腕五寸，即郄门穴也。再下行掌后，去腕三寸，两筋间陷中，即间使穴也。从此下行掌后，去腕二寸，两筋间，内关穴也。再下行掌后，骨下横纹中，两筋间陷中，大陵穴也。由此下行掌中央动脉，屈无名指取之，即劳宫穴也。从劳宫下行手中指之端，去爪甲角，如韭叶许陷中，即中冲穴也。

其支者止**出其端** 滑氏云：小指次指无名指也，自小指逆数之，则为次指，云支别者，自掌中劳宫穴别行，循小指次指出其端，而交于手少阳也。

心中憺憺 《铜人》作澹澹，注：席延赏云：淡淡，水摇也。张云：憺，音淡，动而不宁貌。

面赤目黄 张云：心之华在面，目者心之使，故病则面赤目黄。

喜笑不休 马云：心在声为笑。

是主脉所生病者 《甲乙》注：脉，一作心包络。《铜人》作心包脉。志云：心主血，而包络代君行令，故主脉。

起于小指次指之端止**上贯肘** 两指，《发挥》作次指。滑氏云：臂骨尽处为腕，臑尽处为肘，手少阳起小指次指端关冲穴，上出次指之间，历液门、中渚，循手表腕之阳池，出臂外两骨之间，循外关、支沟、会宗、三阳络、四渎，乃上贯肘抵天井穴。

介按：从关上行，手小指次指歧骨间陷中，握拳取之，即液门穴也。由此上行一寸，陷中，是中渚穴也。由四指本节直上行，手表腕上陷中，即阳池穴也。再上行手腕后二寸，两骨间陷中，是外关穴也。由此上行一寸，两骨间陷中，即支沟穴也。从此外开一寸，即会宗穴也。由此内斜上行一寸，臂上大交脉，三阳络穴也。再上行肘前五寸，外廉陷中，四渎穴也。从四渎斜外上行，肘外大骨尖后，肘上一寸两筋又骨罅①中，屈肘拱胸取之，即天井穴也。

循臑外止**循属三焦** 下"循"字，《甲乙》《铜人》作偏。张云：上贯肘之天井，循臑外行手太阳之前，手阳明之后，历清冷渊、消烁、臑会，上肩髎，过足少阳之肩井，自天髎而交，出足少阳之后也。其内行者，入缺盆，复由足阳明之外，下布膻中，散络心包，相为表里，乃自上焦下膈，循中焦

---

① 罅（xià，下）：裂缝。《说文》："裂也。"

下行，并足太阳之正，入络膀胱，以约下焦，故足太阳经委阳穴，为三焦下辅腧也。

其支者止**至顿** 张云：其支行于外者，自膻中上行出缺盆，循天髎、上项，会于督脉之大椎、天牖，系耳后之翳风、瘈脉、颅息，出耳上角之角孙，过足少阳之悬厘、颔厌，下行耳颊至顿，会于手太阳颧髎之分。顿，音拙，目下也。

其支者止**至目锐眦** 出走耳前，以下十一字，《发挥》无。张云：此支从耳后翳，风入耳中，过手太阳之听宫，出走耳前之耳门，过足少阳之客主人，交颊，循和髎，上丝竹空，至目锐眦，会于瞳子髎穴。手少阳经止于此，而接乎足少阳经也。

浑浑焞焞 马云：浑浑然，焞焞然，甚觉不听也。张云：不明貌。简按：《明堂灸经》：作惇惇恽恽。《孙子·兵势篇》：浑浑沌沌，形圆而不可败，即混沌也。

是主气所生病者 张云：三焦为水渎之腑，水必由于气也。

汗出 张云：三焦出气，以温肌肉，充皮肤，故为汗出。其他诸病，皆本经之脉所及。

起于目锐眦，上抵头角，下耳后 滑氏云：足少阳经起目锐眦之瞳子髎，于是循听会、客主人，上抵头角，循颔厌，下悬颅、悬厘，由悬厘外循耳上发际，至曲鬓、率谷，由率谷外折下耳后，循天冲、浮白、窍阴、完骨，又自完骨外折，上过角孙，循本神，过曲差，下至阳白，会睛明，复从睛明上行，循临泣、目窗、正营、承灵、脑空、风池云。滑又云：此经头部，自瞳子髎至风池，凡二十穴，作三折向外而行，始瞳子髎，至完骨，是一折；又自完骨，外折上至阳白，会睛明，是一折；又自睛明上行，循临泣、风池，是一折。汪机续注云：若依内经直行，则少阳头部二十穴，无从安顿。若依伯仁三折，则穴可安，似又戾于经旨。此愚所未解也，俟明者正焉。

介按：去目锐眦五分，是童子髎穴也。由此下外斜行耳前，起骨上面下一寸耳珠下，动脉宛宛中，开口有空侧，张口取之，即听会穴也。从此上直行一寸，开口有空，侧卧张口取之，即客主人穴也。由此上内斜行两太阳曲角上廉，即颔厌穴也。由此后行耳前，曲角上两太阳之中，即悬颅穴也。从此后行耳前，曲角上两太阳下廉，即悬厘穴也。由此后行耳前，入发际曲隅陷中，鼓颔有空，即曲鬓穴也。从此后行耳上，入发际寸半，陷者宛宛中，嚼牙取之，即率谷穴也。由此后行耳后三分许，入发际二寸，即天冲穴也。由此下行耳后，入发际一寸，即浮白穴也。从此下行耳后，高上枕骨下，摇动有空，即窍阴穴也。由此行耳后，入发际四分，即完骨穴也。从完骨折上行，神庭旁三寸，直耳上，入发际四分，即本神穴也。从此行眉上一寸，直瞳子，即阳白穴也。再上直行，入发际五分陷中，正睛取之，即临泣穴也。由此后行一寸，即目窗穴也。再后行一寸，即正营穴也。再后行一寸五分，即承灵穴也。由此后行一寸五分，即脑空穴也。从脑空穴下行耳后，下发际陷中，大筋外廉，按之引于耳中，即风池穴也。

循颈止**入缺盆**　滑氏云：自风池循颈过天牖穴，行手少阳之前，下至肩上，循肩井，却左右相交，出手少阳之后，过大椎、大杼、秉风，当秉风前入缺盆之外。

其支者止**至目锐眦后**　滑氏云：其支者从耳后颞颥、间，过翳风之分，入耳中过听宫，出走耳前，复自听会，至目锐眦、瞳子髎之分也。简按：此十八字与前三焦经文重，恐此剩文。

其支者止**属胆**　《甲乙》"加"字上注云，一本云别兑眦，上迎手少阳于颏。滑氏云：其支者别自目外瞳子髎而下大迎，合手少阳于颏。当颧髎穴之分，下临颊车，下颈循本经之前，与前之入缺盆者相合，下胸中天池之外，贯膈即期门之所络肝下至日月之分，属于胆也。

循胁里止**入髀厌中**　滑氏云：胁，胠也。腋下为胁，曲骨之分为毛际，毛际两旁动脉中为气冲，捷骨之下为髀厌，即髀枢也。自属胆处循胁内章门之里，出气冲，绕毛际，遂横入髀厌中之环跳也。

其直者止**出膝外廉**　滑氏云：胁骨之下为季胁，此直者从缺盆、直下腋，循胸历、渊腋、辄筋、日月穴，过季胁，循京门、带脉、五枢、维道、居髎，由居髎，入上髎、中髎、长强，而下与前之入髀厌者相合，乃下循髀，外行太阳、阳明之间，历中渎、阳关，出膝外廉，抵阳陵泉也。张云：髀阳，髀之外侧也。

下外辅骨之前止**入小指次指之间**　滑氏云：骱外为辅骨，外踝以上为绝骨，足面为跗，自阳陵泉，下外辅骨，前历阳交、外丘、光明，直下抵绝骨之端，循阳辅、悬钟，而下出外踝之前，至丘墟，循足面之临泣、地五会、侠溪，乃上入小指次指之间，至窍阴而终也。张云：辅骨，膝下两旁高骨也，外踝上骨际曰绝骨，绝骨之端，阳辅穴也。《铜人》注云：辅骨谓辅佐骱骨之骨，在①骱之外。简按：辅骨取义于车辅。《铜人》注，非也。辅字，义详于《素问识·骨空论》。滑氏足跗为句，张上字下为句。今考文例不宜云，从跗上而上于指间，且下文有别跗上语，张句为是。

其支者_止**出三毛** 滑氏云：足大趾本节后为歧骨，大趾爪甲后为三毛，其支者自足跗上临泣穴，别行入大趾，循歧骨内出大趾端，还贯入爪甲，出三毛，交于足厥阴也。张云：足大趾次趾本节后骨缝为歧骨，大趾爪甲后二节间为三毛。

口苦善太息 张云：胆病则液泄，故口苦。胆郁则不舒，故善太息。《铜人》注：《素问》云：口苦者，病名胆瘅也。

心胁痛 马云：脉循胁里出气街。

面微有尘 《铜人》注云：谓面如微尘，有触冒尘土之色也。张云：足少阳之别散于面，胆木为病，燥金胜之，故面微有尘，体无膏泽。

足外反热是为阳厥 张云：本经循髀阳，出膝外廉，下出外踝之前，故足外反热，木病从火，故为阳厥。

是主骨所生病者 张云：胆味苦，苦走骨，故胆主骨所生病。又骨为干，其质刚，胆为中正之官，其气亦刚。胆病则失其刚，故病及于骨。凡惊伤胆者，骨必软，即其明证。汪云：骨病未详。按：全元起云：少阳者肝之表，肝主筋，筋会于骨，是少阳之经气所荣故云。简按：《素问·热论》，少阳主胆。《甲乙》《太素》、全元起《病源》，并作骨。汪所引乃《出热论》《新校正》。

头痛颔痛 《甲乙》作头面颔痛。《铜人》作头痛角颔痛。

马刀侠瘿 《痈②疽篇》：侠瘿作挟缨。详于彼注。

汗出振寒疟 张云：少阳居三阳之中，半表半里者也，故阳胜则汗出，风胜则振寒为疟。

胸胁肋髀_止**外踝前** 汪云：皆经脉所过，按少阳行身侧，故本篇多用"外"字。

诸节皆痛 志云：少阳主骨，故诸节皆痛也。

丛毛之际 《千金》《铜人》《发挥》：丛，作聚。滑氏云：足大趾爪甲后为三毛，三毛后横文为聚毛，足厥阴起于大趾聚毛之大敦穴。张云：肝为足

---

① 在：诸本并作"左"，据《铜人腧穴针灸图经》改。
② 痈：诸本并作"瘫"，据《黄帝内经·灵枢·痈疽第八十一》改。

厥阴经也，起于足大趾，去爪甲横纹后丛毛际大敦穴，丛毛即上文所谓三毛也。简按：今从张注。

上循足跗上廉去内踝一寸 滑氏云：循足跗上廉，历行间、太冲，抵内踝一寸之中封也。

上踝八寸止上腘内廉 滑氏云：自中封，上踝过三阴，交历蠡沟、中都，复上一寸交出太阴之后上腘、内廉，至膝关、曲泉。

循股阴止属肝络胆 过，《甲乙》作环，《铜人》《发挥》同。滑氏云：髀内为股，脐下为小腹，由曲泉上行，循股内之阴包、五里、阴廉，遂当冲门腑舍之分，入阴毛中，左右相交，环绕阴器，抵小腹而上会曲骨、中极、关元，复循章门，至期门之所，挟胃属肝下日月之分，络于胆也。张云：入阴毛中之急脉，遂左右相交，环绕阴器，而会于任脉之曲骨。简按：急脉穴，在阴毛中，阴上两旁相去同身寸之二寸半，见《气腑论》。王注：乃本经穴，《发挥》漏之。

上贯膈止会于巅 《甲乙》注：一云其支者从小腹与太阴少阳，结于腰踝夹脊下第三第四骨孔中。滑氏云：目内连，深处为目系，颃颡咽颡也。自期门上贯膈，行食窦之外，大包之里，散布胁肋，上云门、渊腋之间，人迎之外，循喉咙之后，上入颃颡，行大迎、地仓、四白、阳白之外，连目系上出额，行临泣之里，与督脉相会于巅顶之百会也。志云：颃颡，腭上窍也，循喉咙之后，上入颃颡，连目系，是颃颡在会厌之上，上腭与鼻相通之窍是也，故曰颃颡不开，则洞涕不收，分气失也。分气者，口鼻两分之气。简按：颃颡，得志聪注而始明矣，义更详于《忧恚无言篇》注。

其支者止环唇内 滑氏云：前此连目系上出额，此支从目系下行任脉之外，本经之里，下颊裹交环于口唇之内。

其支者止注肺 滑氏云：此交经之支，从期门属肝处别贯膈，行食窦之外，本经之里，上注肺中，下行至中焦，挟中脘之分，以交于手太阴也。张云：尽十二经之一周，终而复始也。

腰痛 马云：肝与肾通，则膂筋之脉通于肝。张云：足厥阴支别者，与太阴少阳之脉，同结于腰踝下中髎、下髎之间，故为腰痛。《刺腰痛篇》曰：厥阴之脉，令人腰痛，腰中如张弓弩弦。

丈夫癀疝，妇人少腹肿 张云：足厥阴气逆则为睾肿卒疝，妇人少腹肿，即疝病也。汪云：脉抵少腹，妇人亦有疝，但不名疝而名瘕。

面尘脱色 马云：胆病面有微尘，肝为之里，主病同。

胸满止**闭癃** 张云：本经上行者，挟胃贯膈；下行者，过阴器抵小腹，故为此诸病。志云：肝气厥逆，不能行散谷精，故胸满呕逆也。肝主疏泄，肝气虚则飧泄、遗溺，实则闭癃、狐疝，随经脉昼夜出入之疝也。《铜人》注云：狐夜不得尿，日出方得，人之所病，与狐同候，故曰狐疝。简按：《铜人》注：本于《四时刺逆从论》，杨上善注非是。遗溺，《甲乙》作遗精。

手太阴气绝 此下六节，与《难经·二十四难》文，皆大同小异。滑注云：肺者气之本，其华在毛，其充在皮，肺绝则皮毛焦而津液去，皮节伤，以诸液皆会于节也。王文洁云：津液者，赖肺气运用而滋皮节毛者也。《难经》：爪枯作皮枯。《甲乙》作皮毛焦则津液去，津液去则皮节着，皮节着则爪枯毛折。

手少阴气绝 滑注云：心之合脉也，其荣色也，其华在面，其充在血脉。心绝则脉不通，血不流，色泽去也。《甲乙》：髦，作发。《说文》：髦，发也。《释名》云：髦，冒也，覆冒头颈也。

足太阴气绝 《甲乙》：肌、肉，作口唇。唇、舌，作口唇，无舌萎二字。《难经》同。滑注云：脾其华在唇四白，其充在肌，脾绝则肉满唇，反也，肉满谓肌肉不滑泽而紧急䐜膹也。张云：萎，音威，色蔫枯也。

足少阴气绝 《难经》：濡，作温。下同。"不能着"下有"骨"字。《甲乙》亦有骨字，垢作枯。杨注云：肾主内荣骨髓，故云伏行而温骨髓也。却，结缩也，谓齿龈之肉结缩，而齿渐长而枯燥也。滑注云：肾其荣在发，其充在骨。

足厥阴气绝 筋绝，《难经》作筋缩，《甲乙》作筋弛，据下文卵缩，《难经》似是。阴气，《难经》作阴器，诸注并从之。《素问·诊要经终论》王注引本篇亦作阴器，知今本误耳。滑注云：肝者筋之合，其华在爪，其充在筋，筋者聚于阴器，而络于舌本，肝绝则筋缩引卵与舌也。王充《论衡》云：甲乙病者，生死之期，当在庚申。

五阴气俱绝止**一日半死矣** 张云：五脏之精，皆上注于目，故五阴气绝，则目转而运，志先死矣。盖志藏于肾，阴之神也，真阴已竭，死在周日间耳。今有病剧而忽尔目无所见者，正阴气竭绝之候。

六阳气绝止**旦死** "绝汗乃出"下，《甲乙》有"大如贯珠，转出不流，则气先死矣"十三字，"旦死"下有"此十二经之败也"七字。张云：汗本阴精，固于阳气，阳气绝则阴阳相离，而腠理不闭，脱汗乃出，其死在顷刻间也。

黄帝曰 诸本无此三字，唯张本有，当删。

足太阴 《甲乙》"阴"下有"脉"字。张云：足太阴当作手太阴经，脉深而直行，故手足十二经脉，皆伏行分肉之间，不可得见。其有见者，惟手太阴一经，过于手外踝之上，因其骨露皮浅，故不能隐。下文云，经脉者常不可见也，其虚实也，以气口知之，正谓此耳。此外诸脉，凡浮露于外而可见者，皆络脉也。分肉，言肉中之分理也。马云：脾经之脉，过于外踝之上，与胃脉相通，无所隐焉故耳。简按：今从张注。

六经络止上合肘中 张云：此举手络之最大者，以明视络之法也。手足各有六经，而手六经之络，则惟阳明少阳之络为最大。手阳明之络名偏历，在腕后三寸上侧间，别走太阴。手少阳之络名外关，在臂表腕后二寸两筋间，斜行向内，历阳明、太阴，别走厥阴二络之下行者，阳明出合谷之次，分络于大食二指，少阳出阳池之次，散络于中名小三指，故起于五指间。其上行者，总合于肘中内廉、厥阴、曲泽之次。凡人手背之露筋者，皆显然可察，俗谓之青筋，此本非筋非脉，即蓄血之大络也。凡浮络之在外者，皆可推此而知耳。

饮酒者止经脉大盛 《甲乙》："盛"下有"也"字。张云：卫气者，水谷之悍气也，其气慓疾滑利，不入于经，酒亦水谷之悍气，其慓疾之性亦然。故饮酒者必随卫气，先达皮肤，先充络脉，络脉先盛，则卫气已平，而后营气满，经脉乃盛矣。平，犹潮平也，即盛满之谓。愚按，脉有经络，经在内，络在外；气有营卫，营在内，卫在外。今饮酒者，其气自内达外，似宜先经而后络，兹乃先络而后经者何也？盖营气者，犹源泉之混混，循行地中，周流不息者也，故曰营行脉中。卫气者，犹雨雾之郁蒸，透彻上下，遍及万物者也，故曰卫行脉外。是以雨雾之出于地，必先入百川而后归河海；卫气之出胃，必先充络脉而后达诸经，故《经水篇》以十二经分配十二水。然则经即大地之江河，络犹原野之百川也，此经络营卫之辨。

脉之卒然止脉之动也 志云：假邪以分别经脉，与络脉各别，如十二经脉之卒然盛者，皆邪气居于脉中也。本末者，谓十二经脉之有本标也，如留于脉而不动则热，不留于脉则脉不坚，而外陷于肤空矣。此十二经脉之流行出入，不与络脉大络之众同也，是以知何脉之动也。简按：马、张以邪气为酒邪之气，不允。

气口 张云：气口者，手太阴肺经也。肺朝百脉，气口为脉之大会，凡十二经脉，深不可见，而其虚实，惟于气口可知之，因其无所隐也。若其他浮露在外而可见者，皆络脉而非经也。

卷
二

075

诸络脉止**皆见于外**　张云：大节，大关节也。绝道，间道也。凡经脉所行，必由溪谷、大节之间。络脉所行，乃不经大节，而于经脉不到之处，出入联络，以为流通之用。然络有大小，大者曰大络，小者曰孙络，大络犹木之干，行有出入，孙络犹木之枝，散于肤腠，故其会皆见于外。志云：绝道者，别道也。

故诸刺络脉者止**发为痹也**　张云：凡刺络脉者，必刺其结上，此以血之所聚，其结粗突倍常，是为结上，即当刺处也。若血聚已甚，虽无结络，亦必急取之，以去其邪血，否则发为痹痛之病。今西北之俗，但遇风寒痛痹等疾，即以绳带紧束上臂，令手肘青筋胀突，乃用磁锋于肘中曲泽穴，次合络结上，砭取其血，谓之放寒，即此节之遗法，勿谓其无所据也。

凡诊络脉止**少气也**　"手鱼"之下，《甲乙》有"际"字。留久痹，作久留痹。张云：诊，视也，此诊络脉之色，可以察病。而手鱼之络，尤为显浅易见也。寒则气血凝涩，凝涩则青黑，故青则寒且痛。热则气血淖泽，淖泽则黄赤，故赤则有热。手鱼者，大指本节间之丰肉也，鱼虽手太阴之部，而胃气至于手太阴，故可以候胃气。五色之病，惟黑为甚，其暴黑者，以痹之留久而致也。其赤黑青色不常者，寒热气之往来也。其青而短者，青为阴胜，短为阳不足，故为少气也。简按：《汉·艺文志》师古注云：诊，视验，谓视其脉及色候也。

其小而短者止**急坐之也**　楼、马、志：小，作青。张云：视其络脉之小而短者，气少故也，不可刺之。虚甚而泻其气，重虚必致昏闷，甚则运仆暴脱，不能出言，急扶坐之，使得气转，以渐而苏。若偃卧则气滞，恐致不救也。简按：此即后世所谓针晕也。《金针赋》云：其或晕针者，神气虚也，以针补之，以袖掩之，口鼻气回，热汤与之，略停少顷，依前再施，诸注不及之者何？

手太阳之别止**散入于鱼际**　马云：此下十二节，详言十二络穴，而此先以肺经言之也。夫不曰络而曰别者，以此穴由本经而别走邻经也。手太阴肺经之别穴，名曰列缺。去腕侧上一寸半。起于腕上分肉之间，并本经太阴之经，入手阳明大肠经，以直入掌中，而散入于鱼际。张云：人或有寸关尺三部脉不见，自列缺至阳溪见者，俗谓之反关脉，此经脉虚而络脉满。《千金翼》谓阳脉逆，反大于气口三倍者是也。

其病甚止**别走阳明也**　甚，诸本作实，依下节文例，当改作实。《甲乙》："锐"下有"骨"字，半寸作一寸。马云：欨，呿同，去腕半寸，当作寸半。

张云：掌后高骨为手锐骨。欠欬，张口伸腰也。《通俗文》曰：体倦则伸，志倦则欬也。治此者取列缺，谓实可泻之，虚可补之，后诸经皆准此。半寸当作寸半，此太阴之络，别走阳明，而阳明之络曰偏历，亦入太阴，以其相为表里，故互为注络以相通也，他经皆然。简按：正脉本音注，欬，音去，开口也。《藏经音义》引《桂苑珠丛》云：引气而张口曰欠欬。

手少阴之别止**属目系** 马云：去腕一寸半，其"半"字衍，观下掌后一寸可见，此言心经之络穴也。通里穴为络，去腕一寸，别而上行，循本经入于心中，系舌本，属目系。

支膈 马云：膈间若有所支而不畅也。

手心主之别止**络心系** 马云：此言心包络经之络穴也。夫手厥阴心包络经，而谓之手心主者，以其代心经以行事也。本经《邪客篇》云：心者五脏六腑之大主，诸邪之在心者，皆在心之包络。包络者，心主之脉也，皆如手少阴心主之脉行也。其别名曰内关，去手腕上兼二寸之两筋间，循本经以上，系于心包络。如心系间邪气盛而实，则心必痛。简按：张本心系下句，据前后文例，张注为是。

头强 《甲乙》作烦心。张云：此经系心包络心系，又出耳后，合少阳、完骨之下，故邪实则心痛，虚则头强不利也。志云：此不曰别走少阳，或简脱也。

手太阳之别止**络肩髃** 马云：此言小肠经之络穴也。支正，上手腕外廉五寸，内注于手少阴心经，以心于小肠为表里也。

节弛肘废 《甲乙》：节，作筋。张云：脉络壅滞，而节弛肘废。志云：手太阳小肠主液，实则津液留滞，不能淖泽与骨，是以节弛肘废。

疣 马云：《海篇》释为赘，盖赘留之类。张云：疣，音尤，赘也，瘤也。简按：胱，与瘤自别。巢《源·疣目候》云：疣目者，人手足边忽生如豆，粗强于肉。楼氏《纲目》云：疣，俗称鸡眼子。《藏经音义》：胱，疣同。埤苍云：皮上结也。庄子云：附赘悬疣，或作默。今俗谓之侯。志云：即皴痤之类。误也。

如指痂疥 马云：小者为指间痂疥之类。张同。简按：此谓疣之多生，如指间痂疥之状，马、张以为痂疥，误也。

手阳明之别止**合于宗脉** 马云：此言大肠经之络穴也。偏历，去手腕后三寸，别走入于手太阴肺经。其支别者，上循臂之温溜、下廉、上廉、三里、曲池，以乘肩髃，上曲颊，入上齿缝中。又其支别者，入耳合于宗脉。玩各节皆腑合于脏，脏合于腑，则此宗脉宜是肺经之大脉，犹言大气为宗气也。本经《口问篇》有云：目者，宗脉之所聚。张云：按本经筋脉皆无入耳上目之文，惟此别络有之。宗脉者，脉聚于耳目之间者也。偏齿之偏，马本作遍。志同。简按：此盖谓本经偏止于曲颊之处，而非言遍循上下齿也。马本恐非。

龋聋　《甲乙》作龋齿耳聋。《说文》：龋，齿蠹也。

痹隔　马云：为内痹，为隔塞不便。志云：痹闭阻隔也。

取之所别也　尚纲云：谓遍齿入耳之别络，非偏历也，十二络皆同。

手少阳之别止合心主　马云：此言三焦经之络穴也，外关去手腕外廉二寸，外绕于臂，注于胸中，以合手厥阴心主之脉，以三焦与心包络为表里也。

足太阳之别止别走少阴　马云：此言膀胱经之络穴也，飞扬去足外踝上七寸，别走少阴肾经，以膀胱与肾为表里也。

鼽窒　《甲乙》作窒鼻。张云：鼽，鼻塞也，此经起于目内眦，络脑行头背，故其为病如此。

足少阳之别止下络足跗　马云：此言胆经之络穴也，光明穴去外踝上五寸，别走足厥阴肝经，以胆与肝为表里也，下络足之跗面，即侠溪、地五会、临泣等处也。

足阳明之别止下络喉嗌　马云：此言胃经之经穴也，丰隆去外踝上八寸，别走足太阴脾经，以胃与脾为表里也，循胫骨外廉之上下巨虚等穴，上至头项而络之，以合于诸经之气，盖胃为五脏六腑之大海也，其头项之下，则络于喉嗌。张云：喉嗌，缺盆，为诸经之孔道，故合诸经之气，下络喉嗌。

瘁瘖　马云：瘁，当作猝。张云：瘁，悴同，病乏也。志作卒痛，简按：马注是。

足太阴之别止入络肠胃　马云：此言脾经之络穴也，公孙去足大趾本节后一寸，别走足阳明胃经，以脾与胃为表里也，其别者，入络于肠胃之中。

足少阴之别止外贯腰脊　马云：此言肾经之络穴也，大钟穴当内踝后绕跟处，别走足太阳膀胱经，以肾与膀胱为表里也。又其别者，并本经脉气之行，以上走于手厥阴心包络经之下，而外则贯于腰脊间。

足厥阴之别止结于茎　循胫，《甲乙》作循经。马云：此言肝经之络穴也，蠡沟去内踝上五寸陷中，别走足少阳胆经，肝与胆为表里也，经于足胫，以上于睾丸，阴丸俗云阴子。结于茎垂。见《邪客篇》有茎垂。

挺长　志云：茎，阴茎，乃前之宗筋。挺，即阴茎也。简按：此注似未允。《经筋篇》云：足厥阴伤于寒，则阴缩入；伤于热，则纵挺不收。治法详见《医学纲目》。盖此指睾丸而言。

任脉之别止**取之所别也**　志云：按任脉起于中极之下，以上毛际，循腹里，上关元，至咽喉，上颐循面入目。所谓尾翳者，即鸠尾之上，盖任脉之别络，出于下极并经而上，复下于鸠尾，以散于腹络，气实[①]则肠皮急，虚则痒搔，当取之所别络也。简按：《甲乙》云：鸠尾，一名尾翳，一名𩩲骬，在臆前蔽骨下五分，任脉之别，由此考之，尾翳即蔽骨，犹𩩲骬即蔽骨，而又为鸠尾，一名也，张改屏翳为会阴穴，非也。

督脉之别止**入贯膂**　马云：此言督脉经之有络穴也，长强脊骶骨端挟膂上项，散于头上，下则当于肩胛之左右，其别者，则走于足太阳膀胱经，以入贯于膂筋之间。

高摇之　《甲乙》注云："高"以下九字，《九墟》无。张云：头重高摇之谓，力弱不胜而颤掉也。

脾之大络止**百节尽皆纵**　张云：脾之大络，名大包，在渊腋下三寸，布胸胁，出九肋间，总统阴阳诸络，由脾灌溉五脏者也，故其为病如此。

此脉若罗络之血者，皆取之脾之大络脉也　马云：此脉若罗纹之络，其络中必有血，皆当取此穴以治之耳。张云：罗络之血者，言此大络，包罗诸络之血，故皆取脾之大络以去之，大络即大包也。简按：据马注，"罗"字下句为是。

凡此十五络止**络脉异所别也**　张云：十二经共十二络，而外有任督之络，及脾之大络，是为十五络也。凡人之十二经脉，伏行分肉之间，深不可见。其脉之浮而可见者，皆络脉也。然又必邪气盛者，脉乃壅盛，故实则必见。正气虚者，脉乃陷下，而视之不见矣。故当求上下诸穴，以相印证而察之，何也？盖以人经有肥瘦长短之不同，络脉亦异其所别，故不可执一而求也。愚按：本篇足太阴之别，脉曰公孙，而复有脾之大络；脉曰大包，足阳明之别，名曰丰隆。而《平人气象论》复有胃之大络，名曰虚里。然则诸经之络惟一，而脾胃之络各二，盖以脾胃为脏腑之本，而十二经皆以受气者也。马云：按此篇以督之长强，任之尾翳，为十五络。《难经》以阳跷、阴跷之络为十五络，殊不知督脉所以统诸阳、任脉所以统诸阴，还以《灵枢》为的也。

---

① 实：诸本并作"宝"，据文义改。

卷 三

经别篇第十一

诸本无篇字，当删。

五位 志云：五方之定位。

六律建阴阳诸经 《甲乙》：建，作主持二字。志云：建立六阴六阳，以合诸经。

十二辰十二节 《周礼·挈壶氏》[①] 十有二辰注，辰，谓从子至亥。《左传·成王九年》浃辰之间，注：浃辰十二日也。《邪客篇》云：辰有十二，人有足十趾，茎垂以应之。又云：岁有十二月，人有十二节。又《生气通天论》：五脏十二节。

十二经水 详于《经水篇》。

十二时 顾炎武《日知录》云：古无所谓时，凡言时，若《尧典》之四时，《左氏传》之三时，_{桓公六年三时不害。}皆谓春夏秋冬也。自汉以下，历法渐密，于是以一日分为十二时，盖不知始于何人，而至今遵用不废。

离合出入奈何 张云：十二经脉已具前《经脉篇》，但其上下离合，内外出入之道，犹有未备，故此复明其详。然《经脉篇》以首尾循环言，故上下起止有别，此以离合言，故但从四末始，虽此略彼详，然义有不同，所当参阅。

粗之所过上之所息也 张云：过犹经过，谓忽略不察也。息如止息，谓必所留心也。

足太阳之正_止皆为正也 张云：此膀胱与肾为表里，故其经脉相为一合也。足太阳之正，入腘中，与少阴合而上行，其别一道下尻五寸，当承扶之

① 挈壶氏（chè cù shì）：官名。

次，上入肛门，内行腹中，属于膀胱，散于肾，循膂当心入散，上出于项，而复属于本经太阳，此内外同为一经也。足少阴之正，自腘中合于太阳，内行上至肾，当十四椎旁肾俞之次，出属带脉，其直者上系舌本，复出于项，合于太阳，是为六合之一也。然有表必有里，有阳必有阴，故诸阳之正，必成于诸阴之别，此皆正脉相为离合，非旁通交会之谓也。余仿此。志云：正者谓经脉之外，别有正经，非支络也。盖从经而别行，复属于太阳之经脉，故名，经别谓经脉之别经也。马氏以正为正经，宜与《经脉篇》之直行者相合，别者为络，宜与《经脉篇》之其支者其别者相合。噫，经脉血气之生始出入，头绪纷纭，不易疏也。《甲乙》无"成以"以下九字，注云：《九墟》曰：或以诸阴之别者，皆为正也。

足少阳之正止**此为二合也**　张云：此胆肝二经为表里，经脉相为一合也。足少阳绕髀阳入毛际，与足厥阴合，其内行而别者，乃自季胁入胸属胆，散之上肝，由肝之上系贯心，上挟咽自颐颔中，《图翼》云：颔中为颐，颔，腮下也。虎头燕颔，义即此。出，散于面上，系目系，复合少阳本经于目外眦、瞳子髎也。足厥阴之正，别足跗内行，上至阴毛之际，合于足少阳，与别者俱行，上布胁肋，是为六合之二也。简按："肝上"之"上"衍。

足阳明之正止**此为三合也**　《甲乙》："太阴之正"，下有"则别"二字。结，作络。舌中，作舌本。额颛，正脉、道藏、熊本、张本并作颊颃，马本、志本作额颅。张云：此胃脾二经表里相为一合也。足阳明上至髀关，其内行者，由气街入腹里属于胃，散于脾，上通于心，循咽出于口，上颊颃入承泣之次，系目系，为目下纲，以合阳明本经。足太阴之正，上股内，合于足阳明，与别者俱行，上咽贯舌，是为六合之三也。

手太阳之正止**此为四合也**　张云：此小肠与心表里，经脉相为一合也。指地者，地属阴，居天之内，手太阳内行之脉，别于肩解，入腋走心，系于小肠，皆自上而下，自外而内，故曰指地。《经脉篇》言交肩上入缺盆络心，此言别于肩解，入腋走心，盖前后皆有入心之脉。手少阴之正，自腋下三寸足少阳渊腋之次，行两筋之间，内属于心，与手太阳入腋走心者合，乃上行挟于咽，出于面，合于目内眦，是当与足太阳睛明相会矣，此六合之四也。

手少阳之正止**此为五合也**　张云：此三焦心主表里经脉相为一合也。指天者，天属阳，运于地之外，手少阳之正，上别于巅，入缺盆，下走三焦，散于胸中，包罗脏腑之外，故曰指天。手厥阴之正，其别面内行者，与少阴之脉同自腋下三寸足少阳渊腋之次，入胸中，属于三焦，乃出循喉咙，行耳后，合手足少阳于完骨之下，此六合之五也。志云：少阳，初阳也，从阳而生，自下而上，故曰指天，曰指地者，谓手合于足也。曰指天者，谓足合于手也，盖分手足于二经，则为六合。论阴阳之气，止三合矣。简按：别下渊液三寸。马云：别于腋下之天池穴。考《本输篇》云：腋下三寸，手心主也，名曰天池。马似是。

手阳明之正止**此六合也** 道藏、马、志本：大肠作太阳。误也。张云：此大肠与肺为表里，经脉相为一合也。手阳明之正，循胸前膺乳之间，其内行者别于肩髃，入柱骨，由缺盆下走大肠，属于肺，其上者，循喉咙，复出缺盆，而合于阳明本经也。手太阳之正，其内行者，自天府别入渊腋，出手少阴心经之前，入内走肺，散之大肠，其上行者，出缺盆，循喉咙，复合于手阳明经。以上共十二经，是为六合也。

经水篇第十二

马云：内论十二经脉，合于十二经水，故名篇。简按：《管子·水地篇》云：水者地之血气，如筋脉之流通者也。郦道元《水经注》引《经脉志》：盖其书志经水之流通者。

夫经水者止**可得闻乎** 张云：经水者，受水而行于地也。人之五脏者，所以藏精神魂魄者也。六腑者，所以受水谷，化其精微之气，而布扬于内外者也。经脉犹江河也，血犹水也，江河受水而经营于天下，经脉受血而运行于周身，合经水之道以施治，则其源流远近，固自不同，而刺之浅深，灸之壮数，亦当有所辨也。

八尺之士 简按：《周礼·考工记》：人长八尺。又《淮南·天文训》：人修八尺。而《周礼·卿大夫》：国中七尺，以及七十七尺谓二十。又《淮南·修务训》：吾生也有七尺之形。则与《考工记》《天文训》异。荀子曷足以美七尺之躯哉，又家语六七尺之体。今据本经《骨度篇》，人长其实七尺五寸，而泛言其修，或云七尺，或云八尺，举其大概耳。

其死可解剖而视之 简按：《汉书·王莽传》云：翟义党王孙庆捕得莽使，大医尚方与巧屠共刳剥之，量度五脏，以竹筵[①]导其脉，知所络，始云可以治病。宋杨介《存真图》《欧希范五脏图》，盖其遗也。而与本节之旨

---

① 筵（tíng，廷）：古代称卷丝的小竹管为筵。

符矣。

其脏之坚脆止**其常有合乎** 张云：如脏之坚脆，则见于《本脏篇》。腑之大小，谷之多少，则见于《平人绝谷篇》。脉之长短，则见于《脉度篇》。血之清浊，则见于《根结篇》。十二经血气多少，各有大数，则见于《血气形志》等篇。此其针灸浅深多寡，故各有所宜如下文也。《甲乙》：大数，作定数。

足太阳外合于清水 张云：此下以经脉配经水，盖欲因其象，以辨血气之盛衰也。马云：按《古今舆地图》：清水，遗籍无之。黄河合淮处，谓之清河。今有清河，悬疑是清水也。张云：按清水即大小清河。《舆地图志》曰：大清河即济水之故道，自兖州府东北流，出长清等县，由利津等界入海。小清河一名濼水，源发济南府趵突泉，经章丘受漯河之水，由新城入海。《禹贡》曰：浮于济漯达于河者，必此河也。今俱属山东省济南府。简按：今考《水经》无清水。王冰注《离合真邪论》：引本节作泾水。盖古本有如此者。《书·禹贡》：泾属渭汭。《诗·谷风》：泾以渭浊。

通水道焉 志云：肺属天而主气，膀胱为津液之腑，受气化而出。六腑皆浊，而膀胱之水独清，故足太阳外合于清水，内属于膀胱，而通水道焉。

足少阳外合于渭水 张云：足少阳经内属于胆，常少血多气，故外合于渭水。按《地志》：渭水出陇西郡渭源县西南鸟鼠山，至同州入河。今俱隶陕西省，渭源属临洮府，同州属西安府也。志云：渭水独清，诸阳皆浊，而胆为中精之腑，独受其清，故足少阳外合于渭水，内属于胆。简按：张注义未允当。志云：渭水独清，与古说乖矣，以渭合胆，必有别所据，今不可得而考也。下节诸水，亦多不可解者。

足阳明外合于海水 张云：足阳明经内属于胃，常多气多血，为五脏六腑之海，故外合于海水。按海包地外，地在海中，海水周流，实一而已。今云四海者，以东西南北而分言之也，故东曰渤海，南曰涨海，西曰青海，北曰瀚海。

足太阴外合于湖水 志云：湖水有五湖，即洞庭、彭泽、震泽之类。脾位中央，而灌溉于四旁，故足太阴外合于湖水，而内属于脾。又云：土数五，故合五湖。张云：五湖皆在东南。《周礼·职方氏》：杨州泽薮曰具区。简按：湖水与五湖各异。《水经注》：湖水出桃林塞之夸父山，又五湖谓长塘湖、太湖、射黄湖、上湖、滆湖。

足少阴外合于汝水 张云：足少阴经内属于肾，常少血多气，故外合于汝水。按汝水源出汝州天息山，出西平上蔡汝阳等县入淮，今属河南省汝宁府。

足厥阴外合于渑水　志云：渑水出于青州之临淄，而西入于淮。天下之水，皆从东去，渑水自东而来，故应足厥阴东方之肝木。简按：渑，史音弥善切，张音免，志音成。《广韵》：食陵切，又泯，涵二音。《集韵》：神陵切，音绳。

手太阳外合淮水　"合"下诸本有"于"字，当补。张云：手太阳经内属小肠，常多血少气，故外合于淮水。按淮水出唐州桐柏山，绕徐扬之界，东入于海，今属河南省南阳府，改名唐县。

水道出焉　简按：膀胱通水道，而小肠受盛胃之水液，而济泌于膀胱，故二腑特言及之。

手少阳外合于漯水　张云：手少阳经内属三焦，常少血多气，故外合于漯水。按渭水源出章丘长白山，入小清河归海，今属山东省济南府。漯，音磊，又太合切。

手阳明外合于江水　张云：手阳明经内属大肠，常多血多气，故外合于江水。按江源出西蜀之岷山，今属四川省成都府茂州，其长万里，至吴地入海，此即所以限南北也。

手太阴外合于河水　张云：手太阴经内属于肺，常多气少血，肺为脏腑之盖，其经最高而朝百脉，故外合于河水。按河有两源，一出葱岭，一出于阗，合流，东注满昌海，潜行地中，南出积石，以入中国。一说黄河源出星宿海，在中国西南直四川马湖府之正西三千余里，云南丽江府之西北一千五百余里，合诸流自西而东，行二十日至昆仑，绕昆仑之西南，折而东北，又折而西北，又转而东北，又行二十余日，历云中九原至大宁，始入中国，是为四渎之宗。

手少阴外合于济水　张云：手少阴经内属于心，常少血多气，故外合于济水。按江源初发王屋山下曰沇水，既见而伏，复出为济，济截河而流不混其清，故又曰清。济流虽微而独尊，故居四渎之一，今属河南省怀庆府济源县。

手心主外合于漳水　张云：手厥阴经内属心主，常多血少气，故外合于漳水。按漳水有二，一出上党沾县大黾谷曰清漳，一出上党长子县发鸠山曰浊漳，皆入于河，今俱隶山西省沾县，即乐平县，属太原府，长子县属潞安府。

凡此五脏六腑止腰以下为地 　张云：夫经水者，河海行于外，而源泉出于地。经脉者，脉络行于表，而脏腑主于中，故内外相贯，如环无端也。然经水经脉，各有阴阳之分，如天以轻清在上，故天为阳；地以重浊在下，故地为阴。《六微旨大论》曰：天枢之上，天气主之；天枢之下，地气主之。人身应天地，故腰以上为天属阳，腰以下为地属阴，而经脉脏腑之应于经水者亦然。

故海以北止此一隅之阴阳也 　阳中之太阳，《甲乙》作阳中之阳，一隅作一州。张云：如海合于胃，湖合于脾，脾胃居于中州，腰之分也，海以北者为阴。就胃腑言，自胃而下则小肠，胆与膀胱皆属腑，居胃之北而为阴也，湖以北者为阴中之阴。就脾脏言，自脾而下，则肝肾皆属脏，居脾之北，而为阴中之阴也。腰以上者如漳，合于心主，心主之上，惟心与肺，故漳以南者为阳也。河合于肺，肺之下亦惟心与心主，故河以北至漳者，为阳中之阴也。凡此皆以上南下北，言阴阳耳，然更有其阳者，则脏腑之外为三焦，三焦之外为皮毛。《本脏篇》曰：肺合大肠，大肠者皮其应。今三焦合于漯水，大肠合于江水，故曰漯以南至江者，为阳中之太阳也，此天地人相合之道。天地至广，而兹所言合者，特举中国之水耳，故曰此一隅之阴阳也，所以人与天地相参也。简按：自海以北者，至河以北至漳者，则以上南下北言阴阳，其义自明矣。惟至漯以南至江者，则以三焦大肠为阳中之太阳。其义未详，张注似牵强。志云：河以北至漳者，谓从上焦而后行于背也；漯以南至江者，谓从中焦而前行于腹也，此以人之面南而背北也。此说亦难据。

足阳明刺止留二呼 　《甲乙》："阳明"下有"多血气"三字，"太阳"下有"多血气刺"四字，"少阳"下有"少血气刺"四字，"太阴"下有"多血少气刺"五字，"少阴"下有"少血多气刺"五字，"厥阴"下有"多血少气刺"五字。张云：此足六经之刺度也。出气曰呼，入气曰吸，曰十呼七呼之类，则吸在其中矣，盖一呼即一息也。但刺有补泻之异，呼吸有先后之分。故凡用泻者，必候病者之吸而入针，再吸转针，候呼出针；凡用补者，必因其呼而入针，再呼辅针，俟吸出针。故《针赋》曰：补者先呼后吸，泻者先吸后呼，正此义也。后世令病人咳嗽以代呼，收气以代吸，气有出入，亦与呼吸相同耳。

皆无过二分 　张云：手之六经，皆在于上。肌肉薄而溪谷浅，故刺不宜深。经脉短而气易泄，故留不宜久。

肥瘦 　《终始篇》云：刺肥人者以秋冬之齐，刺瘦人者以春夏之齐。

撩之　《甲乙》作料之，史音云，一本作以意料之。马云：撩，料同。张云：撩音辽，又上去二声，通俗文理乱谓之撩理。简按：《说文》：撩，理也。《玉篇》：料，理也。知是二字音义并同。

灸之亦然止脱气　张云：刺有浅深迟速之度，灸有壮数大小之度。刺有补泻，灸亦有补泻。凡以火补者，毋吹其火；以火泻者，疾吹其火。血实气壅，病深肉厚者宜泻；阳衰气怯，元虚体弱者宜补。背腹股髀，道远势缓者，宜大而多；头面臂臑，羸弱幼小者，宜小而少，此其大法也。设不知此，而灸过其度，非惟无益，反以害之，是恶火也。故灸失其宜，则骨枯脉涩；刺失其宜，则脱泄元气，均致人之夭殃矣。

腘之大小　《甲乙》：腘，作䐃。是。

可为度量乎　马云：度，量俱去声。

若夫度之人　《甲乙》：夫作失。是，与中度相反，文脉贯穿。

痟瘦　张云：痟，通作消。

切循扪按　简按：切谓诊寸口，循谓循尺肤。盖经脉之大小，肤之厚薄，当寸尺度之，如肉之坚脆，腘之大小，非一一扪按，不能知之。故举此四字，以见其义。

因适而为之真也　张云：因其情，适其宜，必出于心，应于手，斯得病治之真诀矣。志云：适，从也。真，正也，是谓适其中，而为度之正也。简按：真，犹知毒药为真之真，言因其各所适而为治法之真也。

经筋篇第十三

马云：各经皆有筋，而筋又有病，及各有治法，故名篇。张云：凡十二经筋所起所行之次，与十二经脉多相合。其中有小异者，乃其支别，亦互相发明耳。独足之三阴，则始同而终不同也，所当并考。愚按：十二经脉之外，而复有所谓经筋者，何也？盖经脉营行表里，故出入脏腑，以次相传，经筋联缀百骸，故维络周身，各有定位。虽经筋所行之部，多与经脉相同，然其所结所盛之处，则惟四肢溪谷之间为最，以筋会于节也。筋属木，其华在爪，故十二经筋皆起于四肢指爪之间，而后盛于辅骨，结于肘腕，系于膝关，联于肌肉，上与颈项，终于头面，此人身经筋之大略也。筋有刚柔，刚者所以束骨，柔者所以相维，亦犹经之有略。纲之有纪，故手足项背直行附骨之筋皆坚大，而胸腹头面支别横络之筋皆柔细也。但手足十二经之筋，又各有不同者，如手足三阳行于外，其筋多刚；手足三阴行于内，其筋多柔；而足三阴阳明之筋，皆聚于阴器，故曰前阴者，宗筋之所聚，此又筋之大会也。然一身之筋，又皆肝之所生，故惟足厥阴之筋络诸筋，而肝曰罢极之本，此经脉经筋之所以异也。

起于足小趾 张云：即足太阳经脉所止之处，至阴穴次也。

邪上 《甲乙》：邪，作斜。马云：邪，斜同。

结于踵上循跟 张云：踵即足跟之突出者，跟即踵上之硬筋处也，乃仆参、申脉之分。

其别者止**与腘中并** 张云：此即大筋之旁出者，别为柔软短筋，亦犹木之有枝也。后凡言别者支者，皆仿此。此支自外踝别行，由足腨肚之下尖处，行少阳之后，结于腨之外侧络穴、飞阳之分，乃上腘内廉合大筋于委中而一之也。

上挟脊上项 张云：夹脊背分左右，上项会于督脉之陶道、大椎，此皆附脊之刚筋也。

为目上网下结于頄 张云：网，网维也，所以约束目睫，司开阖者也。目下曰頄，即颧也。志云：网，当作纲。简按：上网，盖谓睫上细筋，网罗目窠者。頄，《甲乙》作䪼，下同。

小指支跟肿痛 简按：支字诸家不释。盖支，枝通，谓小指枝梧于跟而肿痛。下文支缺盆小指次指，支并同。

纽痛 《说文》：纽，系也。《楚辞注》：结束也。

燔针劫刺 张云：燔针，烧针也。劫刺，因火气而劫散寒邪也。

以知为数 方言云：南楚病愈者谓之瘥，或谓之间，或谓之知。知，通语也。

以痛为输 马云：其所取之俞穴，即痛处是也，俗云天应穴者。

名曰仲春痹 张云：足太阳之经，应二月之气也，此与《阴阳系日月篇》义同。但彼以左足右足分十二经，以主十二月，此以手六经足六经分主十二月，盖以辨阴阳盛衰之义也。志云：在外者皮肤为阳，筋骨为阴。病在阴者名曰痹，痹者血气留闭而为痛也。卯者二月，主左足之太阳，故为仲春之痹。盖手足阴阳之筋，应天之四时，岁之十二月，故其为病亦应时而生，非由外感也。

足少阳之筋止**结于膝外廉** 张云：小趾次趾即第四趾窍阴之次也。外踝、丘墟之次，胫外廉外丘、阳交之次，膝外廉、阳陵泉、阳关之次，此皆刚筋也。

其支者止**结于尻**^① 张云：此支自外辅骨上走于髀，分为二歧，前结于阳明之伏兔，后结于督脉之尻，至此刚柔相制，所以联臀膝而运枢机也。

上乘眇季胁 张云：季胁下两旁软处曰眇。《五音篇》曰：少也，盖其处少骨之义。

支者止**为外维** 张云：此支者从颧上斜趋，结于目外眦，而为目之外维。凡人能左右昐^②视者，正以此筋为之伸缩也。

颈维筋急 马云：颈维之筋皆急。张云：维者牵系之谓。志云：维筋左右之交维也。简按：张注误。

从左之右止**命曰维筋相交** 张云：从左之右，则右目不开，是右病由左也。然则左目不开者，病由于右可知矣。角，额角也。并跷脉而行者，阴跷阳跷，阴阳相交，阳入阴，阴出阳，交于目锐眦，故左络于右，伤左角之筋而右足不用，则其从右之左者亦然，盖筋之维络相交如此也。

孟春痹 志云：寅者正月之生阳也，主左足之少阳，故为孟春之痹。

起于中三指 马云：盖厉兑穴起于次指，而其筋则自次指以连三指。张云：即足之中趾，厉兑之旁也。

循骭结于尻 尻字，道藏、正脉、熊、马、志本并缺，马一本作缺盆。

按：此因小注有缺字，下一盆字者，不可从。《甲乙》、楼氏《纲目》并作膝，张仍之，为是。张云：骭，足胫骨也。其直者自跗循骭，结于膝下外廉、三里之次。

聚于阴器 张云：上行聚于阴器，阴阳总宗筋之会，会于气街，而阳明为之长也。

太阳为目上网，阳明为目下网 张云：太阳细筋散于目上，故为目上网；阳明细筋散于目下，故为目下网。《论疾诊尺》云：诊目痛赤脉，从上下者太阳病，从下上者阳明病。

结于耳前 张云：其支者自颐颊间上结耳前，会于足少阳之上关、颔厌，上至头维而终也。

脚跳坚 张云：跳者跳动，坚者坚强也。

卒口僻止**故僻** 张云：僻，歪斜也。其筋自缺盆上颈颊，挟口上合于太阳。太阳为目上网，阳明为目下网，故凡目之不合不开，口之急纵歪僻者，皆足阳明之筋病，寒则急而热则缓也。志云：盖左筋急则口僻于左，左筋缓

---

① 尻（kāo，烤）：屁股，脊骨的末端。《增韵》："脊，骨尽处。"
② 昐（xì，分）：看。

则口僻于右也。

治之以马膏止**三拊而已** 《甲乙》：炭作灰。《纲目》同。以坐作与坐，并似是。张云：马膏，马脂也，其性味甘平柔润，能养筋治痹，故可以膏其急者。白酒辣桂，性味辛温，能通经络行血脉，故可以涂其缓者。桑之性平，能利关节，除风寒湿痹诸痛，故以桑钩钩之者，钩正其口也。复以生桑火炭，置之地坎之中，高下以坐等者，欲其深浅适中，便于坐而得其暖也。然后以前膏熨其急颊，且饮之美酒，啖之美肉，皆助血舒筋之法也。虽不善饮，亦自强之。三拊而已，言再三拊摩其患处，则病自已矣。简按：李时珍马鬐①膏鬐，项上也发明，载本法云：《灵枢》无注本，世多不知此方之妙。窃谓口颊㖞僻，乃风中血脉也。手足阳明之筋，络于口，会太阳之筋，络于目，寒则筋急而僻，热则筋缓而纵。故左中寒，则逼热于右；右中寒，则逼热于左。寒者急而热者缓也，急者皮肤顽痹，营卫凝滞，治法急者缓之，缓者急之。故用马膏之甘平柔缓，以摩其急，以润其痹，以通其血脉；用桂酒之辛热急束，以涂其缓，以和其营卫，以通其经络；桑能治风痹，通节窍也；病在上者酒以行之，甘以助之，故饮美酒啖炙肉云。楼氏《纲目》云：以水调生桑灰于钩柄之坎缝处，连颊涂之，以收其弛。其桑钩柄别线系于肩后，使勿走作也。王子接《古方选注》云：坎，颊间之坎陷也。以桑灰置之坎中，务使高下厚薄相等也。考，坎字三说不同，然张注于高下以坐等，似为妥帖。李杲《脾胃论》有清阳汤，治口㖞颊腮急紧，乃为此证设焉，当并考。志云：此治口颊㖞僻之法也，其转筋痿疝诸证，治在燔针劫刺。

治在燔针劫刺 楼氏云：治在燔针之上，当有"其病转筋者"五字，如足厥阴筋行水清阴气之下所言也，盖燔针但宜施于筋寒转筋之病，其筋热缓纵者，则不宜也。

名曰季春痹 张云：足阳明正盛之经，应三月之气也。志云：辰者三月，主左足之阳明，故为季春之痹。

足太阴之筋止**上结于内踝** 张云：大指之端内侧隐白也，循核骨而上结于内踝，下商丘之次。

其直者络于膝内辅骨 张云：络，当作结，此自内踝直上结于膝内。辅骨，阴陵泉之次。简按：有直者必有支者，疑脱之。

循阴股结于髀 张云：股之内侧曰阴股，结于髀，箕门之次也。

---

① 鬐（qí，耆）：马鬃，马颈上的长毛。《广韵》："马项上鬐也。"

下引脐两胁痛 《甲乙》：下作上。是。

孟秋痹 张云：孟秋当作仲秋。此与下文足少阴条谬误，当迭更之。盖足太阴之经，应八月之气也。志云：孟当作仲。酉者八月，主左足之太阴，故为仲秋之痹。

起于小指之下止结于内辅之下 《甲乙》"下"下有"入足心"三字。张云：起小指之下，邪趋足心。又邪趋内侧上然谷，并足太阴、商丘之次，走内踝之下，结于跟踵之间，与太阳之筋合，由踵内侧上行结于内辅骨，下阴谷之次。

主痫瘛及痉 张云：痫，癫痫也。瘛，牵急也。痉，坚强反张，尤甚于瘛者也。足少阴为天一之经，真阴受伤，故为此病。

在外者止不能仰 张云：在外者与太阳之筋合，故不能俯。在内者循脊内挟膂上至项，故不能仰。阳病者即在外者也，阴病者即在内者也。余伯荣云：足少阴之筋与足太阳之筋，上合于颈项，此脏腑阴阳之气交也。病在外在阳者，病太阳之气，故腰反折不能俯。在内在阴者，病少阴之气，故不能仰。如伤寒病，在太阳则有反折之痉强，在少阴则蜷卧矣。简按：小儿痫病，有内钓外钓之别，亦此理也。

熨引饮药 张云：熨引所以舒筋，饮药所以养血。

所纽 所，诸本作折，是也，当改。张云：折纽者，即转筋之甚。发日数，病日甚者，阴亏之极也，故当死不治。志云：纽折者痫瘛强痉也，如纽发频数而甚者，死不治。

仲秋痹 张云：仲秋误也，当作孟秋。盖足少阴为生阴之经，应七月之气也。志云：仲当作孟，申者七月之生阴也，主左足之少阴，故为孟秋之痹。

足厥阴之筋止结于内踝之前 张云：大趾上三毛际大敦次也，行跗上，与足太阴之筋并行，结于内踝前中封之次。

结于阴器 张云：阴器者，合太阴、厥阴、阳明、少阴之筋，以及冲、任、督之脉，皆聚于此，故曰宗筋。厥阴属肝，肝主筋，故络诸筋而一之，以成健运之用。

治在行水清阴气 《甲乙》：气，作器。张云：清理也。此言当以药治之，在通行水脏而调阴气，盖水则肝之母也。志云：厥阴之木，气本于水，故治在行水，以清厥阴之气。

季秋痹 张云：足厥阴者，阴尽之经也，故应九月之气。志云：戌者九月，主右足之厥阴。

手太阳之筋止**应小指之上** 张云：手小指之上外侧，少泽穴也。上行结于手腕外侧，腕骨、阳谷之次；上循臂内侧，结于肘下锐骨之后，小海之次。但于肘尖下两骨罅中，以指捺其筋，则酸麻应于小指之上，是其验也。

后走腋后廉 《甲乙》作从腋走后廉，上绕臑外廉。

走太阳之前 《甲乙》作出足太阳之筋前。张云：自腋下与足太阳之筋合走腋后廉，上绕肩胛，行肩外腧、肩中腧，循颈中天窗之分，出走太阳经筋，自缺盆出者之前，同上结于耳后完骨之次也。简按：张注为足太阳，乃与《甲乙》符矣。马为手太阳，误。

痛应耳止**乃得视** 《甲乙》：得，作能。马云：其颈痛应耳中鸣而痛，其颈痛，又引于颔而痛，且其痛时，目瞑良久，乃得开视。

筋瘘颈瘇 《甲乙》作筋瘘颈肿，诸本亦作颈肿，但张本作瘇。简按：瘇肿同，足肿也，后世为肿胀之肿，非。张云：筋瘘颈肿，即鼠瘰之属。

复而锐之 张云：刺而肿不退者复刺之，当用锐针，即镵针也。

本支者止**以痛为输** 《甲乙》无此四十一字，与下节"手少阳之筋"文重，当从《甲乙》删之。

仲夏痹 张云：手太阳之经，应五月之气也。

手少阳之筋止**结于腕上循臂** 上，张本作中，云小指次指之端，无名指关冲之次也，上结于手腕之阳池，循臂外关，支沟之次。马、志："腕"字下句，上，上声。

曲牙 沈氏《释骨》云：齿左右势转微曲者曰曲牙。简按：《气穴论》云：曲牙二穴，谓地仓穴。

上乘颔结于角 张云：颔，当作额。盖此筋自耳前行目外眦，与三阳交会，上出两额之左右，以结于额之上角也。

季夏痹 张云：手少阳之经，应六月之气也。

手阳明之筋止**结于腕** 张云：大指次指之端，食指尖商阳之次也，历合谷，结于腕上阳溪之次。

上左角络头下右颔 张云：此直者，自颈出手太阳天窗、天容之前，行耳前上额左角络头，以下右颔，此举左而言，则右在其中。亦如经脉之左之右，右之左也。故右行者，亦上额右角，交络于头下左颔，以合于太阳少阳之筋。简按：《缪刺论》：邪客于手足少阴太阴足阳明之络，此五络皆会于耳中，上络左角，又虚里之动，独应于左，则经筋之有偏于左者，不可言无也。张注难凭。

孟夏痹　张云：手阳明为两阳合明之经，故应四月之气。

手太阴之筋止**结于鱼后**《甲乙》："鱼"下有"际"字。张云：手大指上少商之次也。鱼后，鱼际也。

散贯贲合贲，下抵季胁《甲乙》：合贲，作合胁。季胁，作季肋。是。张云：散贯于胃上口贲门之分，与手厥阴之筋合，下行抵季胁，与足少阳厥阴之筋合也。按：《四十四难》：七冲门者，胃为贲门。杨玄操云：贲者，膈也，胃气之所出。胃出谷气，以传于肺，肺在膈上，故胃为贲门。详此则经络之行于三焦，脏腑之列于五内，其脉络相贯之处，在上焦则联于咽喉，中焦则联于贲膈，下焦则联于二阴，舍此三处，无所连属矣。

息贲　马云：本经《邪气脏腑病形篇》，有肺脉滑甚为息贲。

仲冬痹　张云：手太阴之经，应十一月之气也。

手心主之筋止**结于肘内廉**　张云：中指端中冲之次也，循指入掌中，至掌后大陵之次，并手太阴之筋，上结于肘中廉、曲泽之次。

上臂阴止**挟胁**　张云：上臂阴天泉之次，由曲腋间并太阴之筋，结于腋下，当天池之次，下行前后，布散挟胁，联于手太阴足少阳之筋。

结于臂　张云：臂，当作贲，盖此支并太阴之筋，入散胸中，故同结于贲。志云：臂当作贲，贲叶臂，散于胸中，结于贲门，故成息奔也。

支转筋《甲乙》："筋"下有"痛手心主"四字。

孟冬痹　张云：手厥阴以两阴交尽之经，故应十月之气。

手少阴之筋止**结肘内廉**　张云：小指内侧，少冲次也。结于锐骨、神门次也。肘内廉，少海次也。

循臂　张云：臂字亦当作贲，盖心主少阴之筋，皆与太阴合于贲而下行也。楼氏云：臂，当作胸。

心承伏梁，下为肘网　张云：承，承于下也，伏梁坚伏之积也。网，如罗网之牵急也。手少阴之筋，起于小指内侧，结于锐骨上结肘内廉，上入腋挟乳里，结于胸中，下系于脐。故在内则为内急，为伏梁；在外则为肘网，及当其所过之处，则为转筋等病。

经筋之病止**无用燔针**　张云：此以下皆结上文经筋为病而总言之也。马云：寒急有阴阳之分，背为阳，阳急则反折；腹为阴，阴急则俯不伸，故制为焠刺者，正为寒也。焠刺即燔针简按：张以阳急阴急为足太阳少阴，非。

名曰季冬痹　楼氏以此五字，移前段唾血脓者死不治下。张同，云：手少阴之经，应十二月之气也。此节旧在后无用燔针之下，盖误次也，今移正于此。

足之阳明止**皆如上方也** 《甲乙》：噼，作僻。马云：噼，僻同，口僻之义。此申言胃与小肠二经之筋，其有病当治法如前也。足之阳明胃经、手之太阳小肠经，其筋若急，则口与目皆为㖞噼，其目眦亦急，不能猝然视物。治之者，用燔针以劫刺之，以知病为刺数，以痛处为输穴，故曰治法如上方也，前俱详言，而又申言之，叮咛之意也。简按：志以上方为右㖞之方，误甚。

骨度篇第十四

卷
三

093

诸本无篇字。

伯高曰止**脉度定矣** 志云：此言经脉之长短，从骨节之大小广狭长短而定其度数，故曰骨为干，脉为营，如藤蔓之营附于木干也。

众人之度，人长七尺五寸 张云：此言欲知脉度者，必先求骨度以察其详也。众人者，众人之常度也。常人之长，多以七尺五寸为率。如《经水篇》岐伯云：八尺之士。《周礼·考工记》亦曰：人长八尺。乃指伟人之度而言，皆古黍尺数也。黍尺一尺，得今曲尺八寸。志云：长七尺五寸者，上古适中之人也。

头之大骨，围二尺六寸 张云：围，周围也。简按：头骨于耳尖上周围而度之。

胸围 张云：此兼胸胁而言也，缺盆之下，两乳之间为胸。

腰围 张云：平脐周围曰腰。志云：此胸骨、腰骨围转一周之总数也。简按：平脐周围无骨，此盖谓腰髋骨之周围。

发所覆者颅至项尺二寸 马云：此言仰人之骨度，盖纵而数之也。颅，头颅也。颅之皮生发，发所覆者即颅也。张云：发所覆者，谓发际也。前发际为额颅，后发际以下为项，前自颅，后至项，长一尺二寸。《图翼》云：如发际不明，则取眉心直上，后至大杼骨，折作一尺八寸。

发以下至颐 马云：额下为颐，发际以下至颐，长一尺。

男子终折 男，诸本作君，当改。《甲乙》作君子参折，注云：一作三，又作终。马云：言士君子之面部，三停齐等，可以始中终而三折之也，众人未必然耳。张云：终，终始也。折，折衷也。言上文之约数虽如此，然人有大小不同，故君子当约其终始，而因人以折衷之，此虽指头胸为言，则下部亦然矣。简按：据《甲乙》马三停之解，似是。

结喉以下至缺盆中 张云：舌根之下，肺之上系，屈曲外凸者为结喉，膺上横骨为巨骨，巨骨上陷中为缺盆。《图翼》云：即天突穴处。

缺盆以下止肺小 张云：髑骬，一名鸠尾，一名尾翳，蔽心骨也。缺盆之下，鸠尾之上，是为胸、肺脏所居。故胸大则肺亦大，胸小则肺亦小也。

髑骬以下至天枢 张云：天枢在脐旁二寸，足阳明经穴。自髑骬之下，脐之上，是为中焦，胃之所居。故上腹长大者，胃亦大；上腹短小者，胃亦小也。《图翼》云：天枢，足阳明穴名，在脐旁，此指平脐而言。简按：《至真要大论》云：半，所谓天枢也。王冰注：身之半，正谓脐中。

天枢以下至横骨 张云：横骨阴毛中曲骨也。自天枢下至横骨，是为下焦，回肠所居也。故小腹长大者，回肠亦大；小腹短狭者，回肠亦小也。

横骨长六寸半止长一尺八寸 张云：横骨横长六寸半，一曰七寸半。廉，隅际也。内辅，膝间内侧大骨也，亦曰辅骨。

三寸半 张云：此言辅骨之上下隅也。

内辅下廉下至内踝 马云：足跟前两旁起骨为踝，在外为外踝骨，在内为内踝骨。李时珍云：踝足螺蛳骨也。志云：内辅内踝者，以足八字分立，则内骨偏向于面也。

膝腘以下至跗属 《图翼》云：腘，腿弯也。跗，足面也。膝在前，腘在后，跗属者，凡两踝前后胫掌所交之处，皆为跗之属也。

故骨横止不及 张云：凡上文所言，皆中人之度，其有大者过之，小者不及也。下文同法。

角以下至柱骨 张云：此下言侧人之纵度也。角，头侧大骨耳上高角也。柱骨，肩骨之上颈项之根也。

行腋中不见者 张云：此自柱骨下通腋中，隐伏不见之处。

季胁 张云：胁下尽处，短小之肋，是为季胁。季，小也。

髀枢 张云：足股曰髀，髀上外侧骨缝曰枢，此运动之机也。志云：在臀之两旁，即足少阳之环跳穴处。

膝中 张云：言膝外侧骨缝之次。志云：膝盖骨内之中分。

京骨 张云：足太阳穴名，在足小趾本节后，大骨下赤白肉际陷中。

耳后当完骨 张云：此言耳后之横度也。耳后高骨曰完骨，足少阳穴名，入发际四分左右，相去广九寸。志云：从耳以至于脑后也。广，横阔也。

耳前当耳门止**广六寸半**　张云：此言仰人之横度也。耳门者，即手太阳听宫之分，目下高骨为颧，两骭之间，言两股之中横骨两头尽处也。《图翼》云：横骨两头之处，俗名髀缝。七寸，《甲乙》作九寸半。注云：《九墟》作七寸。

肩至肘　张云：肩，肩端也，臂之中节曰肘。

肘至腕　张云：臂掌之节曰腕。

中指本节　志云：本节者指掌交接之骨节。末者，指尖也。

项发以下至背骨　背，《甲乙》作脊，二寸半作三寸半。马云：此言伏人之骨度也。张云：项发，项后发际也。背骨，除项骨之外，以第一节大椎骨为言也。

膂骨以下止**分之七**　《甲乙》：膂，作脊，四分分之一，作四分分之七奇分之一。张云：膂骨，脊骨也。项脊骨共二十四椎，内除项骨三节，膂骨自大椎而下至尾骶，计二十一节，共长三尺。上节各长一寸四分分之一，即一寸四分一厘也，故上之七节，共长九寸八分七厘。其有余不尽之奇分，皆在下部诸节也。简按：本节详论上七节之度数，而不及八节以下。考《神应经》云：中七椎，每椎一寸六分一厘，十四椎与脐平，共二尺一寸一分四厘。《图翼》作一尺一寸二分七厘，是。下七椎，每椎一寸二分六厘。《图翼》云：共八寸八分二厘，总共二尺九寸九分六厘。不足四厘者有，零未尽也。

此众人骨之度也　简按：计其大概，伏人八尺二寸五分，仰人七尺五寸，侧人七尺一寸。

是故止**多气也**　《甲乙》："气"下有"乃经之长短"五字。张云：此结首节而言，因骨度以辨经络，乃可察其血气之盛衰也。简按：此一节与骨度不相涉，疑是他篇错简。

五十营篇第十五

诸本无篇字。马云：营者运也，脉之营行有五十度，故名篇。

天周二十八宿　《甲乙》作周天。简按：详见《卫气行篇》。

人气行一周　周，《甲乙》作週。楼氏云："人气行一周"之下，当有

"与十分身之八"六字。"千八分"之上，当有"宿"字，下当有"人气行五十周于身"八字。盖天周二十八宿，宿三十六分；人气行一周于身，与十分身之八，宿三百六十分；人气行一十八周于身，宿千八分，人气行五十周于身也。简按：楼说本于《卫气行篇》。

千八分 张云：以周天二十八宿，宿三十六分相因，共得一千零八分，人之脉气。

昼夜运行一周，亦合此数 马云：积而推之，十宿得三百六十分，二十宿得七百二十分，八宿三八得二百四十分，六八得四十八分，共得一千八分。

日行二十八宿 《甲乙》无此六字，似是。

二十八脉 马云：十二经有十二脉，而左右相同，则为二十四脉，加以阳跷、阴跷、督脉、任脉，共计二十八脉，以应天之二十八宿，以分昼夜之百刻也。

漏水下百刻 《日知录》云：《周礼·絜壶氏》注：漏箭昼夜共百刻。《礼记》：乐记百度得数而有常。注：百度百刻也。《灵枢经》：漏水下百刻，以分昼夜。《说文》：漏以铜受水刻箭昼夜百节。《隋书·天文志》：昔黄帝创观漏水，制品取则，以分昼夜，其后因以命官。《周礼·絜壶氏》：则其职也，其法总以百刻分于昼夜。

气行六尺日行二分 气，《甲乙》作脉，六尺下。楼补二十七息气行一丈六尺二寸十二字。马云：积至十息，则其脉气行六尺，而天之日其行为七厘五毫。按：正文本云：二分。今细推之，其所谓二分者，误也。假如曰二分，则百息当行二十分，千息当行二百分，万息当行二千分，加三千五百息，又当行七百分，原数止得一千八分，今反多得一千六百九十二分，想此经向无明注，遂致误传未正。今考其数，当云日行七厘半，则一万三千五百息，正合日行一千八分之数。张云：其日行之数，当以每日千八分之数为实，以一万三千五百息为法除之，则每十息日行止七厘四毫六丝六忽不尽。此云日行二分者，传久之误也。

二百七十息止日行二十五分 《甲乙》：二十五分作二十分有奇。楼以五字为衍。马云：其下水计二刻，日行二十分一厘二毫。按：正文曰：二十五分者，盖误写一厘二毫为五分也。张云：凡一百三十五息，水下一刻之度也。人气当半周于身，脉行八丈一尺，故二百七十息，气行于身一周，水下当二刻，日行当得二十分一厘六毫为正。

五百四十息止**日行四十分** 《甲乙》"分"下有"有奇"二字。马云：下水四刻，日行四十分二厘二毫，正文缺二厘二毫。张云：气行一周，脉行三十二丈四尺，日行当得四十分三厘二毫为正。上文言二十五分者太多，本节言四十分者太少，此其所以有误也。

二千七百息止**五宿二十分** 《甲乙》二十五分作二十分有奇。马云：日行五宿二十一分六厘，正文缺一分六厘。自此以下，当云五千四百息，气行二十周于身，下水四十刻，日行十一宿七分二厘。又当云八千一百息，气行三十周于身，下水六十刻，日行十六宿二十八分八厘。又当云一万八百息，气行四十周于身，下水八十刻，日行二十二宿一十四分四厘。

皆尽脉终矣 《甲乙》注王冰曰：此略而言之也。细言之，则常以一千周加一分，又十分分之六，乃奇分尽也。

并行一数也 张云：此释上文"交通"二字之义，并行一数，谓并二十八脉通行一周之数也。

凡行八百一十丈也 《甲乙》，"凡"上有"气"字，"也"下有"一日一夜五十营，以营五脏之精，不应数者，谓之狂生，所谓五十营者，五脏皆受气也"三十三字，注云：此段旧在《经脉根结》之末，今移在此。

营气篇第十六

诸本无篇字。

营气之道，内谷为宝 马云：此言营气之运行，一如宗气之所行也。宗气所行之次，尽见于《经脉篇》。此篇论营气所行与宗气无异，辞虽不同而其次同也。宗气者，大气也。大气积于胸中，出喉咙，司呼吸，以行经隧，始于手太阴肺经，络于肝经，积至一万三千五百息，脉行八百一十丈，如前篇《五十营》之所论者是也。营气者，阴气也，由中焦之气，阳中有阴者，随中焦之气以降于下焦，而生此阴气，故谓之清者为营，又谓之营气出于中焦者是也。然此营气者，必成于水谷所化精微之气，故曰营气之道，谷气为宝，非谷气不能生此营气，非营气不能生血也。道者脉气所由行之经隧也。张云：内，纳同，谷不入则营气衰，故云内谷为宝。

精专者 志云：精专者，中焦之汁，即化而为赤，布散之血，流溢于下焦，水火交济而化赤者也。

故气从太阴出 《甲乙》："出"下有"循臂内上廉"五字。张云：此下言营气运行之次，即前十二经脉之序也。

至跗上注大指间 马："上"字接下句，恐非。

抵髀 《甲乙》：髀，作脾。马云：即阴陵泉、血海、箕门等穴，俱在髀之内廉，属脾经穴。简按：据下文注，肾，从肾注，心外之例。《甲乙》似是。

出顿内 《甲乙》注：一作项内。马以"内"字接下句，恐非。马云：目下为顿颥髎等处。

从肝上注肺 《甲乙》：肺，作膈。

入颃颡之窍 志云：颃颡，鼻之内窍。《忧恚》章曰：人之鼻洞，涕出不收者，颃颡不开。分气，气失也。

究于畜门 张云：究，深也。畜门，即喉屋上通鼻之窍门也。如《评热病论》：启玄子有云：气冲突于畜门，而出于鼻，即此谓也。畜，臭同，许救切。志云：畜门鼻之外窍，究，终也。简按：张所谓畜门，即颃颡耳。盖颃颡者，喉屋上通于鼻之窍门。畜门者，鼻孔中通于脑之门户。畜，嗅同，以鼻吸气也，亦作齅、嗅，并许救切。

上循腹里入缺盆 简按：据上文之例，此下当有"是任脉也"四字。然《骨空论》，任督互称，以其为一源也，故不别著任脉耶。

逆顺之常也 志云：逆顺者，谓经脉内外之血气，交相逆顺而行也。马云：或逆数，或顺数，皆合常脉，其运行之次，无相失也。张云：前《经脉篇》，未及任督，而此始全备，是十四经营气之序。楼氏全录此篇，末引东垣云：十二经一脉也，略为十二分而已。

脉度篇第十七

诸本无篇字。

手之六阳 张云：手有三阳，以左右言之，则为六阳，凡后六阴，及足之六阴六阳皆仿此。

五六三丈 "六"下，《甲乙》有"合"字。下文五六三丈，六八四丈八，六六三丈六尺并同。简按：管子云：伏戏作九九之数，以合天道。

从足上至头 《甲乙》作从头至足。张云：按手足十二经脉，手之三阴从脏走手，手之三阳从手走头，足之三阳从头走足，足之三阴从足走腹，此其起止之度。今云手之六阴，从手至胸中，盖但计其丈尺之数，俱以四末为始而言，非谓其行度如此也。后仿此。

跷脉止合一丈五尺　马云：跷脉有阳跷、阴跷。阳跷自足申脉行于目，阴跷自足照海行于目。然阳跷左右相同，阴跷亦左右相同，则跷脉宜乎有四。今曰二七一丈四尺，二五一尺，则止于二脉者何也？观本篇末云：跷脉有阴阳，何脉当其数？岐伯答曰：男子数其阳，女子数其阴，则知男子之所数者，左右阳跷；女子之所数者，左右阴跷也。

合一十六丈二尺　潘氏《医灯续焰》云：据越人《二十三难》云：脉数总长十六丈二尺，任督二跷在内，其始从中焦注于手太阴，终于足厥阴，厥阴复还注手太阴，所谓如环无端者，不知二跷任督，从何处接入，岂附行于足少阴太阳耶？附则不能在循环注接之内，当俟知者。

为孙盛而血者疾诛之　《甲乙》："孙"下有"络孙络之"四字，"而"下有"有"字。张云：凡人遍体细脉，即皆肤腠之孙络也。络脉有血而盛者，不去之则壅而为患，故当疾诛之。诛，除也。

饮药以补之　张云：《邪气脏腑病形篇》曰：阴阳形气俱不足，勿取以针，而调以甘药，即虚者饮药以补之之谓。

阅于上七窍也　简按：马训：阅为通，本于谢坚白，《三十七难》注。张云：阅，历也，五脏位次于内，而气达于外，故云云。《汉文帝·纪》注：阅，犹更历也。又《车千秋传》注：阅，经历也。

五脏不和　马云：二句结上起下之辞。

阳气太盛则阴不利　《三十七难》及《甲乙》作邪在脏，则阴脉不和，下不利亦作不和。并是。

不能荣也　张云：本经，荣、营通用，不能荣，谓阴阳乖乱，不能营行，彼此格拒不相通也。

故曰关　《三十七难》：关，作格。简按：《六节藏象》：亦以阴盛为关。

故曰格　《三十七难》：格，作关。简按：《六节藏象》：亦以阳盛为格，《终始禁服》并同。马云：《难经·三十七难》，误以六阴脉盛为格，六阳脉盛为关，致后世不曰脉体，而指①曰隔症，尤误之误也。汪云：按关格二字，字面虽殊，而意义则一。《难经》虽颠倒，疑无伤也。如《素问·脉要精微

---

① 指：疑误，似为"止"。

论》：阴阳不相应，病名曰关格，是明以关格属之病矣。又仲景《平脉篇》：下微本大者，则为关格不通，不得尿。又曰：趺阳脉伏而涩，伏则吐逆，水谷不化，涩则食不得入，名曰关格。是仲景亦以关格为病证，而二字之义，《内经》与仲景均未尝细分也。又《难经》第三难曰：关之前者，阳之动也，遂上鱼为溢，为外关内格，此阴乘之脉也；关以后者，阴之动也，遂入尺为覆，为内关外格，此阳乘之脉也。是亦以溢覆言脉，而以关格言病也。今马氏既訾《难经》，复以仲景、东垣、丹溪为非是，而指关格为脉体，不亦并背《内经》乎？又曰：关为阳不得入，格为阴不得出。是两脉共为一病矣，于义亦难分也。

何气荣水　《甲乙》：水作也。马云：人身气血，如水之流，帝遂以跷脉起止，何气营水为问。简按：荣水不成义。今从《甲乙》。

跷脉者少阴之别　楼氏云：跷脉始终独言阴跷，而不及阳跷者，有脱简。张云：《缪刺论》曰：邪客于足阳跷之脉，刺外踝之下半寸所，盖阳跷为太阳之别。故《二十八难》曰：阳跷脉者起于跟中，循外踝上行入风池；阴跷者亦起于跟中，循内踝上行至咽喉，交贯冲脉。故阴跷为足少阴之别，起于照海；阳跷为足太阳之别，起于申脉，庶得其详也。

濡目　张云：阴跷阳跷之气，并行回还，而濡润于目，若跷气不荣，则目不能合。故《寒热病篇》曰：阴跷阳跷，阴阳相交，阳入阴，阴出阳，交于目锐眦，阳气盛则瞋目，阴气盛则瞑目，此所以目之瞋与不瞋，皆跷脉为之主也。

气独行五脏　张云：帝以跷脉为少阴之别，因疑其气独行五脏，不荣六腑也，故有此问。

如水之流止**外濡腠理**　张云：如水之流，如日月之行，皆言不得无行也。阴荣其脏，指阴跷也；阳荣其腑，指阳跷也。言无分脏腑跷脉，皆所必至也。流者流于内，溢者溢于外，故曰流溢之气，内溉脏腑，外濡腠理，谓其不独在脏也。按此跷脉之义，阴出阳则交于足太阳，阳入阴则交于足少阴，阳盛则目张，阴盛则目瞑，似皆随卫气为言者，故阴脉荣其脏，阳脉荣其腑也。简按：马以阴脉阳脉，为手足三阴三阳之义，然考前后章之旨，张注为得矣。

当数者　楼氏云：当数，为当脉度一十六丈二尺之数也。张云：跷脉阴阳之数，男女各有所属。男属阳，当数其阳；女属阴，当数其阴。故男子以阳跷为经，阴跷为络；女子以阴跷为经，阳跷为络也。

营卫生会篇第十八

诸本无篇字。

卫于焉会　《甲乙》：于焉，作安从。

老壮　张云：五十以上为老，二十以上为壮。见《卫气失常篇》[1]，与《曲礼》所言异。

人受气于谷止**皆以受气**　张云：人之生由乎气，气者所受于天，与谷气并而充身者也。故谷食入胃，化而为气，是为谷气，亦曰胃气。此气由自中焦传化于脾，上归于肺，积于胸中气海之间，乃为宗气。宗气之行，以息往来，通达三焦，而五脏六腑，皆以受气。是以胃为水谷血气之海，而人所受气者，又唯谷而已，故谷不入，半日则气衰，一日则气少矣。

其清者止**卫在脉外**　张云：谷气出于胃，而气有清浊之分，清者水谷之精气也，浊者水谷之悍气也，诸家以上下焦言清浊者，皆非。清者属阴，其性精专，故化生血脉，而周行于经隧[2]之中，是为营气；浊者属阳，其性慓疾滑利，故不循经络，而直达肌表，充实于皮毛分肉之间，是为卫气。然营气卫气，无非资藉于宗气，故宗气盛则营卫和，宗气衰则营卫弱矣。营，营运于中也；卫，护卫于外也。脉者非气非血，其犹气血之橐籥[3]也。营属阴而主里，卫属阳而主表，故营在脉中，卫在脉外。《卫气篇》曰：其浮气之不循经者为卫气，其精气之行于经者为营气。正此之谓。

介按：卫在脉外者，谓卫气上输于肺，走于脏腑，外达皮毛，以为护卫营血之作用。故《三十二难》曰：心者血，肺者气，血为营，气为卫，相随上下，谓之营卫，通行经络，营周于外，亦即此意也。

阳陇　马云：陇，当作隆。《素问·生气通天论》：有日中而阳隆。盖古以隆、陇通用。张云：陇，盛也。方以智《通雅》云：阳陇阴陇，子午之桥起关也，犹言拥起为陇，而过此渐平迤也。庄子曰：于是桥起。简按：《素·离合真邪论》：经之动脉，其至也亦时陇起。义正同。

太阴主内，太阳主外　张云：太阴手太阴也，太阳足太阳也。内言营

---

① 《卫气失常篇》：诸本并作"《营气失常篇》"，据《黄帝内经·灵枢·卫气失常第五十九》改。

② 隧：诸本作"随"，据《灵枢》"故独得行于经隧，命曰营气"改，下同。

③ 橐籥（tuó yuè，橐爚）：古代冶炼时用以鼓风吹火的装置。

气，外言卫气。营气始于手太阴，而复会于太阴，故太阴主内；卫气始于足太阳，而复会于太阳，故太阳主外。营气周流十二经，昼夜各二十五度，卫气昼则行阳，夜则行阴，亦各二十五度，营卫各为五十度，以分昼夜也。

夜半为阴陇止阴受气矣　张云：夜半后为阴衰，阳生于子也。日西而阳衰，阴生于午也。如《金匮真言论》曰：平旦至日中，天之阳，阳中之阳也；日中至黄昏，天之阳，阳中之阴也；合夜至鸡鸣，天之阴，阴中之阴也；鸡鸣至平旦，天之阴，阴中之阳也。故人亦应之，即此节之义。

夜半而大会止与天地同纪　张云：大会言营卫阴阳之会也。营卫之行，表里异度，故尝不相值。惟于夜半子时，阴气已极，阳气将生，营气在阴，卫气亦在阴，故万民皆瞑而卧，命曰合阴。合阴者，营卫皆归于脏，而会于天一之中也。平旦阴尽而阳受气，故民皆张目而起，此阴阳消息之道。常如是无已，而与天地同其纪。所谓天地之纪者，如天地日月，各有所会之纪也。

昼瞑　《甲乙》作夜瘼。

昼精　熊氏俗解《难经·四十六难》注云：精，清爽也。

相搏　《甲乙》：搏，作薄。

从来　《甲乙》：来，作始。

营出于中焦，卫出于下焦　张云：营气者，由谷入于胃，中焦受气，取汁，化其精微，而上注于肺，乃自手太阴始，周行于经隧之中，故营气出于中焦。卫气者，出其悍气之慓疾，而先行于四末分肉皮肤之间，不入于脉，故于平旦阴尽，阳气出于目，循头项下行，始于足太阳膀胱经，而行于阳分；日西阳尽，则始于足少阴肾经，而行于阴分，其气自膀胱与肾由下而出，故卫气出于下焦。又云：卫气属阳，乃出于下焦，下者必升，故其气自下而上，亦犹地气上为云也。营本属阴，乃自中焦而出于上焦，上者必降，故营气自上而下，亦犹天气降为雨也。虽卫主气而在外，然亦何尝无血？营主血而在内，然亦何尝无气？故营中未必无卫，卫中未必无营，但行于内者便谓之营，行于外者便谓之卫，此人身阴阳交感之道，分之则二，合之则一而已。志云：下，当作上。《决气篇》曰：上焦开发，宣五谷味，熏肤充身泽毛，若雾露之溉，是谓气。《五味篇》曰：辛入于胃，其气走于上焦，上焦者，受气而荣诸阳者也。卫者阳明水谷之悍气，从上焦而出，卫于表阳，故曰卫出上焦。简按：《千金方·三焦病论》云：荣出中焦，卫出上焦，荣者络脉之气道也，卫者经脉之气道也。《外台》引《删繁论》亦同。志注：

不可言无据也。《明理论》引亦作上焦。

上焦出于胃上口止下足阳明 《千金》及《外台》引《删繁》作胃上脘。张云：胃上口即上脘也。咽为胃系，水谷之道路也；膈上曰胸中，即膻中也；其旁行者走两腋，出天池之次，循手太阴肺经之分，而还于手阳明。其上行者至于舌，其下行者交于足阳明，以行于中下二焦，凡此皆上焦之部分也。志云：按《金匮要略》曰：若五脏元真通畅，人即安和，病则无由入其腠理。腠者是三焦通会元真之处，为血气所注；理者是皮肤脏腑之文理也。盖三焦乃初阳之气，运行于上下，通合于肌腠，不入于经俞，是以上焦之气，常与荣俱行阳二十五度，行阴二十五度者，与充肤热肉之荣血，间行于皮肤脏腑之文理也。上焦出胃上口，上贯膈，布胸中，走腋下，至阳明，上至舌，此论上焦气之所出，与经脉之循臂肘、上肩胛、入缺盆、出耳颊之不同也。

常与荣止大会于手太阴矣 张云：上焦者，肺之所居，宗气之所聚；营气者，随宗气以行于十四经脉之中。故上焦之气，常与营气俱行于阳二十五度，阴亦二十五度。阴阳①者，言昼夜也，昼夜周行五十度，至次日寅时，复会于手太阴肺经，是为一周，然则营气虽出于中焦，而施化则由于上焦也。马云：《难经》"营"字下，误多一"卫"字。简按：《千金》及《外台》引《删繁》，并有卫字，盖据《难经》矣。

其不循卫气之道而出，何也? 张云：卫气之道，昼行于阳，夜行于阴，有常度也。今有熟饮食者，方入于胃，其气之留行未定，而汗辄外泄，出无方所，是不循卫气之道也，故以为问。

此外伤于风止命曰漏泄 张云：风为阳邪，有外热也；热食气悍，因内热也。热之所聚，则开发腠理，所以毛蒸理泄，而卫气走之，故不循其常道也。此即热食之气也，出不由度，故曰漏泄。志云：卫气者，水谷之悍气，其性慓悍滑疾，如腠理不密，即见开而出。简按：志以此气为卫气，是。《外台》引《删繁》：载疗上焦实热，饮食下胃，其气未定，汗出而背身中皆热，名曰漏气。通脉泻热，泽泻汤，泽泻、生地、骨皮、甘草、半夏、石膏、柴胡、茯苓、生姜、竹叶、人参、桂心、莲心、上十二味。即为此证所立也。

中焦亦并胃中出上焦之后 《千金》及《外台》引《删繁》：作其气起于胃，中脘在上焦之后。《甲乙》、巢《源》作胃口。

---

① 阴阳：原误作"阳阴"，据文义转。

此所受气者止**命曰营气** "者"下《千金》有"主化水谷之味"六字。《甲乙》无"肺脉"之"脉"字。张云：胃中，中脘之分也。后，下也。受气者，受谷食之气也。五谷入胃，其糟粕、津液、宗气，分为三隧，以注于三焦。而中焦者泌糟粕，蒸津液，受气取汁，变化而赤，是谓血，以奉生身，而行于经隧，是为营气，故曰营出中焦。按下文云：下焦者，别回肠，注膀胱，然则自膈膜之下，至脐上一寸，水分穴之上，皆中焦之部分也。隧，音遂，伏道也。简按：泌，《说文》侠流也。奉，俸古通，养也。故马云：凡心中所生之血，赖此营气而化以奉养生活之身。

夫血之与气止**无两生** 张云：营卫之气，虽分清浊，然皆水谷之精华。故曰荣卫者，精气也，血由化而赤，莫测其妙，故曰血者神气也。然血化于液，液化于气，是血之与气，本为同类。而血之为汗，亦非两种，但血主营，为阴为里，汗属卫，为阳为表，一表一里，无可并攻。故夺血者无取其汗，夺汗者无取其血。若表里俱夺，则不脱于阴，必脱于阳。脱阳亦死，脱阴亦死，故曰人生有两死。然而人之生也，阴阳之气，皆不可无。未有孤阳能生者，亦未有孤阴能生者，故曰无两生也。志云：营卫者，水谷之精气也，血者中焦之精汁，奉心神而化赤，神气之所化也。血与营卫，皆生于精，故异名而同类也。简按：《外台》引《删繁论》云：夫血与气，异形而同类。卫是精气，营是神气，故血与气，异形而同类焉。夺血无汗，此是神气。夺汗无血，此是精气。故人有一死，而无再生也。《千金》"再"作"两"字。视之正文，觉稍明备。

下焦者止**渗入膀胱焉** 张云：回肠，大肠也。济，沸同，犹醨滤也。字典：济，古文作沛，酿酒也泌，如狭流也。别汁，分别清浊也，别回肠者，谓水谷并居于胃中，传化于小肠，当脐上一寸水分穴处，糟粕由此别行回肠，从后而出，津液由此别渗膀胱，从前而出，膀胱无上口，故云渗入。凡自水分穴而下，皆下焦之部分也。按：《三十一难》曰：下焦者当膀胱上口，主分别清浊。其言上口者，以渗入之处为言，非真谓有口也。如果有口，则不言渗入矣，何后世不解其意，而争言膀胱有上口？其谬为甚。志云：回肠大肠也，有九回，因以为名。简按：《外台》引《删繁论》云：下焦如渎，起胃下管，别回肠，注于膀胱，而渗入焉。故水谷常并居于胃中，成糟粕而俱下于大肠，主足阳明，《千金》作足太阳。灌渗津液，合膀胱，主出不主入，别于清浊，亦本节之义也，但本节似脱起胃下管。《三十一难》云：下焦者，当膀胱上口，主分清浊，亦可以见耳。介按：唐容川曰：近说膀胱有上口，无下口。非也。《内经》明言下焦当膀胱上口，近人不知三焦实有其物。焦古作膲，即人身之油膜，西医名为连网，乃行水之路道。《内经》所谓三焦者，决渎之官，水道出焉，盖水之路道，全在三焦油膜之中。凡人饮水入胃，胃之通体有微丝管，将水散出，走入油膜，其能散者，肺气布之也，故肺为水之上源。水散入油膜，走入膀胱，其水未散尽者，至小肠中，又有微丝管将水散出，走下焦，以入膀胱。膀胱上口，即在下焦连网之中，此皆下行之水，未化为气者也。

黄帝曰：人饮酒止**液出焉** 马云：此言酒之所以先谷气而出也，承上文有渗膀胱之语，故遂以酒之先谷而下者问之，正以酒为熟谷之液，其气至悍而清，故虽后谷而入，必先谷而下也。熟者腐也。

上焦如雾止**此之谓也** 张云：如雾者，气浮于上也，言宗气积于胸中，司呼吸而布濩[①]于经隧之间，如天之雾，故曰上焦如雾也。沤者，水上之泡，水得气而不沉者也，言营血化于中焦，随气流行，以奉生身，如沤处浮沉之间，故曰中焦如沤也。渎者，水所注泄，言下焦主出而不纳，逝而不反，故曰下焦如渎也。然而肺象天而居上，故司雾之化，脾象地而在中，故司沤之化。大肠、膀胱象江河淮泗而在下，故司川渎之化也。《千金》及《外台》引《删繁论》云：上焦如雾，雾者，霏霏起上也。中焦如沤，沤者，在胃中如沤也。下焦如渎。渎者，如沟水决泄也。《白虎通》引《礼运记》云：三焦者，包络腑也，水谷之道路，气之所终始也，故上焦如窍，中焦如编，下焦如渎。俞氏《续医说》详解之，当考参。《张氏质疑录》载三焦有三，三焦之论云：《灵枢》云：上焦如雾，中焦如沤，下焦如渎，此三焦为一气之所主。故《三十一难》因之曰：上焦在胃上口，主内而不出，其治在膻中；中焦在胃中脘，主腐熟水谷，其治在脐旁；下焦在脐下，主分别清浊，出而不内。此三焦者，即《灵枢》所谓如雾、如沤、如渎之三焦也。故《难经》又继言之，三焦为水谷之道路，气之所以终始。三焦者，原气之别使，原气在两肾中间之动气，为人之生命，十二经之根本，主通行三气，经历于五脏六腑，此所谓三焦者，属之于气，正王叔和所谓有名无状之三焦也。

① 濩（hù，沪）：分布，散布。

四时气篇第十九

诸本无篇字。

为定 《甲乙》：定，作实，下同。

春取经 马云：经，当作络，义见《素问·水热穴论》。张云：春取经，即《本输篇》，大经分肉之间也。

夏取盛经孙络 马云：《水热穴论》云：夏取盛经分腠。又曰：绝肤而病去者，邪居浅也。盖言夏气在表，故病在表，止于皮肤，绝而不深入以刺之，正以邪之所居，为甚浅也。又曰：所谓盛经者，阳经也，则止取手足六阳经之经穴耳。

取之合 马云：《水热穴论》曰：取合以虚阳邪，则知是六阳经之合穴也。

冬取井荥 马云：《水热穴论》云：取井以泻阴逆，则阴经当刺井穴，如手太阴肺经少商为井之类；取荥以实阳气，则阳经当刺荥穴，如手阳明大肠经二间为荥之类。

温疟 《素·疟论》云：先伤于风，而后伤于寒，故先热而后寒也，亦以时作，故曰温疟。

五十九刺 详后《热病篇》，刺，诸本作痏，唯张作刺。

风㾓肤胀 马云：㾓，即水，以水为疾，故加以疾之首。风水，见《素·奇病论》《水热穴论》《评热论》、本经《论疾诊尺篇》。肤胀者，即本经《水胀论》之所谓肤胀也。简按：《外台》引《肘后方》云：疗卒大腹㾓病诸方，此病本由水来，应水字而经方皆水为病，故施疾状。此乃与马说符矣。吴音水，病貌，《集韵》贰类切，音税，肿病并非。

五十七痏 详见《素·水热穴论》。

三阴之上 《甲乙》：之，作交。马云：补三阴之上者，补三阴交，乃足三阴血气之所交，宜补之。因有二穴，故用二补字，及有一皆字。张志同。

热行 马云：候针下热行，乃止针。张云：阳气至而热行，热行则泄止矣。

转筋于阳止卒刺之 马云：卒，猝同。凡手足之外廉，皆属阳经。若转筋于阳，则治其阳经。凡手足之内廉，皆属阴经。若转筋于阴，则治其阴经，皆当猝然刺之。张云：卒，病也，故不必拘于时日，但随其病而卒刺之。志云：卒，猝同。淬刺者，烧针劫刺，以取筋痹。简按：楼氏《纲目》亦作淬，盖本于《经筋篇》，亦当备一说。

徒疾 张云：徒，但也，有水无风，故曰徒水。简按：马云：徒，但也。上文言风水者，有风有水也，此曰徒水，则有风无水也。若无水，则下文何得云疾尽乃止，必是字之误。志云：徒，众也，土为中央之灌溉于四旁，土气虚，则四方之众水，反乘侮其土而为水病也。此解尤为牵强。

环谷 马云：按各经无环谷穴，止足少阳胆经有环跳穴。今曰下三寸，意者风市穴乎？理亦甚的。张同。志云：环谷者，取手足之分肉，以泻其水也。溪谷有三百六十五穴，会肉之大会为谷。大会者，手足股肱之大肉也。简按：据志注，则三寸二字，竟不稳妥。

筩 马云：筩，直也，已刺而直其针以纳之。张云：筩，箭室也，已刺而筩之，而内之，入而复之，以尽其疾。谓用针如箭之归筩，出入频复，开通其道，以尽其水也。志云：筩，筒也，以如筒之针而内之，入而复出。简按：筩之义，诸注未明。《九针论》：圆针筩，其身如是。筩，筒同。又楼氏《纲目》载本节文云：筒针，针中有空窍，如筒出水也。今据志以筒释之，盖此似言以筒纳针孔内，使水自筒中泄出者，世有用此术得效者，然不可妄施。张云：《针要》曰：凡水气，惟得针水沟。若针余穴，水尽即死，是又不可不知也。

必坚来缓则烦俯，来急则安静 马云：必欲尽去其水，水力尽时，其肉必坚。且水来缓，则内必烦闷；来急，则内必安静。张云：疾在肤中，其候必坚。志云：水肿于肌肉，则浮而软，水尽则肉必坚矣。余与马同。简按：徒疾以下，其义未详，《甲乙》文有异同，然亦未明晰，录下备考。《甲乙》云：徒水先取环谷下三寸，以排针刺之而藏之，引而内之，入而复出，以尽其水，必坚束之，束缓则烦闷，束急则安静。

饮闭药 马云：必饮通闭之药，以利其水，防其再肿。志云：谓水乃尽，当饮充实脾土之药，勿使水之复乘也。简按：马为是。

方饮无食止百三十五日 张云：药食不宜相混，混则难于取效，水肿既消，当忌伤脾发湿等物，至一百三十五日之外，方保其不复矣。

着痹不去 张云：《痹论》云：湿气胜者为着痹，谓其重着难动，故云不去。若寒湿相搏，久而不已，当猝取足阳明之三里穴，温补胃气，则寒湿散而痹可愈也。沈亮宸曰：溪谷，属骨，此承上文肌腠未尽之水，流于关节则为着痹，故取阳明之三里，从腑以泻脏也。

骨为干 马云：此句与上下文不相蒙，意者乃《经脉篇》之说简欤？沈亮宸云：此承上文而言，骨之为病，在骨之髓节也。干者，如木干之坚劲，是故温疟之邪，藏于骨髓，湿痹之气，流于关节，其骨如干，而不受邪之所伤。简按：今仍马注。

肠中不便 张云：小肠不便者，不能化物；大肠不便者，不能传道。大肠小肠，皆属于胃，故当取足阳明之三里穴。邪气盛则泻之，正气虚则补之。

疠风者止**无食他食** 《甲乙》：素，作索。"锐针针"三字作"呪"一字，恶气之气作血。马云：疠，癞同，此言刺厉风之法也。按：《素问·风论》云：疠者有营卫热腑，其气不清，故使鼻柱坏而色败，皮肤疡溃，风寒客于脉而不去，名曰疠风。《骨空论》《长刺节论》皆谓之大风也。张云：食得其法，谓之方食，无食他食，忌动风发毒等物也。

介按：疠风即癞病，又名麻风，属于慢性传染病。故凡传染之后，要过数年，方才显露。其病状则遍体麻木不仁，甚至四肢周身，逐渐毁灭。先由手指，继而足趾，终至鼻柱，均现毁坏。面上状若顽癣，搔破则流稠水，其未破之处，皮肤片片脱落，奇痒难当。此病可分二种，如面部臀部四肢等处，俱发红色结节，继即溃穿，后且知觉麻痹，毛窍脱落，容貌奇丑者，斑纹癞也。如初则神经过敏，发神经痛，后则知觉渐次脱失，营养障碍，神经肥厚，面部麻痹者，神经癞也。

腹中常鸣，气上冲胸止**三里** 《甲乙》：常，作雷。上，作常。志云：此邪在大肠而为病也，大肠为传导之官，病则其气反逆，是以腹中常鸣，气上冲胸。张云：《九针十二原篇》曰：肓之原出于脖胦，即任脉之下，气海也。巨虚、上廉、三里皆足阳明经穴。按：《本输篇》曰：大肠属上廉，此以邪在大肠，故当刺巨虚、上廉。若下文之邪在小肠者，则当取巨虚、下廉也。

小肠控睾止**以调之** 《甲乙》："熏肝"下有"肺"字。简按：据下文刺太阴，《甲乙》似是。沈亮宸云：控睾引腰脊，上冲心者，小肠之疝气也。张云：控，引也。睾，阴丸也。小肠连于小腹，若其邪盛，则厥逆自下上冲心肺，熏于肝胃，引于腰脊，下及肓脐睾系之间也，取肓原以散之，散脐腹之结也；刺太阴以予之，补肺经之虚也；取厥阴以下之，泻肝经之实也，取巨虚、下廉以去之，求小肠之所属也。按其所过之经，谓察其邪之所在以调之也。

长太息 志云：胆气欲升，故长太息以伸之。

憺憺 张云：心虚貌。简按：马释为静，误。

呕苦 《甲乙》《千金》："苦"下有"汁"字。

则刺少阳血络 马云：则，当作侧。胆之经络，在肋之后旁，故曰侧。张云：又刺足少阳血络以平其木。《千金》无则字。

闭胆逆 马云：闭者止也。孟子云：陈善闭邪。朱注云：闭，止也。

在上脘则刺止去之 马云：则，侧同。胃脘：上下脘之总名。如在上脘，卧针刺之，当抑而下之，即本经《上膈篇》之所谓气为上膈，故治之者如此。如在下脘，则刺下脘，当散而去之，即《上膈篇》之所谓虫为下膈，故治之者如此。张云：刺抑而下之，谓刺上脘以泻其至高之食气；散而去之，谓温下脘以散其停积之寒滞也。

邪在三焦约止取三里 志云：此邪在膀胱而为病也。三焦下俞，出于委阳，并太阳之正，入络膀胱约下焦，实则闭癃，虚则遗溺，小腹肿痛，不得小便，邪在三焦约也，故当取足太阳之大络。即取大络之委阳，大络经脉也。小络，孙络也。足太阳厥阴之络，交络于跗踝之间，视其结而血者去之。盖肝主疏泄，结在厥阴之络，亦不得小便矣，如小腹肿，上及胃脘，取足三里。《圣济总录》云：《黄帝三部针灸经》言少腹肿痛，不得小便，邪在三焦，病名曰三焦约。营卫不调，风邪入客，则决渎之官，约而不通，所以不得大小便也。刺法取足少阴太阳之经，辅以汤剂，则三焦疏导，清浊判矣，方载枳壳丸等六首。方中多用大黄、牵牛、郁、李之类。简按：本节三焦，即指膀胱。上文列六腑之病，而不及膀胱，知是三焦为膀胱明矣。《千金》云：三焦名中清之腑，别号玉海，水道出，属膀胱是也。详见《素问识·灵兰秘典》注。盖"约"即脾约之"约"，而乔世宁校本《千金》，以"约"字属下句，亦似有理。张云：太阳大络，飞阳穴也。考《甲乙》，委阳，三焦下辅俞也，在足太阳之前，少阳之后云云，此足太阳之别络也，则志注为是。

睹其色，察其目，以知其散复 诸本无目字，但张本有焉。马云：以，为也。《论语》云：视其所以。志云：察其以者，察其所以然之病。简按：张补目字。据《九针十二原》《小针解》，今从之。

一其形 马云：曰一者，肥瘦各相等否。志云：静守其神形。与，俱也。

病将下 张云：下，退也。

诸经实者，病三日已 张云：凡邪气未解者，最忌脉弱无力。如《平人气象论》曰：病在中，脉虚。《玉机真藏论》曰：病在外，脉不实坚者，皆难治。《邪客篇》曰：虚而细者久以持，皆不实之谓也。若病在诸经，而脉实有力者，邪将外达也，故可三日而已矣。

气口候阴，人迎候阳也　张云：气口在手太阴，肺脉也。气口独为五脏主，故以候阴。人迎在头，阳明胃脉也。胃为六腑之大源，故以候阳。

五邪篇第二十

诸本无篇字。马云：内论五脏之邪，故名篇。

上气喘，汗出　志云：上气喘者，肺气逆也。

膺中外腧　马云：云门、中府等穴。

背三节五藏之旁　藏，张本作节。马云：背三节旁之肺俞，及五椎旁之心俞穴。志云：乃肺俞旁之魄户也。简按：《甲乙》作背三椎之旁，乃谓肺俞。《甲乙》为是。原注顀字当作顀[1]，史音顀，音椎可证。

按之快然　张云：觉快爽者，即其真穴。

取之缺盆中以越之　张云：缺盆，足阳明经穴也，手太阴之脉，上出于此，故当取之，以散越肺邪，但忌大深，令人逆息。志云：缺盆中者，手阳明经之扶突，盖从腑以越阴脏之邪。

邪在肝止**时脚肿**　张云：两胁中痛，肝之经也。寒中水乘脾胃也，恶血在内，肝所主也，行善牵掣其关节，肝主筋而邪居之也，肝经自足大趾上行内踝，故时为脚肿。《甲乙》：掣，作瘈。简按：掣纵，又作瘈疭，知二字义同。

取耳间青脉，以去其掣　《甲乙》：掣，作瘈。张云：足少阳经循耳前后，足厥阴主诸筋，而与少阳为表里，故取耳间青脉，可以去掣节。志云：耳间青脉，一名鸡足青。简按：《甲乙》瘈脉，一名资脉，在耳本后，鸡足青络脉，盖谓此穴。

阳气有余，阴气不足　简按：诸注以阴阳分说脾胃，恐非。

阴痹　马云：阴痹者，痛无定所，按之而不可得，即《痹论》之所谓以寒胜者为痛痹也。后世以为白虎历节风，又曰痛风。志云：在外者筋骨为阴，病在

---

① 顀（chuí，陲）：脊椎骨。

阴者名曰痹。阴痹者，病在骨也，按之而不得者，邪在骨髓也。简按：《至真要大论》云：阴痹者按之不得。即是。

肩背颈项痛时眩　马云：此皆膀胱经脉所行，以肾与膀胱为表里也，且时时眩晕，亦兼膀胱与肾邪也。

喜悲　马云：《本神篇》曰：心气虚则悲，然实则亦然。

调之其输也　马云：《邪客篇》曰：少阴心脉也，心者五脏六腑之大主也，精神之所舍也。其脏坚固，邪弗能容也。容之则心伤，心伤则神去，神去则死矣。故诸邪之在心者，皆在心之包络。包络者，心主之脉也，故独无腧焉，其外经病而内不病，故独取其经于掌后锐骨之端。

寒热病篇第二十一

诸本无篇字。马云：篇内所谓诸证，不止寒热，然首节所论在寒热，故名篇。但此寒热，主外感言，与疟疠之寒热不同。

不可附席　张云：邪在外，故畏于近席。

鼻槁腊　马云：鼻孔枯腊。腊者，干也。

取三阳之络　马云：当取足太阳膀胱经之络穴，飞扬以泻之，盖太阳为三阳也。

取三阳于下　马云：不言穴者，必俱是络穴。

病无所安止**死不治**　病，《甲乙》作痛。张云：阴腾者必躁，故无所安也。阴伤则液脱，故汗注不休也。齿者骨之余，若齿未槁[①]者，阴气尚充，独为可治，当取足少阴之络穴大钟以刺之。若齿有枯色，则阴气竭矣，其死无疑。近以愚见，则不独在齿，凡爪枯者亦危候也，骨寒而厥者皆然。简按：马以从皮寒热，至骨寒热，为从浅而及深，遂至死之证，恐非也。又考文例：不及脉寒热、筋寒热者，岂其脱漏乎？

骨厥　志云：谓肾脏为病，而肾气厥热也。简按：足少阴之病为骨厥者，《经脉篇》。

骨痹止**补之**　张云：骨痹者，病在阴分也，支节不用而痛。汗注烦心者，亦病在阴分也。真阴不足，则邪气得留于其间，故当取三阴之经，察

---

① 槁：诸本并作"稿"，据文义改。

病所在而补之。按：《五邪篇》曰：邪在肾，则病骨痛阴痹，取之涌泉、昆仑，视见血者尽取之。与此互有发明，所当参阅。简按：举，合也，谓支节尽痛。马云：骨痹已成节，不能举而痛。非也。马又依一本改阴作阳，志仍之，亦非。

身有所伤止关元也 懈惰，《甲乙》作解㑊。马云：身有所伤，出血已多，而伤处中于风寒。此证近于后世之所谓破伤风。或有所坠堕，不必身伤出血也。四肢懈惰，其名曰体惰，当取小腹脐下三结交之穴以刺之。盖本经为任脉，而足阳明胃足太阴脾经之脉，亦结于此，故谓之三结交也，即脐下三寸之关元穴耳。简按：张亦云，破伤风之属，此恐不然。《甲乙》云：关元，足三阴任脉之会，故曰三结交。

厥痹者止补阴经也 张云：厥必起于四肢，厥而兼痹，其气上及于腹者，当取足太阴之络穴公孙，足阳明之络穴丰隆，以腹与四肢，治在脾胃也。然必视其主病者或阴或阳而取之，阳明多实，故宜泻；太阴多虚，故宜补。简按：马至名曰天府为一节，并为治厥痹之穴，恐非。

颈侧之动脉人迎 张云：颈前中行任脉也，二行动脉，即足阳明之人迎穴。

婴筋 张云：《说文》曰：婴，颈饰也，故颈侧之筋曰婴筋。《通评虚实论》：痈疽不知所，刺缨脉。王注云：缨脉亦足阳明脉也，近缨之脉，故曰缨脉。缨，谓冠带也。

扶突 张云：在颈之第三行。

足少阳脉 马云：当作手少阳，观前《本输篇》，第十三节云手少阳也，名曰天牖，六次脉可证。张同。

天牖 张云：在颈之第六行。

天柱 张云：在颈之第七行。

臂太阴 张云：即手太阴也，以上五穴，《本输篇》言之尤详，即所以治下文之病者也。

阳迎头痛 《甲乙》：迎，作逆。张云：迎，逆也。阳邪逆于阳经，而为头痛胸满者，当取之人迎也。简按：张本于楼氏《纲目》，马改阳明，误。

暴瘖气硬 《甲乙》：鞕，作硬。张云：瘖，声痖不能言也。气硬，喉舌强硬也。凡言暴者，皆一时之气逆，非宿病也。马云：硬，当作梗。志云：硬，梗同。简按：今从张注。

暴聋气蒙 张云：经气蒙蔽，而耳目暴有不明者，当取天牖。

暴挛痫眩足不任身 《甲乙》"足"下有"痛欲折"三字。马云：暴挛者，拘挛也。暴痫者，癫痫也。暴眩者，眩晕也。合三证而足不任身，当取天柱。

暴瘅内逆 《甲乙》：瘅，作痹。马云：暴时大热，而在内气逆，乃肝肺两经之火邪相为搏击，以致血溢于鼻口。张云：瘅，热病也。志云：瘅，消瘅。暴瘅，暴渴也。肝脉贯肺，故手太阴之气逆，则肝肺相搏，肺主气而肝主血，气逆于中，则血亦留聚而上溢矣。肺乃水之生原，搏则津液不生而暴瘅矣。皆当取手太阴之天府，以疏其搏逆。夫暴疾，一时之厥证也，此因于气厥，故用数暴字。简按：志：暴渴之解。不可从。

此为大牖五部 《甲乙》作此为胃之大腧五部也。马云：大，当作天。此句总结上文五节，其穴为天牖五部也。曰天牖五部者，举一穴以统五穴耳，犹后世立汤药之方，举一品以概众品也。张云：以天牖居中，统前后上下而言也。志云：牖，窗也，头面之穴窍，如楼阁之大牖，所以通气者也。简按：志注尤牵强。

臂阳明止不恶寒泻之 马云：臂阳明，即手阳明大肠经也，以其脉行于臂，故不称曰手而曰臂也。手阳明之脉，其支者从缺盆，上颈循天鼎、扶突，上贯于颊，入下齿缝中，还出挟口，交人中，左之右，右之左，上挟鼻孔，循和髎、迎香，以交于足阳明，故曰臂阳明。有入颅遍齿者，其名曰大迎，正以大迎出足阳明穴，而手阳明之脉，则入而交之也。齿有痛病谓之龋，故下齿病龋者当取此臂阳明之穴。商阳、二间、三间，皆治痛齿。如恶寒饮者虚也，宜补之；不恶寒饮者实也，宜泻之。张云：颅，音求，颧也。但臂恶寒者多虚，故宜补；不恶寒者多实，故宜泻。简按：马以"臂"字接上句，似是。然以恶寒为恶寒饮，亦未允妥。

足太阳止出鼻外 《甲乙》足作手，一曰取之出鼻外，作一曰取之出眉外，方病之时，盛泻虚补。马云：足太阳膀胱经之脉，亦入颅遍齿，其所入之脉，乃手少阳三焦经之角孙穴。其上齿龋者，正足阳明胃经脉气之所历，取之在鼻与颅前，乃地仓、巨髎等穴也。如正痛之时，其脉必盛，盛则宜泻之，或虚则宜补之，一曰当取之，出于鼻外，即本经之和髎、迎香等穴也。

足阳明止益不足 诸本"不足"下有"反者益其"四字。《甲乙》：其，作甚。张云：其，当作甚。马、志以"其"字接下节，非也。张云：足阳明之脉，有挟鼻入于面者，道出于足少阳之悬颅，其下行者属于口，其上行者对口入系目本，或目或口，凡有过者，皆可取之。然必察其有余不足，以施补泻。若反用之，病必益甚。简按：志云：足阳明当作手太阳。非也。对口盖指玉枕下边而言，脑疽有对口发之称，可以见耳。

足太阳止**盛则瞑目**　马云：此言头目痛者，当取玉枕。而又言睛明为阴阳二跷之所交，乃寤寐之所以分病也。足太阳膀胱经，有通项入于脑者，名曰玉枕。开督脉一寸半、脑户枕骨上入发际二寸。此正属于目之根，两眼中之系，皆系于此，故名之曰眼系。凡苦头痛，或苦目痛者，皆取之。其脉在项中两筋间，入于脑与阴跷、阳跷相别，实各阴阳诸经交会之所也。又阳跷之脉入于阴，阴跷之脉出于阳，交于目锐眦之睛明穴。阳跷之气盛，则目瞋而不得闭；阴跷之气盛，则目瞑而不得开也。张云：按《脉度篇》：言跷脉属目内眦，合于太阳。下文《热病篇》曰：目中赤痛，从内眦始，取之阴跷。然则此云锐眦者，当作内眦也。志云：目之尖角曰锐，故外内皆名锐眦。简按：志注误。《癫狂篇》云：目眦外决于面者为锐目。张注：本于楼氏《纲目》，今从之。

热厥止**皆留之**　张云：热厥者，阳邪有余，阴气不足也，故当取足太阴而补之，足少阳而泻之。寒厥者，阴邪有余，阳气不足也，故当取足阳明而补之，足少阴而泻之。补者补脾胃二经以实四肢，泻者泻水火二经以泄邪气，然必皆久留其针，则泻者可去，补者乃至矣。此当与《终始篇》义，相参为用。简按：马云：少阳当作少阴，少阴当作少阳，未为得矣。

舌纵涎下　张云：此下三节，皆兼寒热二厥而言也。舌纵不收，及涎下烦闷者，肾阴不足，不能收摄也，故当取足少阴经而补之。

振寒洒洒止**取手太阴**　张云：鼓颔，振寒鼓腮也。凡此诸证，皆阳气不足之候，故当取手太阴肺经而补之。

刺虚者止**刺其来也**　张云：刺其去，追而济之也。刺其来，迎而夺之也。《卫气行篇》，亦有此二句。

春取络脉止**治骨髓**　张云：春夏之取，与前《四时气篇》《水热穴论》皆同。秋取气口者，手太阴肺脉应秋金也。冬取经俞者，经穴通脏气，藏主冬也。络脉浮浅，故治皮肤；分腠有理，故治肌肉。气口者脉之大会，故治筋脉；经输连脏，故治骨髓。按：此言经输者，总言经穴也，非诸经之经穴俞穴，盖《水热穴论》以五输言。故云秋取经俞，冬取井荥，此以内外言。故云络脉治皮肤，经输治骨髓也，当解其意。齐，剂同，药曰药剂，针曰砭剂也。

五脏身有五部止**有痈疽者死**　简按：五脏在内，而关系于身者有五部。

其一在伏兔；在膝上六寸，起肉间，足阳明胃经之要害也。其二在腓腨；即小腿肚也，足太阳、少阴及三焦下腧之所系者。腓，音肥，腨音篆。其三在背，背之中行曰督脉，而背旁四行，皆足太阳膀胱经穴，脏气所系之要害也；其四在五脏之俞；肺俞三椎旁，心俞五椎旁，肝俞九椎旁，脾俞十一椎旁，肾俞十四椎旁，各开中行一寸半。其五在项，亦系督脉，统诸阳之纲领也。凡上五部，皆要害之所，忌生痈疽，生者多死。以上系马、张二注节录。汪云：按阳毒起发者尚可治，若阴毒不起者，断难治也。刘氏《玉机微义》云：大抵所言地分，皆脉络所会，内系腑脏，然患者得而早言，医者审证按法治之，则皆为不死矣。

介按：痈之与疽，截然两途。阳症为痈，阴症为疽，治法迥殊。若以痈疽连称，未免贻害。惟王洪绪之《全生集》，分辨甚明，可参考焉。至于此条，原注是系阴疽，其一即伏兔疽，其二为腓腨发，其三是发背，其四是脾发疽、肾俞发之类，其五即天柱疽之类也。

病始手臂止**止之于阴**　简按：《甲乙》此一节，载伤寒热病中。又从病始手臂，至取足阳明而汗出，见《素·刺热篇》。马、张以为承上文刺痈疽法，误也。张云：臂，太阴肺经也。足，阳明胃经也。按：《热病篇》曰：脉顺可汗者，取之鱼际、太渊、大都、太白，泻之则热去，补之则汗出。按以上四穴，皆手足太阴经之荥输。此言臂太阴者，即鱼际、太渊二穴，然则足阳明者，亦当取之荥输，则内庭、陷谷是也。补太阴而汗出甚者，阴之胜也，当补阳明，可以止之；泻太阴而汗出甚者，阳之胜也，当泻阳明，可以止之。盖以阴阳平而汗自止也，取阳而汗出甚者，其止法亦然。

凡刺之害止**生为痈疽也**　此一节，见《九针十二原篇》。

癫狂篇第二十二

诸本无篇字。

目眦止**下为内眦**　马云：眦，眼角也。目眦外决于面者为锐眦，俗云外眼角。在内近鼻者为内眦，俗云内眼角。眼之上胞属于外眦，眼之下胞属于内眦也。志云：太阳为目上纲，阳明为目下纲。上为外眦，下为内眦者，乃太阳阳明之气，主于上下之目眦也。简按：此节与癫狂不相涉，必是古经残文。

癫疾始生止**阳明太阴**　张云：先不乐，神志将乱也。头重痛，视举目赤，厥气上行也，甚作极已而烦心，躁急不宁也，此皆癫疾将作之兆。颜，天庭也，候之于颜，邪色必见于此也。当取手太阳支正、小海，手阳明偏历、温溜，手太阴太渊、列缺等穴，泻去邪血，必待其血色变而后止针也。《甲乙》："视"上有"直"字。

血甚作极已而烦心 诸本作血变而止，癫疾始作，当改。

引口啼呼止**血变而止** 张云：引口者，牵引歪斜也，或为啼呼，或为喘悸，当候于手阳明太阳二经，察病所在而刺之，穴如前。强，坚强也。左右牵引，病多在络，故左强者当攻右，右强者当攻左，必候其血变而止，此缪刺之法也。

足太阳阳明太阴太阳 诸本"阴"下有"手"字。下太阳，吴本作手太阴，非。张云：足太阳之委阳、飞阳、仆参、金门，足阳明三里、解溪，足太阴隐白、公孙等穴皆主之，手阳明经穴同前。

置其血于瓠壶之中止**骶骨也** 志云：瓠壶，葫芦也。致其血于壶中，发时而血独动者，气相感召也。如厥气搏于手太阴太阳，则血于壶中独动，感天气太阳之运动也。不动者，病入于地水之中，故当灸骶骨二十壮。经云：陷下则灸之，此疾陷于足太阳太阴，故当灸足太阳之骶骨。马云：骶骨穴名长强。

顑齿诸腧分肉止**不治** 《甲乙》：顑，作颔。居，作倨。马云：顑，苦感切，旧释以为饥黄起行。今此篇与《杂病篇》有曰顑痛当有定所，想颔与顑可通用。屈原赋《离骚》云：长顑颔亦何伤，又可总称。张云：顑之释义云饥而面黄色，乃与经旨不相合。《动输篇》言：自脑出顑下客主人，则此当在脑之下，鬓之前，客主人之上，其即鬓骨之上，两太阳之间为顑也。骨癫疾者，病深在骨也，其顑齿诸穴分肉之间，皆邪气壅闭，故为胀满。形则尪[1]赢，唯骨独居，汗出于外，烦闷于内，已为危证。若呕多沃沫，气泄于下者，尤为脾肾俱败，必不可治。志云：顑，叶坎，面也，分肉溪谷也。溪谷属骨，骨居者，骨肉不相亲也。简按：顑，马与《甲乙》符，为是。《考工记》：矩之直者为倨，骨倨即强直之义。当从《甲乙》。

身倦挛急大 《甲乙》作身卷挛急脉大。简按：马、张并云，其脉急大，《甲乙》为是。

暴仆止**不治** 张云：暴仆，猝倒也。纵，弛纵也。治此者，如脉胀满，则尽刺之以出其血。如脉不满，则灸足太阳经，挟项之天柱、大杼穴。又

---

① 尪（wāng，王）：脚跛或胸背弯曲等。

灸足少阳经之带脉穴，此穴相去于腰计三寸许。诸分肉，本输谓诸经分肉之间，及四肢之输，凡胀纵之所，皆当取也。王氏《证治准绳》云：气下泄，则自肾间正气虚脱于下，故死。癫发如狂者，由心之阳不胜阴气之逆，神明散乱，阳气暴绝，故如狂，犹灯将灭而明也。

狂始生止**阳明** 《甲乙》："始"上有"之"字，苦怒作善怒。张云：神不足则悲，魂伤则狂妄不精，志伤则喜忘其前言，肝乘脾则苦怒，血不足则善恐，皆得之忧而且饥，致伤脏气也。取手太阴之太渊、列缺，手阳明之偏历、温溜，足太阴之隐白、公孙，足阳明之三里、解溪等穴，并可治之，必候其血色变而止针也。

狂始发 马云：上节言始生，而此曰始发，则病已成而发也。

舌下少阴 张云：手阳明太阳太阴经穴，俱如前。舌下者，任脉之廉泉也。少阴者，心经之神门、少冲也。简按：手太阳上文不言取之，张偶误耳。舌下少阴，盖谓足少阴廉泉穴。

不盛释之也 《甲乙》："盛"下有"者"字。马云：如不盛，则释之而不取也。张云：当释之无论也。

狂言惊 《甲乙》：言，作喜。是。

少气之所生也 张云：气衰则神怯，所以妄见妄闻而惊呼也。

两颧 《甲乙》：颧，作额。简按：诸家不注经穴。

狂者多食止**不发于外者** 张云：多食见鬼，善暗笑者，以大善伤神所致。《难经》曰：脱阳者见鬼，脱阴者目盲也。志云：不发于外者，冷笑而无声也，心气虚故冷笑，心气实则大笑矣。

未应如此者 张云：谓狂病新起，未有如上文五节之见证也。

曲泉 简按：此穴属厥阴肝经，见《本输篇》。而《甲乙》诸书，未有言及动脉者。唯《外台》云：横向胫二寸，当脉中是也。

以法取之 马云：如前置血于瓠①之中，而验之也。张云：如不已，则当照前五节求法以取之。

灸骨骶二十壮 《甲乙》作灸骶骨二十壮。骶骨者，尾屈也。志云：骶骨乃督脉之所循，督脉与肝脉会于头项，故灸骨骶，引厥阴之脉气，复从下散也。

风逆止**取井经也** 张云：风感于外，厥气内逆，是为风逆。身漯漯，皮

---

① 瓠（hù，葫）：葫芦，或用短颈大腹的老熟葫芦制作的盛器。

毛寒栗也。唏然，时寒气咽，抽息而噤也。饥则烦，饱则变动不宁，风邪逆于内也。手太阴表里，肺与大肠也。足少阴，肾也。足阳明，胃也。清，寒冷也。取荥、取井、取经，即指四经诸穴为言。漯，音磊。唏，音希。志云：风淫未疾，故暴肿。四肢漯漯，寒湿也。唏然，寒兢貌，乃风动水寒之气，而见此证也。简按：漯漯盖滀漯之义，水攒聚貌，见木华《海赋》，此状四肢暴肿也。张注《杂病篇》：唇漯漯然，云肿起貌是也，下文身漯漯亦同。唏，盖唏嘘之唏，唏嘘又惧貌，故状寒栗也。

足暴清止**温则泻之** 《甲乙》：烦，作膜，无小字。诸本缓作暖，当改。张云：足暴清，暴冷也，胸若将裂，肠若刀切，懊憹[1]痛楚也。烦不能食，气逆于中也，脉大小皆涩，邪逆于经也。如身体温暖，则当取足少阴以泻之；身体清冷，则当取足阳明以补之。按：足少阴则涌泉、然谷，足阳明则厉兑、内庭、解溪、丰隆，皆主厥逆。简按：胸若将裂，肠若将以刀切之，乃膜胀之甚故也。《甲乙》为是。

下胸二胁止**立快者是也** 《甲乙》：二胁，作三肋间，"动手"间有"应"字。张云：下胸二胁，谓胸之下左右二胁之间也。盖即足厥阴之章门、期门，令病人咳，其脉动而应手者，是其穴也。又当取之背腧，以手按之，其病立快者，乃其当刺之处，盖足太阳经，肺腧、膈腧之间也。志云：胸下二胁，乃手太阴中府、云门之动脉处。简按：胸下二字，若以为中府、云门，则不稳当焉。

内闭不得溲止**以长针** 张云：此下四节，皆言厥逆兼证也。内闭不得溲者，病在水脏，故当刺足少阴经之涌泉、筑宾，足太阳经之委阳、飞扬、仆参、金门等穴。骶上即督脉尾骶骨之上，穴名长强，刺以长针，第八针也。

气逆止**动者之经也** 张云：太阴脾经，取隐白、公孙；阳明胃经，取三里、解溪；厥阴肝经，取章门、期门，甚则兼少阴、阳明而取之。动者之经，谓察其所病之经而刺之。以上二节，《甲乙》载《三焦约内闭发不得大小便》篇中。

少气身漯漯也止**补足少阴** 马云：身漯漯然而无所拘束，言吸吸然而无所接续。张云：身漯漯，寒栗也。言吸吸，气怯也。此皆精虚不能化气，故当补足少阴肾经。志云：气不呴[2]则体重。

---

① 憹：烦乱，《集韵》："心乱也。"校本并作"懹"。
② 呴（xǔ，嘘）：慢慢呼气。《玉篇》："嘘吹之也"。

短气止**去血络也** 志云：短气者，气上而短，故息短而不能连属。若有动作，则气更消索矣。张云：此亦气虚也，故宜补肾。但察有血络，则当去之。按此二节，皆属气虚，不补手太阴而补足少阴者，阳根于阴，气化于精也，治必求本，于此可见，用针用药，其道皆然。简按：以上六节，马、志并为指癫狂而言，非也。风逆以下三节，张以为厥逆之兼证，然以《甲乙》推之，各章异义，亦不必癫狂厥逆也。

热病篇第二十三

诸本无篇字。马云：篇内所言诸病不一，然论热病更多，故名篇。

偏枯止**乃可复也** 志云：经曰虚邪偏客于身半，其入深，内居荣卫，荣卫稍衰，故真气去，邪气独留，故为偏枯。按：出《刺节真邪论》。是风寒之邪，偏中于形身，则身偏不用而痛。夫心主言，肾藏志，言不变，志不乱。此病在于分腠之间，而不伤于内也，以巨针取之，益其正气之不足，损其邪气之有余，而偏伤之正气，乃可复也。巨针，大针也，取大气不出关节，大气虚风也，巨针取之。《千金》作温卧取汗。

痱之为病也止**不可治也** 简按：据巢《源》《外台》，"痛"下衍"者"字。张云：痱，亦风寒属，犹言废也。上节言身偏不用而痛，此言身不知痛，而四肢不收，是偏枯痱病之辨也。智乱不甚，其言微有知者，神气未为全去，犹可治也，神失则无能为矣。《圣济总录》云：字书谓病痱而废，肉非其肉者，以身体无痛，四肢不收，而无所用也。楼氏《纲目》云：上《内经》论中风之浅深也，其偏枯，身偏痛，而言不变，志不乱者，邪在分腠之间，即仲景、东垣所谓邪中腑是也。痱病无痛，手足不收，而言喑志乱者，邪入于里，即仲景、东垣所谓邪中脏是也。痱，废也，痱即偏枯之邪气深者。痱与偏枯是二疾，以其半身无气荣运，故名偏枯，以其手足废而不收，或名痱，或偏废，或全废，皆曰痱也。楼又云：中风，世俗之称也。其症卒然仆倒、口眼㖞斜、半身不遂，或舌强不言、唇吻不收是也。然名各有不同，其卒然仆倒者，经称为击仆，世又称为中乃，初中风时如此也。其口眼㖞斜、半身不遂者，经称为偏枯，世又称为左瘫右痪，及腲腿风，乃中倒后之证，邪之浅者，如此也。其舌强不言、唇吻不收者，经称为痱病，世又称为风懿，风气亦中倒后之症，邪之深者如此也。

病先起于阳止**浮而取之** 《甲乙》：净而取之，作必审其气之净沉而取之。张云：**此治必先其本也**。病先起于阳分，故当先刺其表，浮而取之，而后取其阴。此下不言先起于阴者，然病始于阴，直中脏也。多不可治，故不复言之。

介按：吴鞠通曰：实其阴以补其不足，此一句实治温热之吃紧大纲。盖热病未有不耗阴者，其耗之未尽则生，尽则阳无留恋，必脱而死也。而叶子雨谓吴注颇明析，治温暑，保津液，固为第一义，知泻其阳之有余，即所以补其阴之不足，则进乎道矣。

热病三日止**以补其不足者**　张云：此下所言热病，即伤寒时疫也。热病三日，邪犹居表。若气口静而人迎躁者，正病在三阳，而未入阴分，故当取诸阳经，为五十九刺，以泻阳邪之实，仍补三阴之不足也。

身热甚止**有死征也**　张云：身热甚而阴阳之脉皆静者，阳证得脉阴也，故不宜刺。若察其可刺者，当急取之，虽不汗出，则邪亦从而泄矣。此言勿刺者，以其脉证相反，有死征也。下文皆然。

脉口动喘而短止**浅刺手大指间**　《甲乙》：短，作眩。张从一本作弦。马云：其脉口之脉甚动，证则喘而短气，当急取手太阴肺经之少商。张云：热病七八日，邪必深至阴分，故脉口之脉当动，疾如喘而且弦。志云：按《素问》有喘脉，喘而短者，谓脉之喘动于寸口，而不及于尺，故知其可汗解也。王师曰：喘者喘滑如珠也。简按：据下文喘且复热，又喘甚者死，及《甲乙》喘即证而非脉也。

脉微小止**一日死**　张云：脉微小者，正气虚也；溲血口中干者，伤其阴也，皆为死证。若脉来变乱失常，是为代脉，其死尤促。

热病已得汗出止**喘甚者死**　《甲乙》：勿刺肤，作勿庸刺。张云：热病已得汗，邪当退矣。若脉尚躁，气尚喘，身复热者，是谓不为汗衰，乃反证也。故勿刺其肤，刺而重伤其气，若喘甚者，则必死也。

躁不散数止**勿腠刺之**　《甲乙》：腠刺之，作庸刺。巢《源》同。马云：脉虽不躁，然亦不散且带数，是邪尚未退，当再过三日之中，宜有汗出而愈。若不汗出，乃正气衰而不能为汗。至于四日当死也，且未曾汗出，勿刺其肤腠，刺之无益也。张云：脉犹不躁，则阴之类也。即有躁意，而力不散大，至不数疾，皆正气衰微，不能鼓动，亦阴之类也，必且未能解散，故当再俟三日，庶得有汗。若三日不汗，又逾四日，则病在旬日外矣，阴阳不应期，当死也。志云：热病七八日，脉不躁者，外已解也。脉即躁而不散数，此邪热虽未去，而正气不伤，后三日乃再经之十一日，此复传于里阴，必得阴液之汗而解。故未曾汗者，勿腠刺之，当取汗于阴也。若三日不汗，乃阳热盛而阴气已绝，故至四日而死。简按：三说未知孰是，志注似允当。

窒鼻充面止五十九　《甲乙》"九"下有"刺"字，下并同。马云：肺属金，其合在皮。今热病之始，肤痛鼻塞，而亦充然而浮，乃病在于皮也。当取之皮以泻之，所谓刺皮无伤肉之义也，用第一针，名镵针者，以刺五十九穴之皮。

苛轸鼻止火者心也　《甲乙》：苛轸鼻，作苛鼻干。注：《灵枢》作诊鼻干。马云：轸，当作疹，《海篇》有此字。身体苛重，鼻上生疹，皆皮病也，此其求之于皮，即所以求之于肺也。如刺之而病不得退，则当求之于火。所谓火者心也，补其心经，以致火旺则金衰，肺热自可退耳。张云：苛，深也。轸，车上前后两端横木也。言鼻窒之甚，内外不通，亦犹轸之横塞也。简按：苛轸谓小疹也。苛，疥也，本小草之谓，故假为疥之义。《礼记》：疾痛苛养。《素问》：苛疾，肉苛，义并同。轸，本作胗，见《释名》。又作疹，《病源》多用轸字，乃瘾疹之疹也。张注尤误。

身涩倚止水者肾也　《甲乙》：倚，作烦。悗，作闷，干唇口嗌，作唇嗌干。马、张志：取之皮，作取之脉是也。马云：其身涩滞，倚着而热，心则烦闷，唇口与嗌皆干，乃病在于脉也。当取之脉以泻之，所谓刺脉无伤皮也，用第一针名曰镵针者，以刺五十九穴之脉。正以肤胀、口干、冷汗出，皆脉病也，此其求之于脉，即所以求之于心也。如刺之而病不得退，则当求之于水。所谓水者肾也，补其肾经，致水旺则火衰，心热自可退耳。张云：涩，燥涩也。倚，身无力也。简按：涩倚未详其义。《千金》有伤寒勑涩语，巢《源》作勑嗇，亦不知何谓。

热病嗌干止水者肝也　《甲乙》：目眦青，作目眦赤。马云：热病而嗌干故多饮，且善惊悸，四肢懈倦，卧不能起，乃病在于肉也。当取之肤肉以泻之，所谓刺肉无伤筋也，用第六针名曰圆利针者，以刺五十九穴之肉，正以目眦色青，乃木来克土，主肉病也，此其求之于肉，即所以求之于脾也。如刺之而病不得退，则当求之于木。所谓木者肝也，补其肝木，以致木旺则土衰，脾热自可退耳。志云：此当以第四针取肤肉。

面青脑痛止金者肺也　《甲乙》：面青脑，作而胸胁，第四针下更有针字。张云：热病面青，肝色见也。脑痛，厥阴肝经与督脉会于巅也。手足躁者，肝之荣在爪，木病在四末也，皆肝经之病。故当取之筋结之间，用第四针曰锋针者，以泻其四逆等证。四逆者，肝邪盛而四肢厥也；筋躄者，足不能行也；目浸者，泪出不收也。皆为肝病，肝属木，其合在筋，故但求之于筋，即所以求于肝也。若求肝不得其效，则当求之于金。金者肺也，补肺之气，则金能胜木，而肝热可平矣。简按：手足躁，其义未详。马云：以脾主四肢，而肝热有余，四肢热也。志云：肝主筋，诸筋皆起于四肢之指井并经，而循于形身，故手足为之躁扰。志注稍通。

数惊止**木者肾也**　志云：心病热，故数惊。本经曰：心脉急甚为瘈疭，心气实则狂也，当取之脉，以第四针急泻其血络之有余者。癫疾，脉癫疾也。发者，血之余。若癫疾而毛发去，当索血于心，不得索之水。水者，肾也，取肾水之气以胜制其心火。

身重止**土者脾也**　《甲乙》：耳青，作耳青赤。志云：肾为生气之原，热伤气，故身重。肾主骨，故骨痛也。骨开窍于耳，肾气逆，故耳聋。病在少阴，故欲寐也。当取之骨，以第四针为五十九刺之法以刺骨。若病而不欲食者，肾气实也。经曰：肾是动，病饥不欲食。齧[1]齿者，热盛而咬牙也。齿者骨之余，耳者肾之窍，若齧齿耳青，当索骨于肾，不得索之土。土者脾也，取脾土之气，以胜制其水焉。夫五脏者，形藏也。五行者，五脏之气也。病气出于外，合之皮肉筋骨，故先治其外。不得，故复内索于五脏五行之气焉。简按："刺"字下句。

热病不知所痛止**死不可治**　《甲乙》：痛，作病。张云：凡热病有痛而不得其所，耳聋寂无所闻，体重不能收持，口液干涸。值阳胜之时则热甚，阴胜之时颇有寒者，此以邪居阴分，热深在髓，乃死证之。简按：阴阳，马以为阴经阳经，志以为内外，并非。

颢颥目瘈脉痛止**寒热痔**　《甲乙》无"瘈"字，痛，作紧痔。下注云：一作痛，《脉经》作病。张云：颢颥即足少阳脑空穴，一曰鬓骨也。按：见《广韵》，又《集韵》，耳前动也。目瘈脉痛，目脉抽掣而痛也。衄，鼻血也。厥，热病，热逆于上也，取以第三针镵针也。视有余不足，察所病之经脉虚实而为补泻也。寒热痔三字，于上下文义不相续，似为衍文。

热病体重止**得气也**　《甲乙》：胳，作络。马云：胳，音各。《释文》云：腋下也，胃之经脉，与腋下无着，疑当作络。张云：脾主肌肉四肢，邪在脾故体重，大肠小肠皆属于胃，邪在胃则肠中热。故当用第四针曰锋针者，取脾胃二经之腧，曰太白、曰陷谷也，及下诸指间者，谓在足诸腧也。下文曰

---

① 齧（niè，啮）：缺口，物体上缺掉一块而形成的空隙。《淮南子·人间》高诱注："齧，缺也。"

五指间各一，凡八痏，足亦如是者，其义即此。索气于胃胳得气者，阳明之络曰丰隆，别走太阴，故取此可以得脾气。胳，当作络。

热病挟脐急止**针嗌里** 张云：挟脐急痛，足少阴肾经取行也。胸胁满，足太阴脾经取行也。故在少阴则取涌泉，在太阴则取阴陵泉，用第四针曰锋针者刺之。针嗌里者，以少阴太阴之脉，俱上络咽嗌，即下文所谓廉泉也。

热病而汗且出止**以止之** 张云：热病阳气外达，脉躁盛者，汗且出也。阳证得阳脉者，脉之顺也，皆为可汗。当取手太阴之鱼际、太渊，足太阴之大都、太白，泻之则热可去，补之则汗可出也。若汗出太甚，则当取内踝上横脉，即脾经之三阴交也，泻之则汗自止矣。上三节所言胃胳、涌泉、阴陵泉、鱼际、太渊、大都、内踝、上横脉，凡十四穴，皆不在下文五十九穴之数内者，故特表见于此也。

热病已得汗止**脉静者生** 张云：热病已得汗，则邪当退，脉当静矣。如汗后脉尚躁盛者，孤阳不敛也，此以阴脉之虚极，有阳无阴耳。乃为逆证。若汗后即脉静者，邪去正复也，乃为顺证。得逆者死，得顺者生。

热病者脉尚盛躁止**静者生** 《甲乙》《外台》引《九卷》：尚，作常，"静"上有"而脉"二字。张云：热病脉尚躁盛者，必当邪解汗出也。若脉虽盛而汗不得出，以阳脉之亢极，而阴虚不能外达也，故死。若得汗而静，则为顺证，故生。按：此二节，一曰阴极，一曰阳极，义若有二。然脉之躁盛者，皆阳胜之候也。汗者液之所化，其发在阳，其原在阴也。若既得汗而脉犹躁盛者，以阳无所归，由阴虚也。脉躁盛而汗不得出者，以阴竭于中，亦阴虚也。故脉之盛与不盛，当责其阳；汗之出与不出，当责之阴。观《本神篇》曰：阴虚则无气，无气则死矣。其所重者，正此阴字。阴为生气之本，无根则气脱，故必死也。简按：张注虽如此，然以理推之。前节阴脉之极胃亡阳，阴寒之极，反见躁盛之脉；本节阳脉之极谓亡阴，阳热之极，尚见盛躁之脉，盖二证有冰炭之别矣。

热病不可刺者有九 《甲乙》及《外台》引《九卷》，作热病死候有九。《外台》注《太素》云：不可刺者九。

一曰止**哕者死** 《甲乙》注《太素》云：汗不出，大颧发赤者，必不反而死。《外台》引《九卷》作汗不出，大灌发者死。注《太素》云：汗不出大灌发赤，哕者死。张云：汗不得出，阴无力也。大灌发赤，谓之戴阳。面戴阳者，阴不足也。哕者，邪犯阳明，胃虚甚也，本原亏极，难乎免矣。

二曰 《外台》注：甚，一作黄。张云：以邪伤太阴，脾气败也，故死。

三曰 张云：五脏六腑之精气，皆上注于目而为之精。目不明者，脏腑之精气竭也。热不已者，表里之阴气竭也，故死。

四曰 张云：邪伤脾脏也，老人婴儿，尤以脾气为本，故犯之者死。志云：夫老人者，外内之血气已衰；婴儿者，表里之阴阳未足；腹满者，热逆于中，不得从外内散也。

五曰 张云：汗不出者，阴之亏也。再或呕而下血，阴伤尤甚。

六曰 张云：心、肝、脾、肾之脉，皆系于舌本。舌本烂，加之热不已者，三阴俱损也，故不免于死。

七曰 张云：邪在肺经，动阴血也。汗不出或出，不至足，尤为真阴溃竭，故死。

八曰 张云：髓者至阴之精，骨之充也。邪入最深，乃为髓热，肾气败竭，故死。简按：热在髓，见前。

九曰止**齿噤龂也** 《甲乙》"腰"下有"反"字，《外台》同。张云：痓，风强病也。凡脊背反张曰腰折，肢体抽掣曰瘛疭，牙关不开曰噤，切齿曰龂，即皆痓之谓也。此以热极生风，大伤阴血而然，既然且痓，乃为死证。痓，音敬。瘛，翅寄系三音。疭音纵。

凡此九者，不可刺也 张云：刺之无益，必反招嫌。

介按：吴鞠通曰：此节历叙热病之死征，以禁人之刺，为刺则必死也。然刺固不可，亦有可药而愈者，盖刺法能泄能通，开热邪之闭结最速。至于益阴以存津，实刺法之所短，而汤药之所长也。

两手外内侧各三 张云：两手外内侧，即太阳之少泽，少阳之关冲，阳明之商阳也；三阴俱在内侧，即太阴之少商，厥阴之中冲，少阴之少冲也，左右共十二穴。痏，刺疮也，有刺必有痏，故即以痏为数。

五指间止**足亦如是** 张云：五指间者，总言手五指也。各一者本节之后，各一穴也。观上文第十五节云：取之于其腧及下诸指间，正谓此也。盖诸经腧穴，皆在指之本节后，如手经则太阳之后溪、少阳之中渚、阳明之三间，独少阴之在本节后者，则少府之荥也。手之六经，惟太阴、厥阴则本节后俱无穴，故左右四经。凡八痏也，其在足经之腧，则太阳曰束骨、少阳曰临泣、阳明曰陷谷、太阴曰太白，皆在本节之后。其少阴之脉，不行于指；厥阴之脉，则本节后亦无穴，左右四经，止共八穴，故曰足亦如是。

头入发止**凡六痏** 《甲乙》"发"下有"际"字。注：《灵枢》无"分"字。马云：此分字作去声，犹言三处也，若平声则三分旁无穴。张云：头入发一寸，即督脉上星之次，其旁穴分而为三，则足太阳之五处、承光、通天也。左右各三，故凡六痏。

更入发止**凡十痏** 张云：更入发者，自上星之次向后也。三寸边五者，去中行三寸许，两边各五也，即足少阳之临泣、目窗、正营、承灵、脑空，左右二行，凡十痏。

耳前后止**凡六痏** 《甲乙》：口下注：《灵枢》作以下。张云：耳前者，听会也；耳后者，完骨也，俱足少阳经穴各二。口下者，任脉之承浆也，一穴。项中者，督脉之瘖门也，一穴。共凡六痏。

巅上一 张云：百会也，督脉穴。

发际一 张云：前发际，神庭也；后发际，风府也，俱督脉穴，凡二痏。按：本篇所载者，热病五十九俞也。《水热穴论》所载者，亦热病五十九俞也。考二篇之异同，则惟百会、囟会、五处、承光、通天、临泣、目窗、正营、承灵、脑空等十八穴相合，其余皆异。然观本篇所言者，多在四肢，盖以泻热之本也。《水热穴论》所言者，多随邪之所在，盖以泻热之标也。义自不同，各有取用。且本经《灵枢》在前，《素问》在后，后者所以补前之略耳。故皆谓之热病五十九俞，非谬异也。今总计二篇之数，再加以上文所言，胃脘、涌泉等穴，原不在五十九数之内者，凡十四穴，仍除去重复十八穴，则总得一百一十四穴，皆热俞也，均不可废。凡刺热者，当总求二篇之义，各随其宜而取用之，庶乎尽刺热之善矣。简按：《甲乙》载本经及《水热穴论》五十九俞云：按二经虽不同，皆泻热之要穴也，乃与张之意符矣。马云：彼之五十九穴，所以刺水病，而此则刺热病，病有不同，故穴因以异。成无己注《伤寒论》，乃两入之，盖不考诸穴所在耳。考《水热穴论》，水俞五十七穴，热俞五十九穴，极为分明，不知马何因而有此说，成氏非失考也。

气满胸中止**气下乃正** 韭，道藏本、元本、赵藏本、张本：作薤。溜，诸本作留，当改。马云：此以下七节，另言杂证，与上热病无涉，而此一节，则言气证者之有刺法也。凡气满于胸中，而其息喘促者，呼吸为息则病在上者取之下，当刺足太阴脾经之隐白穴，候其气下不喘，乃止针也。张云：内寒者气至迟，故宜久留其针；内热者气至速，故宜疾去其针。志注《本输篇》云：上古如韭叶，今时如大米许。

心疝止**去其血络** 张云：心疝者，如《脉要精微论》曰：诊得心脉而急，病名心疝，少腹当有形也。取足太阴厥阴，尽刺去其血络者，以二经皆聚于少腹，去其络血，即所以散其邪也。

喉痹舌卷止**如韭菜** 《甲乙》作臂表痛。注：《灵枢》及《太素》作臂内廉痛。马云：《阴阳别论》曰：一阴一阳结，谓之喉痹，则喉痹明系手厥阴心包络、手少阳三焦经也。其病舌卷而短，口中作干，心烦且痛，臂之内廉亦痛，不能举之以上及于头。当取手小指之次指，即第四指也，系手少阳三焦经，其穴在次指之端，名关冲，去爪甲如韭叶者是也。

目中赤痛止**取之阴跷** 张云：阴跷之脉，属于目内眦，足少阴之照海，即阴跷之所生也，故当刺之。

风痉止**取三里** 张云：痉，强直也，身反折，反张向后也，此风证之在膀胱经者，故当取足太阳经穴。腘中，委中穴也。血络，浮浅之络也，皆当刺出其血。若中气有寒，仍当取足阳明之三里，温补胃气，而风寒可除也。

癃取之阴跷止**出血** 《甲乙》：癃，作痉。马云：膀胱不利为癃，谓小便不通也。膀胱与肾为表里，当取肾经之照海穴以刺之，乃阴跷脉气所发也。及肝经之大敦穴，在足大趾外侧之三毛上。及二经之有血络者，皆取之出血。李东垣曰：肾主闭藏，肝主疏泄，则取之两经也宜矣。张云：肾与膀胱为表里，肝经行于少腹，故当取此二经。

男子如蛊止**尽见血也** 怛，《甲乙》作阻。马云：怛，秦吕切，又子衔功。《玉篇》云：骄也。但义不甚通，疑当作疸。男子有胀病，如犯蛊毒相似。女子有郁病，如成疽疾相似。其身体腰脊俱如解分，不相连属，又不欲饮食，此病在上者当取之下，宜先取肾经涌泉穴以见血，又视足而之为跗上者，其血络盛处，尽取之以见血，盖指足阳明胃经也。张云：怛当作胎。如蛊与马同如胎，无是病而形相似也。志云：怛当作阻，女子如阻者，如月经之阻隔也；男子无月事之留阻，故曰如蛊。简按：《玉机真藏论》云：脾传之肾，病名曰疝瘕。少腹冤热而痛出白，一名曰蛊。盖男子如蛊谓如疝瘕而非疝瘕也。怛，作阻为是，阻即妊娠阻病，谓其证如恶阻而非恶怛也，此乃肾胃二经之病，故刺涌泉及跗上以见血耳。

卷　四

厥病篇第二十四

诸本无篇字。马云：篇内所论，不只厥病。然首节有厥头痛、厥心痛等病，故名篇。然此厥之为义，乃气逆而以此连彼之谓，实与《素问》之厥论不同。

厥头痛止太阴　张云：厥，逆也。邪逆于经，上干头脑而为痛者，曰厥头痛也。下仿此。足阳明之脉，上行于面，其悍气上冲头者，循眼系入络脑，足太阴支者注心中，故以头痛而兼面肿烦心者，当取足之阳明太阴也。

头脉痛止调足厥阴　张云：头脉痛者，痛在皮肉血脉之间也，心悲善泣者，气逆在肝也。故当先视头脉之动而盛者，刺去其血，以泄其邪，然后取足厥阴肝经而调补之，以肝脉会于巅也。

贞贞头重而痛止取足少阴　《甲乙》：贞贞，作员员。张云：贞贞，坚固貌，其痛不移也。头上五行，行五即前篇五十九俞之穴。所以散诸阳之热逆也，先取手少阴心经，泻南方以去火也，后取足少阴肾经，补北方以壮水也。简按：《刺热篇》：头痛员员。知贞贞字讹，《甲乙》为是。志注：员员，周转也。

介按：员员头重而痛，即头痛而眩晕也。盖以脑为髓海，其髓由肾系贯脊，通于脊髓，肾精足，则入脊化髓，上循入脑，而为脑髓。兹以肾精不足，未能化髓，上循于脑，而为眩晕，故宜取足少阴即虚则补之之义。

意善忘止取足太阴　《甲乙》：意，作噫。注：《九墟》作意，太阴作太阳。张云：脾藏意，意伤则善忘。阳邪在头而无定所，则按之不得，故当先取头面左右动脉，以泄其邪，后取足太阴经，以补脾气也。莫雲从云，头面左右之动脉，足阳明之脉也。

脉涌有热止后取足少阳　《甲乙》：脉涌有热，作脉骨先热。张云：耳之前后，足少阳经也。其脉涌而热者，当泻出热血，仍取本经之穴。

真头痛止死不治 张云：头痛有二，上文言厥头痛者可治，此言真头痛者不可治。盖头为诸阳之会，四肢为诸阳之本。若头痛甚而遍尽于脑，手足寒至节者，以元阳败竭，阴邪直中髓海，故最为凶兆。《六十难》云：手三阳之脉受风寒，伏留而不去者，则名厥头痛；入连在脑者，名真头痛。

若肉伤痛未已，可则刺 《甲乙》：肉，作内。则，作即。"刺"下有"之"字。马云：可取针以侧刺其头痛之处。志云：有所击堕，恶血在于内。若肉伤痛未已，则可在此痛处而刺之，不可远取之俞也。简按：则，马读为侧，然《甲乙》作即，则志注为是。

人痹为恶，日作者 《甲乙》："日"上有"风"字。张云：痹之甚者谓之大痹，其证则风寒湿三气杂至，合成恶患，令人头痛不可刺也。若日作者，则犹有间止，故刺之可令少愈，终亦不能全已也。简按：此谓大痹为患，每逢风日必作者。今世多头风，如是者可令少愈，而不可令全愈。经文必脱风字。

头半寒痛止阳明 《甲乙》：无半字。张云：头半寒痛者，偏头冷痛也。手足少阳阳明之脉，皆循耳上，行头角，故当先取手经以取其标，后取足经以去其本也。

厥心痛止取然谷 《甲乙》："发针"下有"立已"二字。《六十难》云：五脏气相干，名厥心痛。

杨注：诸经络皆属于心，若一经有病，其脉逆行，逆则乘心，乘心则心痛，故曰厥心痛，是五脏气冲逆致痛，非心家自痛也。张云：控，引也。善瘈，拘急如风也。伛偻，背曲不伸也。足少阴之经，由股内后廉，贯脊属肾，其直者从肾上贯肝膈，入肺中。凡疼痛如从脊后，触其心而伛偻者，以肾邪干心，是为肾心痛也。肾与膀胱为表里，故当先取足太阳之京骨、昆仑，如痛不已，仍当取肾经之然谷。

介按：从涌泉上行，足内踝前，起大骨下陷之中，即然谷穴也。凡取此穴，主治实热之症，然则厥心痛者，系是热厥，而非寒厥可知矣。宜针三分，留三呼，灸三壮，而不宜见血。

腹胀胸满止太白 《甲乙》："腹"上有"暴泄"二字。张云：足阳明之经，由缺盆、下膈，属胃络脾，其支者下循腹里。凡腹胀胸满而为痛者，以胃邪干心，是为胃心痛也。胃与脾为表里，故当取足太阴之大都、太白二穴。简按：《外台》引《小品》云：厥心痛，腹胀满，不欲食，食则不消。心痛尤甚者胃心痛也。出《甲乙经》第一卷中。与本节及《甲乙》文，少异。

脾心痛也止大溪 《甲乙》：然谷，作后谷。张云：脾之支脉，注于心中。若脾不能运，而逆气攻心，其痛必甚。有如锥刺者，是为脾心痛也。但然谷、大溪，皆足少阴之穴，取此治脾，其义何居？盖湿因寒滞，则相挟乘心，须泄肾邪，当刺此也。志云：然谷当作漏谷，大溪当作天溪。盖上古之文，不无鲁鱼之误。楼氏云：脾心痛而取然谷、大溪者，故孙真人、张洁古谓之忘经也。简按：志考作漏谷、天溪，似是。

如死状止太冲 《千金》《外台》：作如死灰状。张云：苍苍，肝色也。如死状，肝气逆也。终日不得太息，肝系急，气道约而不利也。是皆肝邪上逆，所谓肝心痛也。行间、太冲，皆足厥阴经穴，故当取以治之。

卧若徒居止太渊 《甲乙》："闲"上有"乃"字。楼氏云：徒居谓间居，间谓痛缓，心痛卧与间居则痛缓。动作则益甚者，取肺。其兼短气者，亦取肺。经云：心痛但短气不足以息，刺手太阴者是也。

真心痛，手足青 《脉经》《千金》《外台》：青，作清。熊本同，赵府本、张本作清。张云：真心痛者，邪气直犯心主也，毒深阴甚，故手足之清至节，其死之速如此。清，音情，寒冷也。

中有盛聚，不可取于腧 《千金》：盛，作成。张云：中有盛聚，谓有形之症，或积或血，停聚于中。病在脏而不在经，故不可取于腧穴，当从内以调治之也。志云：盛聚者，五脏之逆气太盛，聚于中而为心痛，非循脉之上乘也。

虫瘕及蛟蛕止乃出针也 《甲乙》：作肠中有虫瘕，有蛕蛟。心肠，作心腹。懊作痛，作，发作二字。涎，作羡。蛟，蛕也，作蛕蛟也。《脉经》《千金》：作心腹痛懊懊，发作肿聚，是蛟蛕也，作蛔蛟也。《外台》引《甲乙》：下无懊懊字。张云：此言虫瘕在肠胃中，亦为心腹痛也。瘕，结聚也。蛟即蛕，属蛔蛕也。不可取以小针，谓其力小不能制也。虫瘕之证，其痛则懊懊难忍，或肚腹肿起而结聚于内，或往来上下而行无定处，或虫动则痛，静则不痛，而有时休止，或腹热喜渴而口涎出者，是皆蛟蛕之为患也。简按：蛕，蚘蛔同，音回。《说文》：腹中长虫也。《口问篇》云：胃中有热则虫动，虫动则胃缓，胃缓则廉泉开，故涎下。巢《源》云：蛔虫者，是九虫内之一虫也，长一尺，亦有长五六寸。蛟，张注未见所据，当是蛕误。《说文》：蛟龙之属，则非蛕属。

悲腹懊痛，形中上者 《甲乙》无此八字。张云：悲，满也，此重言证之如此，其形自中自上而渐升者，即当以虫治之也。悲，恲同，音烹。简按：恲，字典：怦，重文。恲，《玉篇》：普行切，满也。《龙龛手鉴》：心闷也。形中上者一句，疑有脱误，义不明晰。

耳中 马云：听宫穴，系手太阳小肠经。

耳前动脉 马云：耳门穴系手少阳三焦经。

干耵聍 《甲乙》：作干擿[①]抵。史云：上都领切，耳中垢也，下乃顶切。巢《源》云：耳聤聍者，耳里津液结聚所成，人耳皆有之。轻者不能为患，若加以风热乘之，则结鞹成丸核塞耳。亦令耳暴聋。张云：或痛或无闻者，皆不可刺之，脓垢去而耳自愈矣。

耳聋止后取足 马云：当取手小指之次指，爪甲上与肉交者，即手少阳三焦经关冲穴也。先取之后，又取足少阳胆经之窍阴。

耳鸣止后取足 马云：当取手之中指爪甲上，即手厥阴心包络经中冲穴后，取足厥阴肝经大敦穴。

足髀止不可刺 《甲乙》：合，作阖。张云：髀，足股也。侧，侧卧也。枢合，中髀枢中也，即足少阳经之环跳穴。宜治以圆利针，第六针也，忌用大针。

病注下血 马云：此言下血者，有当刺之穴也。凡病注下血者，以肝不能纳血也，当取肝经之曲泉以刺之。

风痹淫怺止死也 《甲乙》，淫泺，作"注"一字。恐，作怒。履水，诸本作履冰，当改。马云：已，以同。风痹者其邪气淫溢消泺，病难得愈。张云：病在阳命曰风，病作阴命曰痹，阴阳俱病命曰风痹。淫泺者浸淫日深之谓，足如履冰之寒。又如入汤之热，下而股胫，中而腹心，上而头目，无所不病。在表则汗出，在里则短气不乐。或为悲哀，或为喜恐，此阴阳俱病之候。虽尚可支持，然不能出三年也。简按：《素·骨空论》：淫泺胫酸，不能久立。王注：淫泺谓似酸疼而无力也。考之原文，张注似是。详见于《素问识》。

病本篇第二十五

马云：此与《素问·标本病传论》相同。然凡病必先治其本，若中满与大小不利，则不分标本，而必先治之。本经以本篇论标本，后论病传分为二篇，《素问》合《标本病传论》，共为一篇。详义见于《素问识》，当参考。

---

① 擿（zhì，至）：搔，挠。《说文》："搔也。"

先病而后逆者治其本　马云：先病曰本，后病曰标。故凡先生初病，而后病势逆者，必先治其初病之为本。若先病势逆而后生他病者，则必以病势逆之为本，而先治之也。

必且调之　《素问》必上有先热而后生中满者，治其标，一句。

先病而后中满者　《素问》：病，作热。志云：中满者，腹中胀满，脾胃之所生也。先病而后中满者，因病而致中满也，则当先治中满之标病，而后治其本病。

有客气，有同气　马云：正以人之病气有二，病本不相同，而乃彼此相传者，谓之客气也。有二病之气本相同类，而乃彼此相传者，谓之同气也。简按：《素》新校正云：全元起本，同，作司。近是。

间者止为独行　志云：间者邪正实虚之相间，故当并行其治，甚者又当独行其治。

先小便大便不利　诸本"小"下无"便"字，《素问》作先小大不利。

杂病篇第二十六

沉沉然　马云：头则昏沉而不能举。

晄晄然　马云：晄晄，音荒，目不明。

唇漯漯然　《甲乙》：作"者肩中热"。马云：其唇则漯漯然，而有涎出唾下之意。张云：肿起貌，病而在面在胸及不能言者，以胃脉行于顾颊，挟口环唇，循喉咙，下胸膈也。

厥气走喉止大便不利　志云：此邪病足少阴之气，而为厥逆也。足少阴肾脉。循喉咙挟舌本，厥气上逆于喉，故不能言。肾为生气之原，气逆故手足清，肾开窍于二阴，故大便不利。

向向然止縠縠　《甲乙》：向向作膨膨。縠縠作㷉、㷉。注：云音最，《九墟》作荣。马云：腹中向向然，而气喜走布且多有寒气，又縠縠然而有声。张云：腹向向然，寒气滞于脾也。又縠縠然，水谷不分之声也。便溲难，脾脉聚于阴器也。简按：縠，字典：㶁同，水名，无他义。唯《龙龛手鉴》云：胡谷切，水声。志作谷。非。

嗌干止取足少阴　马云：嗌咽干燥，口中甚热，其津液如胶之稠，当取足少阴肾经之穴以补之，水旺则火衰也。

犊鼻　《甲乙》云：在膝下胻上侠解大筋中，足阳明脉气所发。简按：

《骨空论》：骭骨空在辅骨之上端。王注云：谓犊鼻穴也。

发而间之 马云：必发其针而又间刺之，非止一次而已也。

釐 志云：音厘，牛尾也。按：出《说文》。

刺膝无疑 马云：刺膝用之无疑也。

喉痹止取手阳明 张云：手足阳明之脉，皆循喉咙，能言者轻，但取之上。不能言者重，当泻其下也。

疟不渴止取手阳明 《甲乙》云：疟不渴，间日而作。《九卷》曰：取足阳明。《素问》：刺太阴渴而间日作。《九卷》曰：取手少阳。《素问》：刺足少阳。志云：疟气随经络，沉以内薄，间日而作者，其气舍深，内薄于阴而不得出。足阳明之脉，属胃络脾，应地气之在下，其道远，故间日而作，地为阴，故不渴。手阳明之脉，属大肠络肺，应天气之在上，其道近，故曰作天为阳，故渴也。

齿痛止取手阳明 《甲乙》："齿"下有"动"字。张云：手足阳明之脉，皆入齿中，然胃经多实热，故不畏寒饮者，当泻足阳明。大肠经多虚寒，故畏寒饮者，当补手阳明也。此与上文《寒热病篇》"臂阳明"节，义有所关，当互求之。志云：足阳明主悍热之气，故不恶寒饮。手阳明主清秋之气，故恶寒饮。

聋而不痛止取手阳明 张云：足少阳之脉，下耳后、支耳中、出耳前。手阳明之别者，入耳，故当分痛与不痛而补泻之。志云：阳明当作少阳。

衄而不止止出血 《甲乙》"下衃血"上，有"大衄"二字，似是。马云：宛，腕同，鼻中出血曰衄，血至败恶凝聚。其色赤黑者曰衃，衃血成流，则血去多而不止于衃血也。当取足太阳膀胱经以刺之，其腘中出血，仍是膀胱经之委中穴也。若止曰衃血，则不成流而去之似少也，当取手太阳小肠经穴以刺之。其腕骨下，即手少阴心经之通里穴，正以心与小肠为表里也。

腰痛止取足少阳 《刺腰痛论》："上寒""上热"上并无"痛"字。张云：上寒上热，皆以上体言也。寒刺阳经，去阳分之阴邪。热刺厥阴，去阴中之风热也。少阳脉行身之两侧，故俯仰不利者当刺之。

中热而喘止血络 张云：热在中上二焦也，取足少阴者，壮水以制火也。腘中血络，即足太阳委中穴，取之可以泻火。简按：《刺腰痛论》：中热而喘，刺足少阴。王注云：涌泉、大钟悉主之。

喜怒止刺足少阳 《甲乙》：小，作少。足少阳，作足少阴。注云：《太素》作少阳。志云：暴怒伤肝，食气入胃，散精于心肝，食饮下节，肝心气逆，故不欲食也。肝心气逆，则中气不舒。故言益小也，当取足太阴以疏脾气，则食气得以转输，而音声益彰矣。肝主语而在志为怒，怒而多言。厥阴之逆气太甚，故当取足之少阳，以疏厥阴之气。

颠痛止**出血**　《甲乙》：颠，作颔。下同。马云：颠，颔同，手阳明当是商阳穴，颠之盛脉，是胃经颊车穴。简按：张以颠为鬓前两太阳，未知何据？

项痛止**刺手太阳也**　马云：俯仰属背与腰，故曰足太阳，而顾则属肩与项，故曰手太阳也。

小腹满大止**取足厥阴**　《甲乙》：胃[①]，作胃。淅淅，作索索然。张云：淅淅，寒肃貌。肝经之脉，抵小腹挟胃，其支者从肝别贯膈，故为病如此，当取足厥阴经以刺之。

腹满止**取足少阴**　《甲乙》无"亦"字，及"喘息"二字，少阴作少阳。张云：肾开窍于二阴，其经脉从肾上贯肝膈，入肺中循喉咙，故其为病如此，当取足少阴经以刺之。喝喝，喘急貌。

腹满止**取足太阴**　张云：脾失其职，则食不能化，腹满而鸣，气滞于中，大便不调，当取足太阴经以刺之。

心痛止**取足少阴**　张云：此肾邪上逆也。

心痛止**足太阴**　《甲乙》：啬啬作涩涩。志云：啬啬，畏寒貌。太阴为阴中之至阴，阴寒故腹胀，而啬啬然。大便不化者，土气不化也，此足太阴之气厥而为心痛，故当取本经以疏逆气。

心痛止**取手少阳**　张云：足少阴之脉贯脊，故痛引于背；手少阳之脉布膻中，故不得息，宜刺此二经也。

心痛止**刺足厥阴**　张云：足厥阴之脉抵小腹，结于阴器，凡心痛而下引小腹者，当刺之也。

心痛止**刺手太阴**　志云：肺主气而司呼吸，心系上连于肺，心痛但短气不足以息者，但逆在肺而为心痛也，当刺手太阴以通肺气之逆。沈亮辰云：足太阴少阴厥阴而为心痛者，脏气上逆而为痛也。肺乃心之盖，故但短气不足以息，此病在本脏而应于心也。四脏皆然，故无真心痛之死证。

心痛止**得之立已**　赵府本、张本：次之，作刺之。吴本：按已刺，作按已次。《甲乙》无此条。马云：其痛当背，第九节以刺之，乃督脉经筋缩穴

① 胃：诸本并作"胃"，据文义，疑有脱字。

之处也。宜先按之，按已而刺，刺后按之。其痛当立已，如不已则上而八椎，无穴。下而十椎，无穴。又复求之，其痛必立已矣。张云：上而手经，下而足经，求得其故而刺之，则立已矣。

颛痛止立已 《甲乙》：颛，作颔。按人迎于经，作按经刺人迎。马云：颔痛者，当取足阳明胃经颊车穴以刺之，此穴在耳下曲颊端，动脉环绕一周，故曰曲周也。张云：以其周绕曲颊，故曰曲周。见血立已，如不已，当按人迎于本经而浅刺之，可立已也。

气逆上止下胸动脉 《甲乙》：下胸，作胁下。马云：上刺膺中陷者中，即足阳明胃经膺窗穴也。及下胸前之动脉，当是任脉经之膻中穴也。盖在中谓之胸，胸之旁为膺耳。张云：膺中陷者，足阳明之屋翳也。下胸动脉，手太阴之中府也。盖在中曰胸，胸之旁即谓之下耳。简按：膻中无动脉，中府不在下胸，可疑。

腹痛止立已 马云：当刺足阳明胃经之天枢穴，如不已，又刺本经之气冲也。张云：脐之左右动脉，如足少阴之肓俞、足阳明之天枢，皆主腹痛。简按：二穴未有言有动脉者，可疑。

痿厥止病已止 《甲乙》：悗，作闷。马云：凡痿病厥病，而手足四肢挛束缚乱，当刺四肢之穴以速解之。张同。朱永年云：悗，闷也，为四末束悗者，束缚其手足，使满闷而疾解之，导其气之通达也。夫按之束之，皆导引之法，犹尺蠖①之欲信而先屈也。身半以上为阳，身半以下为阴。昼以前为阳，昼以后为阴。日二者，使上下阴阳之气，表章而交通也。不仁者，荣血不行也。卜日者，阴数之周也。简按：朱注为是。简往往亲睹痿疾，以布束缚四肢，经久复故者，尺蠖之喻，殆妙。

哕以草止亦可已 哕，诸本作岁。马不知其误，文云：疑作藏。唯张志作哕，张云：哕，呃逆也，治之之法，用草刺鼻则嚏，嚏则气达而哕可以，此一法也；或闭口鼻之气，使之无息，乃迎其气而引散之，勿令上逆，乃可立已，此二法也；又或以他事惊之，则亦可已，此治哕之三法也。志云：岁，作哕，哕，呃逆也。言其发声如车銮之声，而有轮序，故名曰哕。按：《诗·小雅》：銮声哕哕，毛传哕哕，徐行有节也。志注：盖本于此然，似牵强。《说文》：哕，气牾也。简按：哕，亦作呃。《十六难》：掌中热而呃。《肘后方》：治卒呃不止，以物

---

① 蠖（qú，瞿）：指一种昆虫，体扁平狭长，黑褐色，前翅短而硬，后翅大，折在前翅下，有些种类无翅，尾部形状像夹子，多生在潮湿的地方，为害家蚕。

刺鼻中各一分，末少许皂荚内鼻中，令嚏瘥，又但闭气仰引之是也。楼氏云：详此经文三法，正乃治吃逆之法。按：吃逆用纸捻刺鼻便嚏，嚏则吃逆立止；或闭口鼻气，使之无息亦立已；或作冤盗贼，大惊骇之亦已，此予所以取成许二家之论。哕为吃逆，为得经旨也。又云：有病伤寒将愈，忽患吃逆，予与古人治吃逆之药殆遍，皆不愈，计出无药，遂用皂角末吹入鼻中，得嚏而吃逆止。少时又吃，又与皂角末，嚏而止者凡数百次，其嚏时出痰涕渐多，自是吃逆渐疏，至二三日而止。此是合经刺鼻嚏之法，故书之。

介按：哕者，呃忒也。因其呃呃连声，故今人以呃逆名之。朱丹溪谓气由脐下直升而上，出于口而作声也。徐春甫谓其气由丹田而逆上，出于咽喉，如有系逆而然也。

周痹篇第二十七

马云：痹病之痛，随脉以上下，则周身而为痹，故名。此篇当与《素问·痹》论参看。

此痛在血脉之中邪 张云：邪，耶同。

惕痛之时，不及定治 《甲乙》：惕，作蓄。张云：惕痛动而痛也，间不及下针，即不及定治之谓，言移易之速也。简按：马融、广成、颂疏、越：蕴惕注：惕，蓄通。蕴惕，犹积聚也。盖惕痛谓聚痛也，言其间时痛瘥，不及下针。方其聚痛之时，痛剧甚，不及定治，倏忽而痛止也。

此众痹也，非周痹也 马云：众痹者病在一处，则痛亦在一处，随发随止，随止随起。特以左右之脉相同，故左可应右，右可应左耳。非能周身而痛也。周痹者在于血脉之中，随脉以上，或随脉以下，非比众痹之在于左右，各当一处者之有定所也。张云：各在其处，谓随聚而发也，不能周遍上下，但或左或右，更发更休，患无定所，故曰众痹。能上能下，但随血脉而周遍于身，故曰周痹，非若众痹之左右移易也。志云：痹者风寒湿邪，杂合于皮肤分肉之间，邪在于皮肤，血流溢于大络者，为众痹。在于分肉而厥逆于经脉者，为周痹。帝以上下左右，血脉分肉。概而问之，然虽总属于阴阳血气，而有皮肤肌肉之浅深，经脉络脉之缪处，故伯有周痹众痹之分焉。简按：楼氏《纲目》云：行痹即走注疼痛，而其方载历节诸方，以本节文列于其后，知楼氏以众痹周痹，为历节风也。

以过之 《甲乙》，过，作通。注，一作遏。下同。张云：过者去之之谓。志云：过者使邪气过在分肉皮肤以外出。

以脱之 张云：脱者拔绝之谓，先刺以过之，去其标也；后刺以脱之，拔其本也。

黄帝曰：善，此痛安生止命曰周痹 楼氏移此一节于上文"更发休"也。下云：周痹当作众痹。夫周痹邪在分肉血脉，今云邪独居分肉之间，而命曰周痹者，是众痹之误为周痹也明矣。神归之则热，热则痛，解者所谓更止更居也。痛解则厥，厥则它痹发者，所谓更发更起也。自"黄帝曰：善。此痛安生？"至此一百十四字，元误在"后刺其下以脱之"上，今移于此，且删"帝曰：善。余已得其意矣"九字。张云：九字乃下文之误，复于此者今删去之。邪气客于肌表，渐入分肉之间，则迫切津液而为汁沫，沫得寒则聚而不散，故排裂肉埋为痛，痛则心注其处，故神归之。神归即气归也，气归则热，热则寒散而痛暂解，然其逆气仍在，故痛虽解而厥未除，则别有所聚。故或自上而下，或自下而上，他痹发矣，真气不能周，即气闭不行也，故曰痹者闭也。志云：帝曰：善，余已得其意矣。此句宜衍，当以下文接上节。简按：马得其意矣。下注云：缺。岐伯曰：非也。周痹诸方，见于《圣济总录》二十卷中，当参考。

其下之六经 《甲乙》作上下之大经。

其瘛坚，转引而行之 《甲乙》作其瘛紧者，转引而行之。马云：其行瘛且坚者，乃转引而行之。张云：其瘛坚转者，瘛急转筋之谓，当针引其气而行之也。简按：志注同，马乃与《甲乙》符矣。今从之。

九者，经巽之理 马云：九针为用最大，故叹九者乃至恒至顺之理。凡十二经之病，不可不用者也。张云：意者病之情也，事者治之法也。九者针也，巽者具也。言其意其法在乎九，而经具其理。凡十二经脉阴阳之病，无不尽于是也。志云：经当巽顺之理，所以明十二经脉阴阳之病也。简按：巽训顺见于《易疏》。巽，具也，出《说文》。

口问第二十八

辟左右 马云：辟，闢同。孟子云：辟土地。张云：此下十二问，既非风寒之外感，又非情志之内伤，论不在经，所当口传者也，故曰口问。

欠 马云：欠，音牵，江左谓之呵欠。张云：欠者张口呵吸，成伸辟展腰，以阴阳相引而然也。夫阳主昼，阴主夜，阳主升阴主降。凡人之痎痟，由于卫气，卫气者昼行于阳则动而为痎，夜行于阴则静而为痟。故人于欲卧未卧之际，欠必先之者，正以阳气将入阴分，阴积于下，阳犹未静。故阳欲引而升，阴欲引而降，上下相引而欠出生也。今人有神疲劳倦而为欠者，即阳不胜阴之候。

阳气尽止**痟矣** 张云：《大惑论》曰：卫气不得入于阴，常留于阳，留于阳则阳气满，阳气满则阳𫏋盛，不得入于阴则阴气虚，故目不瞑矣。卫气留于阴，不得行于阳，留于阴则阴气盛，阴气盛则阴𫏋满，不得入于阳，则阳气虚，故目闭也。吴玄纲曰：觉与阳合，寐与阴并，觉多者魂强，寐久者魄壮，魂强者生之徒，魄壮者死之徒，是皆阴阳盛衰之义。

泻足少阴，补足太阳 张云：卫气之行于阳者自足太阳始，阴盛阳衰，所以为欠。故当泻少阴之照海，阴𫏋所出也；补太阳之申脉，阳𫏋所出也。

真邪相攻，气并相逆 《甲乙》无"气并"二字。马云：真气即胃气，邪气即寒气。

补手太阴，泻足少阴 张云：手太阴肺经也，足少阴肾经也。寒气自下而升逆则为哕，故当补肺于上以壮其气，泻肾于下以引其寒。盖寒从水化，哕之标在胃，哕之本在肾也。汪云：呃逆有实有虚，有寒有热，病源病候，种种不同，此特言其一端耳。若以哕作呕吐，则呃逆亦病中要症，二经者岂漫无一字及之哉。

唏 马云：唏，许几切。《释文》言哀痛不泣曰唏。张云：唏，欷同，歔欷也。《释义》云：悲泣气咽而抽息也，一云泣余声，一云哀而不泣曰唏。悲忧之气生于阴惨，故为阴盛阳虚之候。

补足太阳，泻足少阴 马云：当于足太阳膀胱经，阳𫏋脉气所出者补之。足少阴肾经，阴𫏋脉气所出者泻之。

振寒止**补诸阳** 张云：振寒者，身怯寒而振栗也。补诸阳者，凡手足三阳之原合，及阳𫏋等穴，皆可酌而用之。

噫 张云：嗳气也。《释义》曰：饱食息也。按：此节与上文之哕，皆以寒气在胃而然。但彼云故寒气者，以久寒在胃，言其深也。此云寒客于胃者，如客之寄，言其浅也。故厥逆之气，从下上散，则复出于胃而为噫。简按：噫，《说文》：饱食息也。而马云：噫，不平声也。此为五噫之噫者，误甚。

补足太阴止**眉本也** 张云：补足太阴阳明二经，使脾胃气温，则客寒自散，而嚏可徐。眉本：即足太阳经攒竹穴，是亦补阳气也。

嚏 张云：阳气和平，顺利而满溢于心，必上达于肺，故出于鼻而为嚏。然人有感于风寒而为嚏者，以寒邪束于皮毛，则阳气无从泄越，故喷而上出，是嚏从阳气而发，益又可知。仲景曰：欲嚏不能，此人肚中寒，正谓其阳虚也。故人病阳虚等证者，久无嚏而忽得之，则阳气渐回之佳兆也。简按：嚏，《说文》：悟解气也。《玉篇》：喷鼻也。

补足太阳止眉上也 张云：凡阳虚于下，则不能上达而为嚏，补足太阳之荣于眉本者，其名攒竹。一曰眉上，亦即此穴。盖太阳与肾为表里，所以补阴中之阳也。观《宣明五气篇》曰：肾为欠为嚏。其义正与此通。

弹 《甲乙》作軃。马云：音妥。《释》云：下垂貌，则是首身下垂而不能举也。观本经下文，有因其所在补分肉间，则弹必有定所，且有分部，彼以避为释者，按：熊音已，可反避也。是乃以读之为躲，而遂释之为避也。义甚不通。简按：弹，《广韵》：垂下貌。軃，《正字通》：为弹之讹。讹。巢《源风弹曳候》云：肢体弛缓不收摄也，人以胃气养于肌肉经络也，胃若衰损，其气不实，经脉虚则筋肉懈惰，故风邪搏于筋而使弹曳也。即本节之弹也。《千金·小儿门》：軃瘫僻不能行步，《中风门》作瘄[1]曳，并同。而张云：俗语有战弹之说，即古人之遗言，意者弹即战之属也，但因寒而战者谓之寒战，其有战不因寒者由气虚耳。此因楼氏《纲目·颤振门》治弹曳之方而误，不可从也。志云：弹者，垂首斜倾，懈惰之态。《古乐府》云：髻半弹。此说虽是，而唯以垂首释之，不若马说允当。

行阴用力 志云：阳明主润宗筋，阳明虚则宗筋纵。是以筋脉懈惰，则阳明之气行于宗筋，而用力于阴器矣。行阴用力，则阳明之气不能复养于筋脉，故为弹。

目者宗脉之所聚也 张云：宗，总也。凡五脏六腑之精气，皆上注于目而为之精，故目为宗脉之所聚。马云：此节可与《素问·解精微论》参看。

目无所见矣 张云：世之因泣而丧目者，盖亦不少矣。

补天柱，经侠颈 《甲乙》"挟[2]颈"下有"挟颈者，头中分也"七字，据下文《甲乙》为是。马云：当补足太阳膀胱经之天柱穴，此经乃挟于后之项颈者是也。志云：膀胱之津，外濡空窍，液道开而泣，不立则液竭而濡空

---

① 瘄（tān，瘫）：疲乏。《玉篇》："力极也。"《博雅》："瘄瘄，疲也。"
② 挟："《甲乙》挟颈下有挟颈者"，两处"挟"诸本并作"侠"，据下文"此经乃挟于后之项颈者是也"改。

窍之精，不能灌于目而目不明矣。故命曰夺精。谓夺其外濡空窍之精也，当补膀胱经之天柱于挟颈间，以资津液上灌，盖液随气行者也。

太息者止**以伸出之** 张云：太息者息长而大，即叹息也。约，犹束缚也。忧愁思虑则气抑不伸，而心系急气道约，约则满闷于中，此叹息之不容已也。

补手少阴止**留之也** 张云：手少阴心经也，心主手厥阴经，足少阳胆经也，助木火之脏，则阳气可舒，抑郁可解，故皆宜留针补之。

涎下者止**故涎下** 涎，《甲乙》作羡。下同。张云：足阳明之脉出于口，胃中有热则虫动，胃缓故廉泉开而涎下。凡目之多泪，鼻之多涕，亦皆因热而上，液之道开也。有谓肺热甚则鼻涕出者，义亦犹此。

补足少阴 张云：肾为胃关，而脉系于舌，故当补之以壮水制火，则液有所主而涎自止也。

耳中鸣者止**故耳鸣** 张云：手足三阳三阴之脉，皆入耳中，故耳亦宗脉之所聚也。阳明为诸脉之海，故胃中空则宗脉虚，宗脉虚则阳气不升而下溜，下溜则上竭，轻则为鸣，甚则为聋矣。然少阳太盛，壅塞为鸣者亦有之。但虚者渐而实者暴，虚者多而实者少，其辨在有邪无邪耳。学者当推广之。汪云：此论他书不载，仅见于此。按：人夜卧之时，五官皆不用事，惟耳能听，岂非以宗脉所聚，故能有所警觉也乎？又人在母腹中，仅一血胚，闻雷霆火爆之声则惊而跳，此时五官未备，而闻性已与外物相通，故楞严二十五圆通，独重耳根。孔子亦言六十而耳顺，则耳之异于诸官也明矣。又云：即下文上气不足，耳为之苦鸣之义。

补客主人止**交者也** 张云：客主人足少阳经穴，为手足少阳足阳明之会手大指爪甲上者。手太阴之少商穴，为肺气所出之井，故皆当补之以助其阳气。

啮舌者，何气使然 马、张、志并云，缺"岐伯曰"。

脉气辈至也 《甲乙》：辈，作皆。吴本注云：辈，疑误。马辈至作使然。张云：辈者类也。厥逆走上则血涌气腾，至生奇疾，所至之处，各有其部。如少阴之脉行舌本，少阳之脉循耳颊，阳明之脉环唇口，故或为肿胀，或为怪痒，各因其处，随而啮之，不独止于舌也。志云：肾脏之生气，厥逆走上，与中焦所生之脉气相辈而至，则舌在齿之内，而反向外矣。唇在齿之外，而反向内矣。颊在齿之旁，而反向中矣。

凡此十二邪者 《甲乙》此下载《大惑论》，善忘善饥二条，以为十四邪，岂皇甫氏以意添之耶。

奇邪 张云：不同常疾，故曰奇邪。

若倾 张云：倾者沉重不能支也。

胃使为之变，肠为之苦鸣 诸本：胃使，作溲便。当改。但熊本作凌使，亦误。张云：水由气化，故中气不足，则溲便变常。而或为黄赤，或为短涩，多有情欲劳倦过伤精气而然。昧者概认为火，鲜不误矣。且中气不足，则浊气居之，故肠胃为之苦鸣也。汪云：按《内经》无遗精白浊之文，但云出白溲。白，白淫。溲，便变也。又云：水液浑浊，皆属于热。

为痿厥，心悗 张云：痿，足萎弱也。厥，四肢清冷也。悗，闷也，下气不足，则升降不交，故心气不舒而为悗闷。

补足外踝下留之 张云：此昆仑穴也，为足太阳所行之经。凡于上中下气虚之病，皆可留针补之。

治之奈何 张云：此下复问治法者，所以补上文之缺略也。

肾主为欠 张云：上文未言属肾，故此复明之。

肺主为哕 张云：上文言哕出于胃，此言哕主于肺，盖寒气上逆而为哕，气病于胃而主于肺也。

唏者止**泻足少阴** 《甲乙》：与，作盛。张云：阴与阳绝则阳不附阴，补阳泻阴则刚柔相济，乖者和矣。

振寒者止**外踝下留之** 张云：诸治，俱同上文。

刺足大趾间止**足外踝下留之** 张本脱"外"字。张云：大趾间上二寸，足厥阴之大冲也，或曰足太阴之太白也。此与上文稍异，外踝下留之义如前。

师传篇第二十九

诸本傅作传，当改，又无篇字。

弗著于方 《礼记》《中庸》：布在方策，注：方，板也。策，简也。

夫惟顺而已矣 张云：顺之为用最是。医家肯紧言不顺则道不行，志不顺则功不成，其有必不可顺者，亦未有不因顺以相成也。呜呼！能卷舒于顺不顺之间者，非通变之士，有未足以与道也。

入国问俗止**问所便** 张云：《礼》曰：入国问禁，而此云问俗者，以五方风寒有殊，崇尚有异，圣人必因其所宜而为之治，故不曰禁而曰俗也。讳者忌也，人情有好恶之偏，词色有嫌疑之避，犯之者取憎，取憎则不相合，故入家当问讳。礼者仪文也，交接有体，进止有度，失之者取轻，取轻则道不重，故上堂当问礼。便者相宜也，有居处之宜否，有动静之宜否，有阴阳之宜否，有寒热之宜否，有情性之宜否，有味气之宜否，临病人而失其宜，施治必相左矣，故必问病人之所便，是皆取顺之道也。简按：郑注《曲礼》云：禁谓政教，俗谓常所行与所恶也。

便寒，便热　张云：凡热在中则治便于寒，寒在中则治便于热，是皆所以顺病情也。

悬心　张云：胃火上炎，心血被烁而悬悬不宁也。

脐以上皮热止**如糜**　楼氏《纲目》作脐以下，似是。张云：脐以上者胃与小肠之分也，故脐以上皮热者，肠中亦热也。出黄如糜者，以胃中湿热之气，传于小肠所致也。糜，腐烂也。上二节皆热证便寒之类。楼氏云：胃居脐上，故胃热则脐以上热；肠居脐下，故肠热则脐以下热。如肝胆居胁，肝胆热则当胁亦热；肺居胸背，肺热则当胸背亦热；肾居腰，肾热则当腰亦热。可类推也。

脐以下止**飧泄**　张云：脐以下皮寒者，以肠胃中寒也。胃中寒则不能运化而为腹胀，肠中寒则阴气留滞，不能泌别清浊而为肠鸣。飧泄，是皆寒证便热之类。

胃中寒止**小腹痛胀**　张云：上文言腹中寒者泄，而此言肠中热者泄，所以有热泄寒泄之不同。而热泄谓之肠垢，寒泄谓之骛①溏也。胃中热则善消谷，故疾饥，肠中寒则阴气聚结不行，故小腹切痛而胀。上二节皆当因其寒热，而随所宜以调之者也。马：疾饥之疾，释为速。

胃欲寒饮止**治之何先**　张云：胃中热者欲寒饮，肠中寒者欲热饮。缓急之治，当有先后，而喜恶之欲，难于两从，且以贵人多任性，此顺之所以难，而治之当有法也。从，纵同，马、志本从作纵。后汉·郭玉论贵之有四难云：自用意而不任臣，一难也；将身不谨，二难也；骨节不强，不能使药，三难也；好逸恶劳；四难也。乃与本节之言符矣。

春夏先治其标止**后治其标**　马云：春夏阳气在外，病亦在外，故先治其后病之标，而后治其先病之本；秋冬阳气在内，病亦在内，故先治其先病

① 骛（wù，务）：迅速。《玉篇》："奔也，疾也"。

之本，而后治其后病之标。此治之者必有所先，不得以顺其志，而可舍法以徇之也。张云：一曰春夏发生，宜先养气以治标；秋冬收藏，宜先固精以治本。亦通。

便其相逆者奈何　张云：谓于不可顺之中，而复有不得不委曲，以便其情者也。

凄怆　张云：寒甚凄凉之貌。

灼灼　《说文》：灼，炙也。

沧沧　张云：沧，寒也。简按：此本于《说文》。《逸周书》云：天地之道有沧热。

寒温中适止不致邪僻也　张云：适，当也。寒热适其中和，则元气得以执持，邪僻无由而致，是即用顺之道也。僻，不正之谓。

本藏以身形止而后答乎　张云：本藏即前本经篇名。扪，摸也。循，摩也。言王公之尊贵，谁可得而摩摸，将何所据而相答也？马、志：胭作胭。非。

非面部之阅也　马云：非比面部易阅。

巨肩陷咽喉见其外　《甲乙》：喉，作候。其，作于。马、张：凡巨肩陷咽者，肺之小大高下坚脆偏正可候矣。大义见《本脏篇》，余仿此。

骬骨　张作骺骨。马云：骬，音括。心为脏腑之主，而气之升降，其道在于缺盆，即其髑骬之骨端。曰骬骨者，有于以形于外，则可以验髑骬，而知其心之坚脆小大高下偏正矣。张云：骬，《广雅》曰髇，胡也。髇胡，即膝骨之名。髇骬，蔽心之骨，亦名鸠尾。观乎此而心之小大高下坚脆偏正可知矣。简按：《玉篇》：骬，骨端也。张改骺，未详孰是？

脾者主为卫　《甲乙》：卫，作胃。注：《九虚》《太素》作卫。张云：卫者脏腑之护卫也。《五癃津液别篇》亦曰：脾为之卫，脾为仓廪之官，职在转输，故曰使之迎粮，谓察其饮食及唇舌之善恶，别脾之吉凶可知也。

广骸　《甲乙》注：骸，《太素》作胅。《集韵》：胅，脊肉也。张云：骸，骸骨也。广骸者，言骨骼之大。又胫骨曰骸，音鞋。简按：《庄子·逍遥游》：百骸九窍，又德充符，直寓六骸。疏，手足首身。

鼻隧　《集韵》：隧，与邃同，深远也。

目下裹大止脏安且良矣　《甲乙》：果，作裹。张云：果，裹同，目下囊裹也。横，刚强也。在外，掀露也。约，固密也。脏居于中，形见于外，故举身面之外状，而可以候内之六腑。然或身或面，又必上中下三停相等，庶脏腑相安而得其善矣。前《本脏篇》以五脏之皮脉肉爪骨而候六腑，其义与此稍异，所当互求。简按：马以《四时气篇》，三焦约注之，非也。《五色篇》曰：面王以上者，小肠也；面王以下者，膀胱也。即知鼻柱中央，即下焦之处也。又知六腑之三焦，正指下焦也。《麻衣相法》云：三停平等，一生衣禄无亏。注：自发际至印堂为上停，山根至准头为中停，人中至地阁为下停。此面上之三停也，头腰足为身上三停也。古云：面上三停额鼻阁，身上三停足头腰，乃知相家三停之说。原于本节，及《骨度篇》君子三折之义。

决气篇第三十

卷
四

诸本无篇字。马云：决论一气六名之义，故名篇。志云：决，分也，决而和，故名篇。决气谓气之分判为六，而和合为一也。

以为一气耳 楼氏云：精气津液而脉六者，盖精气即卫气，津液血脉即营血之异名，卫气根于血，营血根于气，故曰一气也。

两神相搏止**是谓精** 马云：《易》曰：男女构精，万物化生。盖当男女相构之时，两神相合，而成所生男女之形。此精常先其身而生，有其精斯有其形，夫是之谓精也。张云：两神，阴阳也。搏，交也。精，天一之水也。凡阴阳合而万形成，无不先从精始，故曰常先身生，是谓精。即《本神篇》曰：两精相搏谓之神，而此曰两神相搏，合而成形，常先身生，是谓精。盖彼言由精以化神，此言由神以化精，二者若乎不同，正以明阴阳之互用者，即其合一之道也。

上焦开发止**是谓气** 张云：上焦，胸中也。开发，通达也。宣，布散也。气者人身之大气，名为宗气，亦名真气。《邪客篇》曰：宗气积于胸中，出于喉咙，以贯心脉而行呼吸焉。《刺节真邪论》曰：真气者所受于天，与谷气并而充身也。《营卫生会篇》曰：人受气于谷，谷入于胃，以传于肺，五脏六腑皆以受气，故能熏肤充身泽毛，若雾露之温润，而溉养万物者为气也。

腠理止**是谓津** 张云：津者阳之液，汗者津之泄也，腠①理者皮肤之隙。溱溱，滋泽貌。

143

---

① 腠：诸本并作"凑"，据上文"腠理"改。

谷入气满止**是谓液** 张云：淖泽，濡润也。液者阴之津，谷入于胃，其气满而化液，故淖泽而注于骨。凡骨属动举屈伸，则经脉流行而泄其泽，故内而补益脑髓，外而润泽皮肤，皆谓之液。愚按：津液本为同类，然亦有阴阳之分。盖津者液之清者也，液者津之浊者也，津为汗而走腠理，故属阳，液注骨而补脑髓，故属阴。观《五癃津液别篇》曰：三焦出气，以温肌肉，充皮肤为其津，其留而不行者为液。其义正与此合。

中焦受气止**是谓血** 张云：中焦者并胃中出上焦之下。凡水谷之入，必先归胃，故中焦受谷之气，取谷之味，输脾达脏，由黄白而渐变为赤，以奉生身者，是谓之血。

壅遏营气止**是谓脉** 张云：壅遏者，堤防之谓。犹道路之有封疆，江河之有涯岸，俾营气无所回避，而必行其中者，是谓之脉。然则脉者，非气非血，而所以通于气血者也。志云：壅培，助遏也。遏，蔽也。避，违避也，言经脉壅蔽，荣气行于脉中，昼夜环转，无所违逆，是谓脉。潘氏《续焰》云：壅遏犹言拥迫，使入隧道，而无别道可避也。

耳聋 张云：肾藏精，耳者肾之窍，故精脱则耳聋。

目不明 志云：目之精明五色者，气之华也，故气脱者目不明。

汗大泄 张云：汗，阳津也。汗大泄者津必脱，故曰亡阳。

液脱者止**耳数鸣** 张云：液所以注骨益脑而泽皮肤者，液脱则骨髓无以充，故屈伸不利，而[①]脑消胫酸，皮肤无以滋，故色枯而夭。液脱则阴虚，故耳鸣也。

夭然不泽 张云：血之荣在色，故血脱者色白如盐，夭然不泽，谓枯涩无神也。

其脉空虚，此其候也 《甲乙》：其上有"脉脱者"三字。张云：脉贵有神，其脉空虚，即六脱之候。简按：本经："脉脱者"三字当补，若不然则六脱之候不备焉。

六气者止**为大海也** 张云：部主谓各部所主也，如肾主精，肺主气，脾主津液，肝主血，心主脉也。贵贱善恶，以衰旺邪正言，如春夏则木火为贵，秋冬则金水为贵，而失时者为贱也，六气之得正者为善，而太过不及者为恶也。贵贱善恶，主各有时，故皆可为常主，然六气资于五谷，五谷运化于胃，是为水谷之海，故胃气为脏腑之本。马云：此六气者，成于五谷精微

---

① 而：原本作"面"，校本并作"而"，据改。

之气，而胃则纳五谷而成之，故胃又为六气之大海耳。

肠胃篇第三十一

诸本无篇字。简按：内言肠胃长短大小，纤曲屈伸之度，故名篇。疑与后《绝谷篇》为一篇，后人分为二篇也。

长九分，口广二寸半 张云：长，深也。广，阔也。

会厌 张云：会厌在咽喉之上，乃所以分水谷、司呼吸，而不容其相混者也。《忧恚无言》云：会厌者，音声之户也。

咽门重十两 张云：咽门，即食喉也。其名曰咽，至长一尺六寸，乃并胃脘而言。《四十二难》杨注：咽，嚥也，言司以咽物也。又谓之嗌，言气之流通厄要之处也。咽，为胃之系也，本义十两作十二两。简按：一尺六寸下，《难经》有"喉咙重十二两，广二寸，长一尺二寸九节"十六字，恐本经脱之也。杨注：喉咙空虚也，言其中空虚，可以通气息焉。即肺之系也，呼吸之道路。

胃纡曲屈伸之 张云：纡曲，曲折也。大，言周围之数。经，言直过之数。余准此。《平人绝谷篇》曰：其中之谷常留二斗，水一斗五升而满。

小肠止长三丈三尺 《难经》《甲乙》作二尺。马云：小肠上口，胃之下口，小肠后附于脊，从左环回周叠，积其所注之物，以入于回肠者，外附于脐上，回运计环十六曲，大四寸，径口八分分之小半，即半分也，其长三丈三尺。张云：其下口注于回肠者，外附近于脐上一寸，当水分穴处是也。八分分之小半，言八分之外，尚有如一分之少半也。余仿此。志云：小半者，七分半也。简按：《史·项羽纪》：汉有天下大半。韦昭注云：凡数三分者二为大半，一为小半。《四十二难》杨注亦云：三分有二为太半，有一为小半。由此推之，分之少半者三厘三毫有奇；寸小半者，三分三厘三毫不尽；寸之太半者，六分六厘六毫不尽也。则张注似是。

回肠当脐止长二丈一尺 张云：回肠，大肠也。叶积，如叶之积，亦叠积之义。大肠上口，即小肠下口，当脐左旋而下积广肠也。《四十二难》杨注云：大肠即回肠也，以其回曲，因以名之。简按：志云：径一寸，寸之少半者，径一寸五分也。恐非。

广肠傅脊止长二尺八寸 马云：广肠者，直肠也。广肠附脊以受回肠之物，左环叶在脊之上下盘，辟大八寸，径二寸寸之太半，则是二寸七分也。张云：广肠，大肠下节也。亦名直肠，直肠居后，绕脊而下，故曰傅脊。傅，布也。叶脊上下，言叠于脊之上下而至尾骶也，辟、阔同，以其最广，故云辟大八寸。志云：广肠，肛门内之直肠，径二寸寸之太半者，径二寸七分半也。简按：傅脊，马释附脊，乃傅字之讹，张注难通。

肠胃所入至所出 张本：所，作初。张云：此总结上文自口而入，自便而出之全数。三十二曲，合小肠大肠而言也。《四十二难》杨注云：据《甲乙经》言，肠胃凡长六丈四寸四分，所以与此不同。《难经》云：肠胃凡长五丈八尺四寸者。《甲乙经》从口至回肠而数之，故长；此经从胃至肠而数之，故短。亦所以互相发明，非有谬也。丁曰：前肠胃径围大小不同，其言胃大一尺五寸，径五寸者，即是围径一也。小肠径八分，大二寸四分则是也。今言二寸半，即分之少半，回肠径一寸半，即大四寸五分。今言大四寸，即少五分也，广肠径一寸半，即大七寸五分。今言八寸，即有剩五分也。其升斗寸尺者，先立其尺，然后造其升斗秤两，皆以同身寸之为法，以尺造斗，斗面阔一尺，底阔七寸，高四寸，俱厚三分，可容十升。凡以寸为指节者，方一寸为两，十六两为斤。此制同身寸尺升斗之度，为人之肠胃斤重长短之法也。

平人绝谷篇第三十二

精微慓悍滑疾，下焦下溉诸肠 《甲乙》：作下溉泄诸小肠。张云：精微慓悍滑疾，言水谷之精气也；下溉诸肠，言水谷之质粗也。

水六升三合合之太半 王文洁注《四十二难》云：分之少半，盖八分半也。合之太半，共六升三合六七勺也。

回肠大四寸，径一寸寸之少半 徐灵胎《经释》云：以围三径一之法约之，则大四寸者，径当一寸三分分之少半。《难经》云：一寸半。疑误。

广肠止八分合之一 徐灵胎云：广肠大肠以下至肛门，受秽滓之处，俗名直肠，以其最广，故曰广肠。按：广肠止云受谷，而不及水，义最精细。盖水谷入于大肠之时，已别泌精液，入于膀胱，惟糟粕传入广肠，使从大便出，故不云受水多少也。此义诸家之所未及。简按：王文洁《评林》云：九升三合八分合之一者，盖言九升三合八勺一抄也。此说似不必然，当考。

五丈八尺四寸 张云：乃止合肠胃之数，非若前篇总计唇口咽门而言也。

九斗二升一合合之太半 《四十二难》作八斗七升六合八分合之一。徐灵胎云：《灵·平人绝谷篇》云：九斗二升一合合之太半，乃为合数，而此数则与上文不符，未知何故？或传写之误。

血脉和则 诸本则作利，当改。

神者水谷之精气也 志云：《六节藏象论》曰：五味入口，藏于肠胃，味有所藏，以养五气。气和而生津液相成，神乃自生，故神者水谷之气也。

日再后后二升半 《四十三难》作日再至圊[①]，一行二升半。

七日而死者 马一龙《农说》云：盖此民之生，以食为天，而无谷气七日死者，其天绝也。王芳候云：病人不饮食，七日不死者，米谷留积故也，盖留积则为病矣。简按：三斗五升，兼水谷而为言，则后亦兼大小溲而言也。若唯谷二斗，而大便一日五升，则四日而尽矣。知所谓绝谷者，必兼水饮而在其中也。《汉·食货志》云：今一夫挟五口食人月一石半。又《后汉·南蛮传》：计人禀五升。注云：古升小，故曰五升也，则知人一日食五升也。而七日得三斗五升，则方合其数，而水饮不预焉。七日盖以阴阳五行之数论之耳，七日不食，岂有死者乎？

海论篇第三十三

四海 《书·禹贡》：四海会同。《尔雅·释地》：九夷、八狄、七戎、六蛮，谓之四海。

胃者水谷之海止三里 张云：人受气于水谷，水谷入口，藏于胃，以养五脏气。故五脏六腑之气味，皆出于胃，而胃为水谷之海也。其胃气运行之输，上者在气街，即气冲穴，下者至三里，在膝下三寸。《动脉篇》曰：胃为五脏六腑之海。《太阴阳明论》曰：阳明者，表也，五脏六腑之海也。《痿论》曰：阳明者五脏六腑之海，主润宗筋。

冲脉者止上下廉 张云：此即血海也。冲脉起于胞中，其前行者，并少阴之经挟脐上行，至胸中而散；其后行者，上循背里，为经络之海；其上行者，出于颃颡；下行者出于足，故其输。上在于足太阳之大杼，下在于足阳

———————————

① 圊（qīng，青）：茅厕，厕所。《说文》："厕清也。"

明之巨虚、上下廉。《逆顺肥瘦篇》①曰：夫冲脉者，五脏六腑之海也。

膻中者止**人迎** 张云：膻中，胸中也。肺之所居，诸气者，皆属于肺，是为真气，亦曰宗气。宗气积于胸中，出于喉咙，以贯心脉，而行呼吸，故膻中为之气海。柱骨项后，天柱骨也。《恚忧无言论》曰：颃颡者，分气之所泄也。故气海运行之输，一在颃颡之后，即柱骨之上下，谓督脉之哑门、大椎也；一在颃颡之前，谓足阳明之人迎也。

脑止**风府** 张云：凡骨之有髓，惟脑为最巨，故诸髓皆属于脑，而脑为髓之海。盖，脑盖骨也，即督脉之囟会、风府，亦督脉穴，此皆髓海之上下前后输也。志云：盖谓督脉之百会，督脉应天道之环转覆盖，故曰盖。

气海有余者 马云：有余者，邪气有余而实也；不足者，正气不足而虚也。下文仿此。

悗息 《甲乙》作悗急息。志云：膻中者宗气之所居，上出于喉，以司呼吸。故气海有余者，气满胸中，气息悗乱，气上逆，故面赤也。

不足以言 张云：声由气发，气不足则语言轻怯，不能出声。《脉要精微论》曰：言而微，终日乃复言者，此夺气也。

血海有余止**不知其所病** 张云：形以血充，故血有余则常想其身大。怫，怫郁也，重滞不舒之貌。血不足则常想其身小。狭，隘狭也，索然不广之貌。此皆血海不调之为病，病在血者，徐而不显，故茫然不觉其所病。

自过其度 张云：自有过人之度，而无病也。志云：度，骨度也。简按：《上古天真论》曰：天寿过其度。志注非是。

耳鸣 张云：以髓虚者精必衰，阴虚则耳鸣也。髓为精类，精衰则气去，而诸证以见矣。

审守其输止**必败** 张云：审守其输，谓审察其输穴，如上文也，无犯其害，无盛盛，无虚虚也。志云：审其输，则知其四海之通于经，而经俞之外通于气也。调其虚实，则有余不足自和矣。害谓经气之逆，复则反逆为顺也。

五乱篇第三十四

诸本无篇字。张云：言一时血气之错乱，非宿疾有因之谓，气本五行，故曰五乱。

---

① 《逆顺肥瘦篇》：诸本并作"《顺逆肥瘦篇》"，据《黄帝内经·灵枢·逆顺肥瘦第三十八》改。

何谓相顺 《甲乙》："顺"下有"而治"二字。

清气在阴止**大悗** 马云：悗，音闷。清气宜升，当在于阳，反在于阴；浊气宜降，当在于阴，而反在于阳。营气阴，性精专，固顺宗气以行于经隧之中；卫气阳，性慓悍滑利，宜行于分肉之间。今昼未必行于阳经，夜未必行于阴经，其气逆行，乃清浊相干，乱在胸中，是之谓大闷也。简按：悗，又作鞔。《吕览》：胃充则中大鞔。是也。

接手 《甲乙》：接，作按。

有道止**身宝** 马云：道者脉路也。邪之来也，必有其道，则邪之去也，亦必有其道。审知其道而善去之，斯谓养身之宝。此四语，虽为刺病而发，凡医工能熟玩之，则治病必觅标本，用药必觅经络，真邪必审，补泻不妄，乃为医家切要之法也。张云：道言所由。志云：有道以来者，谓相干之乱气，有道以来，必有道以去，故审知其道，则能分理其阴阳清浊，而为养身之宝。

手少阴心主之输 马云：手少阴心经之输穴神门，手心主厥阴心包络经之输穴大陵。志不言俞穴。

手太阴之荥 马云：手太阴肺经荥穴鱼际。

足少阴输 马云：足少阴肾经之输穴太溪。张云：气在肺而取肾者，以少阴脉贯肾络肺也。

取之足太阴止**三里** 马云：足太阴脾经之输穴太白，足阳明胃经之输穴陷谷，如刺之而邪气不下，当取之足阳明胃经之三里。

取之天[①]**柱**止**足太阳荥输** 张云：天柱、大杼，俱足太阳经穴。不知，不应也，当复取其荥输二穴。通谷，束骨也。志云：上古以和为知。

气在于臂足止**荥输** 张云：臂足之络有血者，必先去其血。在手者取手，在足者取足。手阳明之荥输，二间、三间也。手少阳之荥输，液门、中渚也。足阳明之荥输，内庭、陷谷也。足少阳之荥输，侠溪、临泣也。

徐入徐出止**相逆也** 张云：凡行针补泻，皆贵和缓，故当徐入徐出，在导气复元而已。然补者导其正气，泻者导其邪气，总在保其精气耳。故曰：补泻无形，谓之同精。言本篇之法，非为有余不足而设，特以乱气相逆，但宜导治之如是耳。此因常问补泻，故复及之，以明其义也。

允乎哉《尔雅·释诂》：允，信也。疏，谓诚实不欺也。

---

① 天：原本作"足"，校本并作"天"，据下文"张云：天柱、大杼，俱足太阳经穴"改。

胀论篇第三十五

其脉大止阳为腑 马云：脉见于寸口，其脉大者，以邪气有余也；其脉坚者，以邪气不散也；其脉涩者，以气血涩滞也，故为胀。然脉大而坚者为阳脉，其胀在六腑；脉涩而坚者为阴脉，其胀在五脏也。张云：大都洪大之脉，阴气必衰；坚强之脉，胃气必损。故大坚以涩，则病当为胀。一曰脉病在阴，则胀在脏；脉病在阳，则胀在腑。亦通。

三者皆存焉 《甲乙》：三，作二。是。志云：此病在气而及于脏腑血脉之有形，故三者皆存焉。

郭胸胁 《甲乙》：郭，作廓。张云：排挤于脏腑之外，以胸胁为郭，而居于皮肤之中。是即胀之所舍。

匣匮之藏禁器 《说文》：匣，匮也。又匣匮也，载侗六书，故今通以脏之大者为匮，次为匣，小为椟。简按：禁器，盖禁秘之器。

愿闻其故 马云：此处必阙，乃岐伯言。张、志同。

脏腑之郭也 《甲乙》："郭"上有"城"字。张云：胸腹者，所以保障五内，故为脏腑之郭。

宫城 马云：按黄帝时《本纪》，记其民不习伪，官不怀私，市不预价，城郭不闭，则此时有宫城矣。张云：膻中，胸中也。肺覆于上，膈膜障于下，为清虚周密之宫，心主之所居也，故曰宫城。

胃之五窍者，闾里门户也 张云：闾，巷门也。里，邻里也。《周礼》五家为比，五比为闾，盖二十五家为闾也。《风俗通》曰：五家为轨，十轨为里，盖五十家为里也。胃之五窍，为闾里门户者，非言胃有五窍，正以上自胃脘，下至小肠大肠，皆属于胃，故曰闾里门户，如咽门、贲门、幽门、阑门、魄门，皆胃气之所行也，故总属胃之五窍。

廉泉、玉英 马云：即玉堂，俱任脉经穴。

营气循脉止工在疾泻 《甲乙》：并脉，作并血脉。循分，作循分肉。"三里"上有"取"字。注云：《灵枢》作营气循脉为脉胀，卫气并脉循分肉为肤胀。一下，一本作分。下同。楼氏以此三十九字，移下文"黄帝曰：善，何以解惑"之上，云：原误在"病各有形"之下，"黄帝曰：愿闻"之上，有"三里而泻"之上，当有脱简。《甲乙》云：凡五脏六腑之胀，皆取三里。三里者，胀之要穴也。张云：清者为营，营在脉中，其气精专，未即致胀。

浊者为卫，卫行脉外，其气慓疾滑利，而行于分肉之间。故必出卫气之逆，而后病及于营，则为脉胀。是以凡病胀者，皆发于卫气也，卫气逆而并于脉，复循分肉之间，故为肤胀。三里，足阳明经穴，阳明为五脏六腑之海，而主肌肉。故胀在肌肤者，当以针泻之，一下三下，谓一次再次三次也，盖邪有远近，故泻有难易耳。

肺胀 《金匮要略》云：上气喘而躁者，属肺胀。又云：肺胀咳而上气，烦躁而喘，脉浮者，心下有水气。简按：本节肺胀，盖谓肿胀中属肺者，与《金匮》所论不同。

央央然 张云：困苦貌。

濯濯 张云：肠鸣水声也。马云：按《邪气脏腑病形篇》，有大肠者诸证。与此同。

气癃 张云：膀胱气闭，小水不通也。

轻轻然 《甲乙》作壳壳然。

久塞其空 马云：虚则补之，其穴空，皆正气充塞。志云：塞其空者，外无使经脉肤腠疏空，内使脏腑之神气充足，自无厥逆之患矣。此良工治未病也。《张氏医通》云：按诸胀统言无问虚实，工在疾泻，次云补虚泻实，神归其室，二说相左，其义何居？原夫诸胀之因，良由卫气僭逆，故宜疾泻以下其气，气下则胀消矣。卫为水谷之悍气，常行脉外，不能入于脉，今以僭逆过甚，乃并居营分而入于脉，则为脉胀。卫气并脉循分肉间，则为肤胀。故昭揭于脏腑诸胀之前，且言凡此诸胀，其道在一，故其治总不越针三里，以疾泻之也。明知逆顺者，知胃逆之甚与不甚也。针数不失者，随近远之一下三下也。

然后厥气在下 《甲乙》：后，作而。

乃合为胀 《甲乙》：合，作舍。

合之于真，三合而得 张云：不得其真，所以生惑。胀虽由于卫气，然有合于血脉之中者，在经脉也；有合于脏者，在阴分也；有合于腑者，在阳分也。三合既明，得其真矣。志云：元真之气，通会于腠理，与营卫合并，而充行于形身者也。故营卫二气，合之于真元三合，而得其厥逆之因矣。简按：即上文三者皆存焉之义。

不下者 张云：胀不退也。

陷于肉肓而中气穴者也 张云：上文云，一下三下者，言针当必陷于肉肓，亦必中于气穴，然后可以取效也。张注《痹论》肓膜云：肓者，凡腔腹肉理之间，上下空隙之处，皆谓之肓，不独以胸膈为言。姚氏云：按《金匮玉函》曰：腠者，是三焦通会元真之处。理者，是皮肤脏腑之文理也。夫脏腑之文理，乃脏腑募原之肉理，而肉理之中有脉系，卫气陷于肓膜，而入于脉络，故当取之气穴。王芳侯云：按《素问》有《气府论》《气穴论》，总属手足三阴三阳之经脉，而分府与穴者，谓腑者藏也，压遏血气之藏于内也。穴者窟也，气从此而出入者也。

必更其道　张云：三而不下，必未得其所也，故当更穴再刺之。

必审其胗　张云：唇疡曰胗。盖胀之微甚，必见于唇，故当审之于此，以察其虚实。然胗字未妥，必脉字误也，简按：胗又作疹，即诊同。《难经本义》刘仁木序：胗，胗深浅是也。

五癃津液别篇第三十六

马云：别，彼劣切。内论五液而病为水胀，则必为癃，故名篇。张云：五液者，阴精之总称也。本篇以溺、汗、泣、唾、水，故名曰五。《宣明五气篇》曰：五脏化液，心为汗，肺为涕，肝为泪，脾为涎，肾为唾，是为五液。《决气篇》曰：精、气、津、液、血、脉，其辨有六。又道家曰：涕、唾、精、津、汗、血、液，其名则七，皆无非五液之属耳。志云：水谷所生之津液，各走其道，别而为五，如五道癃闭，则为水胀。五别者，为汗、为溺、为唾、为泪、为髓。五癃者，液不渗于脑而下流，阴阳气道不通，四海闭塞。三焦不泻，而津液不化，水谷留于下焦，不得渗于膀胱，则水溢而为水胀，因以名篇。上章论气胀之因，此章论水胀之因，得其因则知所以治矣。简按：本篇末云：此津液五别之顺逆也。《甲乙》载本篇文，亦云津液五别，此云五癃，未详所取义？疑文字差讹。

为溺与气　马云：天寒则腠理闭，内之气与湿俱不行，其水下留于膀胱，则为前溺与后气耳。

各走其道　张云：五常四海，各因经以受水谷之气味，故津液随化而各走其道。

其流而不行者　《甲乙》：流，作留。张云：周流于血脉之间，而不散行于外，注于脏腑，益于精髓而为之液。志云：流者淖泽注于骨，补益脑髓，灌精而濡空窍者也。

聚沫则痛　张云：或为寒邪所感，则液凝留于肌肉之间，故汁沫聚而为痛。简按：与周痹同义。

为溺其气 张云：腠理闭密，则气不外泄，故气化为水，水必就下，故留于膀胱。然水则气也，水聚则气生，气化则水注，故为溺与气。志云：气者膀胱为州都之官，津液藏焉。气化而出者为溺，藏于膀胱者，化生太阳之气。简按：气未详何气？马为失气，近是，见前。

五脏六腑止**肾为之主外** 张云：此二节言津液之为涕泣也。心总五脏六腑，为精神之主，故耳目肺肝脾肾，皆听命于心。是以耳之听，目之视，无不由乎心也。肺朝百脉而主治节，故为心之相。肝主谋虑决断，故为心之将。脾主肌肉而护养脏腑，故为心之卫。肾主骨而成立其形体，故为心之主外也。

故五脏六腑止**泣出矣** 《甲乙》：与肺，作急肺。似是。泣，作涎。张云：心为脏腑之主，故五脏之系，皆入于心。心之总系，复上贯于肺，通于喉而息由以出，故心悲则系急而肺叶举，液即随之而上溢。然心系与肺，本不常举，故有乍上乍下。当其气举而上，则为咳为泣也，凡人之泣甚而继以嗽者，正以气并于上，而奔遏于肺耳。按：《口问篇》曰：心者，五脏六腑之主也。目者，宗脉之所聚也，上液之道也。口鼻者，气之门户也。故悲哀愁忧则心动，心动则五脏六腑皆摇，摇则宗脉感，液道通，故涕泣出焉。

中热止**故唾出** 张云：此津液之为唾也。虫为湿热所化，常居肠中，胃热则消谷中空，虫行就食，故或上或下，动作于肠胃之间。充郭者，纵满之谓，肠郭则胃缓，胃缓则气逆上行，涎随而溢，故多唾也。按：《宣明五气篇》曰：肾为唾而出曰胃为唾，是胃之与肾，皆主为唾。盖土郁之唾在胃，水泛之唾在肾也。

和合而为膏者 膏，诸本作高，但赵府本、吴本同此。马云：当作膏。张直改作膏。注云：此津液之为精髓也。膏，脂膏也。简按：志以高字释之，义不通。

阴阳不和止**胫酸** 《甲乙》：虚故，作虚则。腰背，作腰脊。张云：阴阳不和，则精气俱病。气病则不摄，精病则不守，精气不相统摄，故液溢于下，而流泄于阴窍，精髓皆减，输泄过度，则真阴日虚，故为腰痛胫酸等病。此劳瘵之所由作也。

阴阳气道止**为水胀** 下泻，诸本作不泻。此字误，当改。张云：此津液之为水胀也。三焦为决渎之官，膀胱为津液之腑，气不化则水不行，所以三焦不能泻，膀胱不能渗而肿胀也。知病所由，故治此皆当以气化为主，试观水潦为灾，使非太阳照临，则阴凝终不能散，泥泞终不能干，能知此义，则知阴阳气化之道矣。

此津液五别之逆顺也　张云：阴阳和，则五液皆精而充实于内；阴阳不和，则五精皆泄而流溢于外，此其所谓逆顺也。

五阅五使第三十七

马云：内有五阅以观五气，及五气为五脏之使，故名。《说文》云：阅，察也。

刺有五官止**五脏之使也**　张云：刺法当知脏气，知脏气当于五官五阅而察之。五官如下文，鼻者肺之官也。阅，外候也。使，所使也。副，配合也。五脏藏于中，五官见于外，内外相应，故为五脏之阅。

令可为常止**必当治里**　张云：可为常者，常行之法。五脏之脉，察于气口。五脏之色，察于明堂，明堂者鼻也。色应其时，乃其常也。然色见于外而病在内，是为经气入脏，故当治里。

阙庭必张止**寿中百岁**　马云：阙者眉间也，庭者颜也，即首面也。出《五色篇》。必开而张，乃立明堂以阅之。明堂者鼻也。其明堂广大而为蕃为蔽者，又见于外，盖颊侧谓之蕃，耳门谓之蔽。耳四周之壁既方，地角之基又高，引垂向外，五色又顺，平博广大，寿当中百岁也。张云：张，布列也。壁，墙壁也。基，骨骼也。引垂居外，谓明显开豁也。此于五色之外，而言其都位之隆厚也。形色皆佳乃为寿征，故中百岁。治，不乱也。中，宜也，堪也。志云：引垂居外者，边陆在外，为中土之保障也。

见此者止**可苦以针**　张云：若此之人，是为血气充实，形色坚固，故刺之则病已，而可苦以针也。然则血气内虚，形色外弱者，其不宜用针可知。緻，音致，密也。

五官　张云：官者职守之谓，所以司呼吸，辨颜色，纳水谷，别滋味，听声音者也。

鼻张　蒋氏《启微》云：人将死则鼻柱曲缩，故孔则张大上向。又云：《周礼》疾医，以五色五气，眡其死生，量之以九窍之变，其斯之谓乎？

眦青　《甲乙》：眦，作目。

颧赤　蒋氏《启微》曰：神将去矣。

颧与颜黑　蒋氏《启微》云：土邪来干，故色黑黄，色现颧颜，肾水将绝反乘心火也。简按：蒋以"黄帝"之"黄"字，接上句释之，误。

五脉安出止**如何** 马云：五常之脉，安所从出？五脏之色，安所从见？其常色见者，而又至于危，皆帝之所疑也。张云：安出安见，言脉色安然无恙也。常色殆者，谓色本如常而身亦危也。此又何如其故？

五官不辨止**况加疾哉** 蒋[①]氏《启微》云：色脉俱安，平人也。有病则死，盖有故焉。五官者，目辨色，鼻辨臭，口辨谷，舌辨味，耳辨声，若不能辨，脏气不全也。阙庭眉额之间，清阳之位，若不开张，阳气薄矣。明堂，鼻也，鼻位中央而属脾，司呼吸而主肺，若其部小，脾肺气衰也。肾为先天之本，其官在耳，蔽为耳门，蕃为颊侧，墙基为耳边，角为耳上角，垂为耳垂珠，皆肾家部分，若卑低窄小，角珠向外，先天之气素薄，若是虽无病苦，亦难以全生，况加之疾乎？望家读此，凡病人诸部狭小者，虽平常殆莫轻治之。简按：埤[②]其墙，墙下无基，乃上文方壁高基之反。垂角去外，乃上文引垂居外之反。当与上文马、张注参考。

腑脏之在中也止**各如其度也** 张云：腑脏居于腹中，各有左右上下之次舍。而面部所应之色，亦如其度，如《五色篇》所谓庭者首面，阙者咽喉之类，皆是也。

逆顺肥瘦篇第三十八

应如失而据，未有坚然者也 马云：若有所失，而据守难坚。张云：言随应而解，若无坚据之难破者也。志云：谓道之幽远难寻。坚，确也。杨氏曰：失坚者，即颜子所谓钻之弥坚，瞻之在前，忽焉在后之意。

检押 张云：规则也。《前·杨雄传》：蠢迪检押。注云：检押犹隐括也，动言由检押也。

平水 马云：万物之平，莫过于水，故曰平水。

逆顺之常也 志云：杨氏曰：规矩方圆，天地之象也。逆顺者，地气左迁，天道右旋也。不用工力者，造化之自然也。

临深决水止**行之逆顺也** 马云：能循其法，譬之临深决水，循掘决冲，而水易竭，经可通也，何也？正以人之气有滑涩，血有清浊，行有逆顺，皆

---

① 蒋：诸本并作"将"，据上文"蒋氏《启微》云"改。

② 埤（pí，啤）：增加。《正韵》："附也，增也，厚也。"

有自然之妙故耳。张云：水有通塞，气有滑涩，血有清浊，行有逆顺，决水通经，皆因其势而利导之耳。宜通宜塞，必顺其宜，是得自然之道也。简按：掘，窟通。载，国策，掘门。注：掘即窟，古字通。

各有数乎 马云：各有刺针之数也。

年质壮大 简按：年质壮大之谓。

广肩腋止**多益其数也** 志云：广肩腋者，广阔于四旁也。项乃太阳之所主，项肉薄而皮厚黑色者，太阳之水气盛也。唇乃脾土之外候，临临然者，土气厚大也。黑者水之色，血黑以浊者，精水之重浊也。气涩以迟者，肌肉厚而气道滞也。夫太过则能与，不及则贪取，贪于取与者，不得中和之道，过犹不及也。张云：临临下垂貌，唇厚质浊之谓，多益其数，即久留也。

肉廉廉然止**而疾之** 马云：廉，薄也。疾，速也。张云：薄唇轻言，肉瘦气少也。若此者刺不宜过，恐其脱损气血，故必浅入其针而速去之也。志云：廉廉，瘦洁貌。简按：廉廉然，瘦臞①而见骨骼。廉，棱也。

刺常人止**无失常数也** 张云：常人者，不瘦不肥之人也。视其白黑者，白色多清，宜同瘦人；黑色多浊，宜同肥人，而调其数也。其端正敦厚者，是即常人之度，当调以常数。刺针深浅常数出《经水篇》。

刺壮士真骨止**浅而疾之** 马本：监监，作坚坚。张云：壮士之骨多坚刚，故曰真骨。监监坚固貌，壮士之辨有二。若坚肉缓节不好动而安重者，必气涩血浊，此宜深刺久留，同肥人之数也。若劲急易发者，必气滑血清，此宜浅刺疾去之，同瘦人之数也。志云：监监者，卓立而不倚也。其人重浊，则气涩血浊；其人轻劲，则气滑血清。盖元真者，乃混然之气，已生之后，而有轻重高下之分焉。简按：劲字马亦为轻之义，似是。

婴儿 志云：此言婴儿未得天真充盛，其肉脆而血少气弱也。襁褓乳养曰婴。简按：刘熙《释名》云：人始生曰婴儿，胸前曰婴，抱之，婴前乳养之，故曰婴，一曰女曰婴，男曰孙。

血清气浊止**经可通也** 马云：气浊之浊当作滑。注云：血清气浊者，疾泻之而邪气遂竭，犹之临深渊以决放其水，不用功力而水可竭也。血浊气涩者，疾泻之而经脉可通，犹之循其所掘之处，仍用力以并掘之，而水可通也，皆指泻法而言，而自然之妙，寓其中矣。张云：血清气滑者，犹临深决

灵枢识

156

---

① 臞（qú，瞿）：消瘦。《说文》："少肉也。"

水，泄之最易，宜从缓治可也。若疾泻之，必致真气皆竭矣。血浊气涩者，犹循掘决冲，必藉人力，但疾泻之，其经可通也。简按：张注是。

手之三阴止走腹 志云：此言手足阴阳之脉，上下外内逆顺而行，应地之经水也。三阴三阳之走，即二卷经脉之行，不必细注。简按：马、张引《经脉篇》，详释之。今从志义。

少阴之脉，独下行何也 张云：足之三阴，从足走腹，皆自下而上。独少阴之脉，若有下行者，乃冲脉也。详如下文。

出于颃颡 张云：其上行者，输在于大抒，足太阳经也，故出颃颡。志云：颃颡者，鼻之内窍，上通天气。简按：《五音五味篇》云：冲脉任脉，皆起于胞中，上循脊里，为经络之海，其浮而外者，循腹右上行，会于咽喉，别而络唇口。颃颡即在咽喉，此其义也。

灌诸精 《甲乙》：精，作阴。

注少阴之大络 马云：肾经之大络曰大钟。

并少阴之经渗三阴 张云：自少阴以渗及肝脾二经，是为三阴，此其所以下行也。

出跗属下 张云：跗属，足掌属也，渗诸络而温肌肉。《动输篇》作注诸络以温足胫，上三节与《动输篇》大同。简按：马云：出于跗上，属于下之涌泉，误矣。跗属亦见《骨度篇》。

故别络结止厥则寒矣 张云：冲脉为十二经之海，故能温肌肉，温足胫，皆冲脉之气也。若冲脉之络，因邪而结，则跗上之经。不动而为厥为寒者，亦冲脉之所致也。

以言导之止逆顺之行也 张云：何以明者，恐人因厥而疑畏也？故先导以言，次切其脉，其有素所必动，而今则非者，如冲阳、太溪、太冲等脉，当动不动，乃可知其不动者为逆，动者为顺，而其厥逆微甚，可以明矣。

血络论第三十九

奇邪 张云：即《缪刺论》所论奇病也，在络不在经，行无常苦，故曰奇邪。

血络 志云：血络者，外之络脉、孙脉，见于皮肤之间，血气有所留积，则失其外内出入之机。

血少黑 《甲乙》：少，作出。是。

苍苍者 《甲乙》："者"上有"然"字。是。

烦悦 诸本：悦，作悗。此本误，当改。

脱气则仆 张云：气虽盛而血则虚者，若泻其气，则阴阳俱脱，故为仆倒，

久则为肿 志云：其不新饮者，身中有水，久而为肿，盖言血乃水谷之津液所化，若不新饮而出为汗者，乃身中之水也。简按：此答上文"半为汁者"之问也。肿，乃水肿之谓。

气先行故肿 简按：此答上文"发针而肿者"之问也。肿乃针痕肿起之谓，与上节异义。

刺之血出多，色不变 《甲乙》无"血出多色"四字。简按：此答上文"而色不变，而烦悗者"之问也，乃"血出多"三字衍文。

故烦闷 张本：闷，作悗。

阴阳俱有余 张云：经络之病，俱有余。

相之奈何 马云：相，视也。

血脉者止**各如其度** 《甲乙》：无"者"字。则而，作刺而。马云：此言视血络之法也。则，侧同，必侧其针，以迎而泻之。志云：盛坚横以赤者，血盛于脉中也。上下无常处者，血气之流行也。小者如针，留血之在孙络也；大者如筋，留血之在经隧也；数者血脉出入之度数。张云：若失其数，而反其法，则为仆为脱，为虚为肿等证，各如刺度以相应也。

肉著 马云：著，着同。张云：肉著者，吸著于针也。针入而热，肉必附之，故紧涩难转而坚不可拔也。

阴阳清浊篇第四十

诸本无篇字。马云：阴阳者，阴经阳经也。阴经受清气，阳经受浊气，故名篇。

夫一人者止**其合为一耳** 张云：察之一人，亦有乱气，况天下乎？故推于一人，即可以知天下。然则人以血气本不一，而不一之理则一也。

受谷者浊，受气者清 马云：凡人身之气，始时受谷气者，六腑也其腑为浊。继而谷气化为精微之气，从上而出，则受此精微之气者，五脏也，其脏为清。张云：人身之气有二，曰清气，曰浊气。浊气者，谷气也，故曰受谷者浊；清气者，天气也，故曰受气者清。二者总称真气。《刺节真邪篇》

曰：真气者所受于天，与谷气并而充身也。《五味篇》曰：天地之精气，其大数常出三入一，故谷不入半日则气衰，一日则气少矣。是指入者为天气，出者为谷气。

清者注阴止**命曰乱气**　《甲乙》作清而浊者，下行于胃。是。张云：喉主天气，故天之清气，自喉而注阴，阴者止藏也；咽主地气，故谷之浊气，自咽而注阳，阳者六腑也。浊之清者，自内而出，故上行；清之浊者，自外而入，故下行。一上一下，气必交并，二者相合，而一有不正则乱气出乎其中矣。汪云：本经俱言阳清阴浊，此言阴清阳浊者，盖以脏阴而腑阳，脏清而腑浊也。

浊者有清，清者有浊　《甲乙》二者当作中。

气之大别止**内精于海**　张云：大别言大概之分别也。上文以天气谷气分清浊，而此言清中之浊，浊中之清，其所行复有不同也。清者上升，故注于肺；浊者下降，故走于胃。然而浊中有清，故胃之清气，上出于口，以通呼吸津液；清中有浊，故肺之浊气，下注于经，以为血脉营卫。而其积气之所，乃在气海间也，上气海在膻中，下气海在丹田。

何太阳浊甚乎　诸本无太字，《甲乙》浊作独。

手太阳止**独受其浊**　张云：手太阳小肠也，小肠居胃之下，承受胃中水谷，清浊未分，秽污所出。虽诸阳皆浊，而此其浊之浊者也。故曰：独受阳之浊，手太阴肺也。肺者五脏六腑之盖也，为清气之所注，虽诸阴皆清，而此其清之清者也，故曰独受阴之清。其清者上走空窍，此即上文胃之清气，上出于口。肺之浊气，下注于经之义，足太阴脾也。胃司受纳水谷，而脾受其气以为运化，所以独受其浊，而为清中之浊也。志云：空窍者，皮毛之汗空也。手太阴主周身之气，走手空窍，以司呼吸开阖，应天之道也。小肠受盛糟粕，济泌别汁，化而为赤，下行于十二经脉，应地之道也。脾为仓廪之官，主输运胃腑水谷之精汁，故诸阴皆清，而足太阴独受其浊。

清者其气滑止**调之也**　张云：此又以针下之气，言清浊阴阳也。清者气滑，针利于速；浊者气涩，针利于迟。阴者在里，故宜深而留之；阳者在表，故宜浅而疾之。其或清中有浊，浊中有清，乃为清浊相干，当察其孰微孰甚，而酌其数以调之也。志云：以数调之，与《逆顺篇》之无失常数同义。简按：《逆顺肥瘦篇》曰：血浊气涩者，深而留之；血清气滑者，浅而疾之。与本节之义不同，马、张以表里解之，似牵强焉。岂本节阴阳字互误耶？

阴阳系日月篇第四十一

诸本无篇字。马云：日者即历书之十日也，月者即历书之一月也。天与人之阴阳和合，而足经应月，手经应日，故名篇。

腰以上为天止**故在上者为阳** 张云：日为阳精，故日主火；月为阴精，故月生于水。日为阳，阳数五，五者中数之奇也。二五为十，故旬有十日，而纪日者，所以作十干也。月为阴，阴数六，六者中数之偶也。二六一十二，故岁有十二月，而纪月者，所以作十二支也。共合于人，则腰以上为天，腰以下为地。手在腰之上，故属阳，而左右共十指，所以应十日也。足在腰之下，故属阴，而左右共十二经，所以应十二月也。

寅者正月之生阳也止**故曰厥阴** 张云：此言十二支为阴，足亦为阴，故足经以应十二月也。然一岁之中，又以上半年为阳，故合于足之六阳；下半年为阴，故合足之六阴。人之两足，亦有阴阳之分，则左为阳，右为阴，以上下半年之阴阳，而合于人之两足。则正二三为阳中之阳，阳之进也，故正月谓之生阳，阳先于左而后于右，故正月主左足之少阳，二月主左足之太阳，三月主左足之阳明。四五六为阳中之阴，阳渐退，阴渐生也，故四月主右足之阳明，五月主右足之太阳，六月主右足之少阳。然则一岁之阳，会于上半年之辰巳二月，是为两阳合于前，故曰阳明，阳明者，言阳盛之极也。七八九为阴中之阴，阴之进也，故七月谓之生阴，阴先于右而后于左，故七月主右足之少阴，八月主右足之太阴，九月主右足之厥阴。十月，十一月，十二月，为阴中之阳，阴渐退，阳渐生也，故十月主左足之厥阴，十一月主左足之太阴，十二月主左足之少阴，然则一岁之阴会于一半年之戌亥两月，是为两阴交尽，故曰厥阴，厥者尽也，按：原见王冰《阴阳离合》注。阴极于是也。此总计一岁阴阳之盛衰。故正与六合，二与五合，三与四合，而阳明合于前也；七与十二合，八与十一合，九与十合，而厥阴合于后也。非如六气，厥阴主风木，阳明主燥金者之谓。志云：《脉解篇》曰：正月太阳寅，寅太阳也，厥阴者辰也，阳明者午也，少阳者申也，少阴者戌也，太阴者子也。而本篇又以寅末主少阳，卯午主太阳，辰巳主阳明，申丑主少阴，酉子主太阴，戌亥主厥阴。《经脉别论》：以肝木主春，心火主夏，脾土主长夏，肺金主秋，肾水主冬，木火土金水，此后天之五行也。

甲主左手之少阳止**壬生左手之太阴**　张云：此言十干为阳，手亦为阳，故手经以应十日也。十日之中，主前者水火土为阳，居后者金水为阴，阳以应阳经，阴以应阴经，亦如足之与月也。故甲主左手之少阳，乙主左手之太阳，丙主左手之阳明，己主右手之少阳，戊主右手之太阳，丁主右手之阳明。十干之火，在于丙丁，此两火并合，故为阳明也。自己以后，则庚辛壬癸，俱金水为阴，故庚主右手之少阴，辛主右手之太阴，癸主左手之少阴，壬主左手主太阴。第足言厥阴，而手不言者，盖足以岁言。岁气有六，手以旬言，旬惟五行而已。且手厥阴者，心包络也，其脏附心，故不言耳。

故足之阳者止**腰以下者为阴**　张云：此即两仪四象之道，阴中无太阳，阳中无太阴。故足为阴，而阴中之阳，惟少阳耳；阴中之阴，惟太阴也。手为阳，阳中之阴，惟少阴耳；阳中之阳，则太阳耳。故以腰之上下分阴阳，而手配十干，足配十二支，而三阴三阳，各有所属焉。可见腰以上者，阳中亦有阴；腰以下者，阴中亦有阳也。

其于五脏也止**肾为阴中之太阴**　张云：五脏以心肺为阳，故居膈上而属手经；肝脾肾为阴，故居膈下而属足经。然阴阳之中，又有阴阳之分，亦如上节手足之义。故《金匮真言论》曰：阳中之阳心也，阳中之阴肺也，阴中之阴肾也，阴中之阳肝也，阴中之至阴脾也，义与此同。

正月二月止**无刺左足之阴**　张云：人气所在，不可以刺，恐伤其王气也。按：本篇但言人气在足之刺忌，而不言手者，盖言足之十二支，则手之十干可类推矣。故甲乙丙在左手之少阳太阳阳明，己戊丁在右手之少阳太阳阳明，庚辛在右手之少阴太阴，癸壬在左手之少阴太阴，皆不可以刺也。

此天地之阴阳也止**此之谓也**　张云：天地之阴阳，言变化之多也。夫干支手足者，分上下也。左右少太者，辨盛衰也。今甲为天下之首，故当主左手之少阳，非四时五行之次，厥阴风水之列也。且夫阴阳之道，有名无形，可以十，可以百，可以千，可以万，左右逢源，无非其道，故不可以执一论之。马云：按数之可十四句，又见《素问·阴阳离合论》《五运行大论》，朱济公有名无形者，以无形而合有形也。

病传篇第四十二

马云：篇内大气入脏，先发于何脏，何日传何脏？即《素问·病传论》之所谓病传也，故以病传名篇。然《素问》以论《标本病》传为一篇，本经以病本论标本，以病传论病之所传，分为二篇。

导引行气　简按：巢《源》有虾蟆行气。

乔摩　《甲乙》作按摩。马云：乔，跷同。

饮药之一者，可独守耶　《甲乙》无之字。简按：据《甲乙》药下句，义尤明显。

诸方者止**万物毕者也**　张云：谓当因人所宜以施治，是众人各有其方也。人得其一，则万变之道可毕矣。《移精变气论》曰：治之极于一，即此谓也。

倾移之过　马云：大抵《内经》谓病为有过。

其如且醒　诸本：且，作日。此字误，当改，下同。《甲乙》：作旦，亦通。

彼而服之　马云：果能佩而服之，则神自生，而与道俱成。

可著于竹帛，不可传于子孙　马云：可著于竹帛，传之天下后世。盖上达必由心悟，可以待其人而后行也，虽子孙亦不可传之。犹梓匠轮舆，能使人规矩，不能使人巧，故父不得以私诸子也。张云：昭乎如醒，道之明也。窘乎如瞑，察之难也。著之竹帛，则泽及于人，传之子孙，则道私于己，故不可也。

瘏①**乎**　诸本：作暗乎，此字误，当改。

折毛发理　志云：毛发折而腠理开，开则邪从毛发入，入则抵深而入于腠理，是以正气横倾。

血脉传溜　《甲乙》：溜，作留。志云：传流于血脉而入脏，则伤神。

大气入脏，腹痛下淫　马云：大邪入脏，而腹痛下传，诚有易死难生者。张云：大气，大邪之气也。凡邪之中人，暗乎其无声，不可得而闻也；漠乎其无形，不可得而见也。至其绝则为折毛发理，正气横倾等证，故有死无生也。

病先发于心止**夏日中**　张云：病发于心而得于肺，火乘金也；三日而金复乘木，故传之肝也；五日而木复乘土，故传之脾也；再三日而邪气不退，其甚则死冬月夜半，水旺之极也。夏月日中，火旺之极也，心火畏水，故冬则死于夜半；阳邪亢极，故夏则死于日中。盖衰极亦死，盛极亦死，有所偏

---

① 瘏（tú，徒）：疲劳致病。《说文》："病也。"

胜，则有所偏绝也。五行之气，无不皆然。下文之义，皆仿此。马云：《素问·标本病》《传论》言病，本篇言脏，其实病即脏之病也。

病先发于肺止夏日出　张云：自肺而肝，自肝而脾，皆传所胜也。自脾而胃，表里相传也。肺邪旺于申酉，故冬则死于日入；金气绝于寅卯，故夏则死于日出。杨元如云：按止言冬夏而不言春秋者，四时之气，总属寒暑之往来。夜半日中，阴阳之分于子午也；日出日入，阴阳之离于卯酉也。病传之一三五日者，乃天之奇数，盖五脏生于地之五行，而本于天干之所化。简按：病传日数，未详本于何义？杨说难通。

病先发于肝止夏早食　张云：此肝木传土，而土邪复传水脏也。水受伤者金胜则危，故冬畏日。入肝发病者，木衰则剧，故夏畏早食时也。马云：冬之日入在申，以金旺木衰，故冬死于日入；夏之早食在卯，以木旺亦不能扶，故夏死于早食也。

病先发于脾止夏晏食①　张云：此土邪乘水而表里俱相传也。人定在亥，而土病于冬者畏之，寒水反能侮土也。晏食在巳，而脾病于夏者畏之，以戊己旺乡，而合邪为患也。杨元如云：膂膀胱者，膀胱附于脊背之膂筋也。是以三日而之膂膀胱，则背膂筋痛。见《标本病》《传》篇。小便闭，人定在寅，水旺而土绝也。夏之晏食在亥，水泛而土败也。马云：冬之人定在亥，以土不胜水，故冬死于人定；夏之晏食在寅，以木来克土，故夏死于晏食也。简按：晏，《玉篇》：晚也。《淮南·天文训》：日至于桑野，是谓晏食。盖以理推之，人定在亥，晏食在戌。见《标本病》《传》高注。

病先发于胃止夏日昳　张云：此土邪传水，而水复传火，故自膀胱以及于心也。《标本病传论》曰：冬夜半后丑也，夏日昳未也，皆土旺之时，故胃病逢之，气极则败。志云：昳，音笛，日昃也。

病先发于肾止夏早晡　早，马、张、志作晏，他本并作早。简按：据《标本病传论》作晏，为是。张云：此水病乘火，则表里皆相传也。大晨，辰刻也，为水之库。晏晡，戌时也。土能伐水，故病发于肾者，不能出乎此也。马云：冬之大明在寅末，夏之晏晡以向昏，土能克水，故冬死于大晨，而夏死于晏晡也。

病先发于膀胱止夏下晡　张云：此亦水火二脏，自表而里之相传也。冬之鸡鸣在丑，阴之极也；夏之下晡在未，水所长也。膀胱为水府，故其盛极

---

① 晏食：晚食。

衰极，皆能死。志云：冬鸡鸣，夏下晡，即上节大晨晏晡之时也。按五脏相传，而有膀胱胃腑者？胃居中央，为水谷之海，乃五脏之生原，太阳为诸阳主气也。简按：《甲乙》合本篇，及《标本病传论》，成篇当参考。

诸病以次相传止**乃可刺也**　志云：《玉机真藏论》曰：五脏相通，移皆有次；五脏有病，则各传其所胜。病之且死，心先传行，至其所不胜病乃死。故如是者，乃逆传其所胜，皆有死期，不可刺也。如间一脏者，乃心传之肝，肺传之脾，子行乘母也。间二脏者，心传之脾，肺传之肾，乃母行乘子，子母之气，互相资生者也。间三脏者，心传之肾，肺传之心，从所不胜来者，为微邪也。按：五脏间传，止有间三而无间四。所谓间四脏者，以脏传之腑，而腑复传之于他脏，盖腑亦可以名脏也。马云：《难经·五十三难》：七传者死，间脏者生。与此篇大义同。

淫邪发梦篇第四十三

灵枢识

诸本无篇字。马云：内有淫邪泮衍，使人卧不得安而发梦，故名篇。

164

淫邪泮衍　张云：言奇邪为梦，变幻无穷也。简按：泮，散也。《诗邶风》：迨冰未泮。

正邪从外袭内止**喜梦**　反淫，《千金》作及淫。张云：正邪者，非正风之谓。凡阴阳劳逸之感于外，声色嗜欲之动于内，但有干于身心者，皆谓之正邪。亦无非从外袭内者也，惟其变态恍惚，未有定舍。故内淫于脏，则于营卫魂魄，无所不乱，因令人随所感而为梦。

下甚则梦随，盛饥则梦取　《甲乙》：下甚，作下盛。盛饥，作甚饥。马云：甚，当作盛。盛，当作甚。

肺气盛止**飞扬**　张云：肺在志为忧，故梦恐惧哭泣。肺主气，故梦飞扬。

身体重不举　《甲乙》："重"下有"手足"二字。

两解不属　张云：腰为肾之府，故若腰脊不相连属。

凡此十二盛者　马云：凡此十二盛者，在腑则有余于外，在脏则有余于内。凡有梦至时，即知其邪之在何脏腑，遂用针以泻之，其邪可立已矣。盖腑梦泻腑，脏梦泻脏也。

厥气客于心　志云：夫邪之所凑，其正必虚。上章论邪气之有余，此论正气之不足，厥气者虚气，厥逆于脏腑之间，客者薄于脏腑之外也。

坏屋风雨　张云：脾属土，其主湿也。

梦游行　张云：膀胱为足之太阳经，属三阳之表也。马云：以膀胱经遍行头项背腰胻足也。

梦田野　马云：以大肠为传导之官，其曲折广大，似田野也。志云：田野者，水谷之所生也。大肠为传导之官，主受水谷之余，济泌别汁。止梦见田野者，大肠之气虚也。

聚邑冲衢[①]　《甲乙》：冲衢，作行街。马云：梦会聚之邑居，或冲要之道衢，以小肠为受盛之官，其物之所聚，似邑衢也。简按：冲，《说文》：通道也，与街同义。气冲，一名气街，可证。

自刳　张云：胆主决断，其气刚也。刳，音枯，剖腹也。

窌苑中　《千金》作池渠穿窌。张云：窌，窖同。志云：窌，音教，地藏也。简按：《考工记》：囷窌仓城。注：穿地曰窌，音教。窌，《说文》：陷也。窊，音乌爪切，音洼，凹也。苑，疑字误。

拜起　《甲乙》：起，作跪。

客于胞直，则梦泄便　《甲乙》：泄便，作溲便利。张云：胞，溲脬也。直，大肠也。在前则梦泄，在后则梦便。志云：客于胞则梦泄前溺，客于直肠则梦后便。

凡此十五不足者　道藏本、正脉本：十五作有数。马云：凡此十五不足者，在腑则不足于内，在脏则不足于外。凡有梦至时，即知其邪之在何脏腑，遂用针以补之，其邪可立已矣。盖腑梦补脏，脏梦补腑也。简按：此篇论梦，与《素问·脉要精微论》《方盛衰论》，及《列子·穆王》篇少异，当参考。

顺气一日分为四时篇第四十四

夫百病止**得脏而有名**　马云：夫百病必始于外感内伤，故燥湿寒暑风雨者，外感也；阴阳喜怒饮食居处者，内伤也。邪气相合于脏而病形成，得其分脏而病名别。张云：气合而有形，脉证可据也；得脏而有名，表里可察也。

旦慧昼安，夕加夜甚　《春秋繁露》云：病者至夜而病愈甚，出《同类相动》篇。

[①] 衢（qú，瞿）：四通八达的大路。《尔雅·释宫》："四达谓之衢。"

春生夏长止**故甚也** 张云：春之生，阳气升也；夏之长，阳气盛也；秋之收，阳气降也；冬之藏，阳气伏也。是气之常，皆以阳气为言也。天地之交，四时之序，惟阴阳升降而尽之矣。自子之后，太阳从左而升，升则为阳；自午之后，太阳从右而降，降则为阴。大而一岁，小而一日，无不皆然。故一日亦分四时也，朝时太阳在寅卯，自下而上，在人应之，阳气正升，故病气衰而旦慧；日中太阳在巳午，自东而中，在人应之，阳气正盛，故能胜邪而昼安；夕时太阳在申酉，由中而昃，在人应之，阳气始衰，故邪气渐盛，而暮加重；夜半太阳在戌亥，自上而降，在人应之，阳气伏藏，邪气正盛，故夜则甚。盖邪气之轻重，由于正气之盛衰，正气者阳气也，升则从阳，从阳则生，降则从阴，从阴则死，天人之气，一而已矣。

其时有反者何也止**逆者为粗** 独主甚病，诸本作独主其病，此本误，当改。马云：帝疑病有旦昼，或加或甚，而夕夜或慧或安者。故伯言此乃脏气独主其病，而不应一日分为四时之气也。如脾病不能胜旦之木，肺病不能胜昼之火，肝病不能胜夕之金，心病不能胜夜之水，故为加为甚也。若人之脏气，能胜时之气，如肺气能胜旦之木，肾气能胜昼之火，心气能胜夕之金，脾气能胜夜之水，故至昼慧旦安也。治之者，能顺其时。如脾病不能胜旦之木，则补脾而泻肝；肺病不能胜昼之火，则补肺而泻心；肝病不能胜夕之金，则补肝而泻肺；心病不能胜夜之水，则补心而泻肾。斯病可与期也，彼粗工者，则逆之而已，恶足以知此。

五脏有五变止**以应五时** 志云：五脏有五变者，有五时五行五音五色之变异。五变有五输者，一脏之中，有春刺荥，夏刺输，长夏刺经，秋刺合，冬刺井之五输，故五五有二十五输，以应五时也。

肝为牡脏 张云：肝属木，为阴中之少阳，故曰牡脏。

心为牡脏 张云：心属火，为阳中之太阳，故曰牡脏。

脾为牝脏 张云：脾属土，为阴中之至阴，故曰牝脏。

肺为牝脏 张云：肺属金，为阳中之少阴，故曰牝脏。

肾为牝脏 张云：肾属水，为阴中之太阴，故曰牝脏。按：五脏配合五行，而惟肝心为牡脏，脾肺肾皆为牝脏，盖木火为阳，土金水皆为阴也。

黄帝曰：以主五输奈何 马云：缺"岐伯曰"，张、志同。

脏主冬止**秋刺合** 张云：五脏主藏，其气应冬，井之气深，亦应于冬，故凡病之在脏者，当取各经之井穴也。五色蕃华，其气应春，荥穴气微，亦应乎春，故凡病见于色者，当取各经之荥也。五时长养，其气应夏，输穴气盛，亦应于夏，故凡病之时作时止者，当取各经之输也。五音繁盛，气应长夏，经穴正盛，亦应长夏，故凡病在声音者，当取各经之经也。五味成熟，以养五脏，其气应秋，合穴气敛，亦应于秋，故凡经满而血者病在胃，及因饮食内伤者，当取各种之合也。按：本篇五时之刺，以应五输者，冬刺井，春刺荥，夏刺输，长夏刺经，秋刺合者，以井应冬，荥应春，输应夏，经应长夏，合应秋也。如《本输》《四时气》《水热穴》等论所载，皆同，不可易者。考之《六十五难》曰：井者东方春，合者北方冬也。《七十四难》曰：经言春刺井，夏刺荥，季夏刺俞，秋刺经，冬刺合。皆与本经不合，必《难经》之误也。当以本经为正，不可不辨。

以经合之 张云：上文止言五脏五输，以应五时，而不及六腑之原者，盖原合于经，不复应时。如长夏之刺经，则原在其中，应其数矣，是即六腑之六输也。按：《本输篇》所载，六腑之原，在《九针十二原篇》，即谓之腧。故《六十六难》曰：以腧为原也。后世针灸诸书宗之，皆言阳经之腧即为原，故治腧即所以治原；阴经之腧并于原，故治原即所以治输。今此节云，以经合之，以应其数，然则经原腧三穴相邻，经亦可以代原矣。

经满而血者病在胃 《甲乙》注：经，作络。胃，作胸。志云：肺与阳明主秋金之令，饮入于胃，上输于肺，食气于胃，淫精于脉，脉气流经，经气归于肺，肺朝百脉，输精于皮毛，毛脉合精，行气于肺，而通于四脏。是入胃之饮食，由肺气通调输布，而生此荣卫血脉，故经满而血者，病在胃。饮食不节者，肺气不能转输而得病也。按：《灵》《素》经中，凡论五脏必兼论胃腑，以胃为五脏之生原也。肺与阳明，并主秋令。此章以腑合脏，而脏合于四时。五行味主秋，则秋令所主之脏腑，皆隐于中矣。简按：以阳明配秋，盖出于运气，疑非经旨。此节马、张不释，姑仍志注。

是谓五病也 诸本：病，作变。此依张本，误，当改。

外揣篇第四十五

马云：内有司内揣外，故名篇。《说文》云：揣，量也。《六书统》云：凡称量忖度，皆曰揣。

授其调 张云：调，法度也，言颇得其详也。

夫九针者止可乎 张云：始于一，终于九者，尽天地之大数也，针数应之。故小则无内，大则无外，深则无下，高则无上。其于天道人事，四时之变，无所不合，故散之则杂如毫毛，约之则浑束为一，一者欲得其要也。

夫治国者止**为一乎** 张云：至大至小，至浅至深，无不有道存焉。故治国者有道，治针亦有道，必知乎道，乃可万变而为一矣。

动摇则应知 张云：有动则有应，有应则可知，惟其至明，故能尽得其情。

合而察之，切而验之，见而得之 马云：合阴阳而察之，切阴阳而验之，见阴阳而得之。张云：合而察之，参合阴阳而详察也；切而验之，从其切要而辨证也。故可见可得，如清水明镜之无所失也。

五音不彰止**影之似形** 张云：五音五色见于外，因藏气而彰明也。五脏之气藏于内，因形声而发露也。外之不彰不明者，知内之波荡也。即如鼓非桴也，得桴而后鸣响，非声也。得声而后应影，非形也。得形而后见，是皆内外相袭而然。袭，因也。马云：五脏在人身者如水波，荡然紊乱无纪。

故远者止**弗敢使泄也** 张云：揣，推测也。司，主也。远者主外，近者主内，察其远能知其近，察其内能知其外。病变虽多，莫能蔽吾之明矣。内外远近，无所不知，以其明之至也。阴阳之道，尽于此矣。天地虽大，又安能出于是哉。马云：人身之音与色，是之谓远可以言外也，而即外可以揣五脏之在内者；人身之五脏，是之谓近可以言内也，而即内可以揣音与色之在外者。此乃阴阳之极，天地之秘，盖不可以轻泄之乎。《刺节真邪》论、及《素问·灵兰秘典论》，皆藏此室。简按：司，伺通。汉灌夫，传外后亦已使侯司。

五变篇第四十六

诸本无篇字。马云：末节有五变之纪，故名篇。

百疾之始期也 《广韵》云：期，限也。

避者得无殆 张云：殆，危也。天非求人，而人自犯之，所以有少病病多者，亦在乎人之慎与不慎耳。

斧斤 《释名》云：斧，甫也。甫，始也。凡将器，始用斧伐木已乃制之也。斤，釿同。《释名》云：所以平灭斧迹也。

木之阴阳 志云：阴阳者，木之枝干皮肉也。简按：《周礼·考工记》：

凡斩毂之道，必矩其阴阳。阳也者^①，积^②理而坚；阴也者^③，疏理而柔。

夫木之早花止**况于人乎** 张云：此言木之凋残，各有所因，以方人之疾病，亦无不有所致之也。萎，音威，蔫枯也。蔫，音烟，物不鲜而色败也。溃，音会，坏烂也。漉，音鹿，水湿貌。杌，音兀，木之无枝者也。马云：湿腐为漉。

故常为病也 张云：木有坚脆，所以伤有轻重；人有坚脆，所以病有微甚。故虽同时遇风，而有受有不受，此病之所以异也。

风厥漉汗 《甲乙》作风洒洒汗出。马云：《素问阴阳别论》《评热病论》，皆有风厥。《素问疟论》，及本经《逆顺篇》，皆言无刺漉漉之汗，则风厥者其汗必漉漉然也。朱长春云：此言皮不致密，肉理粗疏，致风邪厥逆于肉，而为漉漉之汗。盖津液充于皮腠之间，皮溃理疏，则津泄而为汗矣。

腘肉不坚止**此言其浑然者** 《甲乙》：腘，作䐃。"肉理粗疏"四字，作"肉不坚肤粗"五字。"疏"下有"也"字，"此言"以下六字，无"无分理者"。诸本："理"下更有"理"字。马云："理者"之"理"，当作衍，张因删之，此本仍张本。马云：腓肠之上，膝后曲处为腘，乃委中穴所在也。其肉不坚，而无分理者，其理必粗，粗理而皮不坚致，则一身之腠理必疏，所以善病风厥也。此乃言其肉之浑然者，则皮必密，理不疏，尚何病风之有？简按：《甲乙》作䐃为是，以䐃肉候通身之肌肉，见《本脏》等。诸家以腘释之，非也。浑然即无分理之谓，马反为理不疏之义，志亦为浑然汗出，并误。

五脏皆柔弱者止**肌肉弱者也** 《甲乙》："必"下无"有"字。冲，作衡。注云：《太素》：逆留作留积。又《甲乙》：腠皮充肌，作肤皮充胀。志云：消瘅者，瘅热而消渴消瘦也。《邪气脏腑篇》曰：五脏之脉微小为消瘅。盖五脏主藏精者也，五脏皆柔弱，则津液竭而善病消瘅矣。夫形体者，五脏之外合也，薄皮肤而肌肉弱，则五脏皆柔弱矣。夫柔弱者必有刚强，谓形质弱而性气刚也，故此人皮肤薄而目坚固以深者，其气有长冲直扬之势，其心刚，刚则多怒，怒则气上逆，而血积于胸中，马云：《素问·生气通天论》曰：大怒则形气绝，而血菀于上。气逆留则充塞于肌肉，血蓄积则脉道不行，血气留积，转而为热，热则消肌肤，故为消瘅。此言其人暴刚而肌肉弱者也，盖肌肉弱

^① 阳也者：疑衍"也"。
^② 积（zhěn，缜）：细密。《正韵》："丛致也。"
^③ 阴也者：疑衍"也"。

则五脏皆柔，暴刚则多怒而气上逆矣。张云：目坚固而视直扬者，其心必刚，冲者目光突露之谓。臁，宽同。简按：冲，作衡。似是。《论勇篇》亦云：勇士者目深，以固长衡直扬是也。《前王莽传》：肝衡厉色，振扬武怒。注：眉上曰衡。肝衡，举目扬眉也。又蔡邕《释诲》：扬衡含笑，臁字书体也。又与臁同，义难叶。

小骨弱肉者，善病寒热 张云：骨属肾，肉属脾，皆至阴之所在也。阴不足，则阳邪易以入之，故善病寒热。

颧骨者止**故善病寒热也** 《甲乙》：殆，作始。志云：夫肾主骨，颧者肾之外侯也。故颧骨为骨之本，颧大则周身之骨皆大，颧小则知其骨小也。䐐者肉之指标也，懦懦柔弱也，臂薄者股肱之大肉不丰也。地色者地阁之色，殆不与天庭同色，此土气之卑污也。髓者骨之充也，骨小则其髓不满矣。夫在外者皮肤为阳，筋骨为阴，骨小皮薄，则阴阳两虚矣。阳虚则生寒，阴虚则发热，故其人骨小皮薄者，善病寒热也。张云：懦：儒、糯、软、三音。简按：寒热谓虚劳寒热，《内经》言寒热者皆然。

粗理止**各视其部** 《甲乙》：无者各二字，"部"上有"三"字。张云：肉不坚，则风寒湿邪易以入也，人之上下左右虚实，自有不同，故当各视其部。

病肠中积聚者止**大聚乃起** 《甲乙》：乃伤，作乃作。稍至，作稍止。马云：恶者犹俗云不好也。朱永年云：此言善病肠中积聚者，以肠胃之恶也。夫皮肤薄而气不充，身泽毛肉不坚，而津液不能淖泽，如此则肠胃恶。盖津液血气，肠胃之所生也，恶则邪气留止，而或积聚，乃伤脾胃之间，若再饮食之寒温不节，邪气稍至，即蓄积而大聚乃起，夫肠乃肺之合，而主皮主气，胃乃脾之合，而主肉主津，故皮肤薄而肉不坚，则气不充而津液不淖泽矣。气不充而液不泽，则皮毛开而腠理疏，疏则邪气留止，渐溜于肠泽之间，而成积聚矣。马云：大义详见《百病始生篇》。简按：马云：其肉不坚而反为淖泽，淖泽者推之则移也，此以淖泽为柔脆之义也。张云：淖泽者湿滞多也，考《内经》中淖泽多见诸篇，然未见为柔脆之义，若依张说，而为湿滞多，则与皮肤薄而不泽相反，故朱带坚上不学而读，更添一不字而释之，义觉分晓。

先立其年止**五变之纪也** 张云：先立其年，则五运六气各有所主，故知其时。凡病遇生旺则时之高也，故可以起，起言愈也；如逢衰克，则时之下也，病当危殆矣。《六元正纪大论》亦曰：先立其年，以明其气，虽非衰克陷下之时，而年有所冲，则气有所通，其病亦因而起，此非上文之所谓起也。如水火相冲，火当畏水，金木相冲，木当畏金，然火胜则水亦病，木胜则金亦病，故有以金形之人，而反病于丁壬年者，有以木形之人而反病于甲巳年者，是谓因形生病，五变之纪也。简按：本节诸家并以运气家之言而解之，然运气之说，昉于唐以后，乃不可以彼解此，必别有义之所存，俟考。

本脏篇第四十七

诸本无篇字。马云：内推本脏腑吉凶善恶，故名篇。

奉生而周于性命者也　张云：奉，养也。周，给也。人身以血气为本，精神为用，合是四者，以奉生而性命周全矣。

经脉者　张云：经脉者即营养之道。营，运也。濡，润也。营行脉中，故主于里而利筋骨。

温分肉　张云：肉有分理，故云分肉。卫行脉外，故主表而司皮毛之开阖。

御精神，故魂魄，适寒温　张云：御，统御也。适，调燮①也。

营覆阴阳　张云：覆，包藏也。

精神专直　张云：专直如《易系》所谓其静也专，其动也直，言其专一而正也。

无以相倚也　张云：倚，偏也。一曰当作异。

参天地，测阴阳而运四时　运，诸本作连，唯志作运。张云：副，配也，连通也。

化五节　张云：应五行之节序，而为之变化也。

凡此二十五者各不同　《甲乙》"四"下有"变"字，"各"下更有"各"字。

心小则安止**无守司也**　《甲乙》邪弗能伤。注：《太素》云：外邪不能伤，又易伤于邪。注：《太素》亦作外邪。又杨上善云：心脏言神有八变，后四脏但言脏变。不言神变者，以神为魂魄意之主。言其神变则四脏可知，故略而不言也。张云：心小则怯，故必多忧；大则不固，故邪易伤之；高则

---

① 燮（xiè，协）：谐和，调和。《尔雅·释诂》："和也。"

满于肺而窍多不利；下则阳气抑而神必不扬。心脆者火必易动，偏倾者不得其中，此其所以各有病也。志云：肺者心之盖，故心高则满于肺中。在心主言，在肺主声，满则心肺之窍闭塞，故闷而善忘难开以言也，心脆则善病消瘅热中。按：《邪气脏腑篇》：五脏脉微小为消瘅，盖五脏主藏精者也。五脏脆弱，则津弱微薄，故皆成消瘅。

肺小则少饮止**胸偏痛也** 《甲乙》：无"喝"字。肩息，作喘息。居贲，作逼贲，易伤。注：一云易伤于热，喘息鼻衄。张云：喘喝，气喘声急也。肩息，咳耸肩喘息而咳也。居当作苦，肺下则气道不利，故苦于贲迫而胁下痛也。志云：贲乃胃脘之贲门，在胃之上口，下则肺居贲间，而胃脘迫肺，血脉不通，故胁下痛。肺伤者，肺痿也。简按：张改"居"作"苦"，以"贲"为"奔"之义，非也。当依《甲乙》作逼贲，仍志注为贲门。以前后文例推之，"肺小则"下，恐脱"安"字。

肝小则脏安止**胁下痛也** 《甲乙》：无"脏"字，下脾肾并同。苦作善，切作加，悗作急，胁下痛也，"之痛"上有"偏"字。马云：支别者，上奔迫切，胁下多闷。张云：上支贲切，谓肝经上行之支脉贲壅迫切，故胁为悗闷，为息贲喘息也。志云：肝居胃之左，故大则逼胃，而胃脘上迫于咽也。肝在膈之下，故大则苦于膈中，且胁下痛。肝脉贯膈上注肺，故高则上支贲切，胁悗为息贲。简按：支非，支别之谓。王冰注《六元正纪》支痛云：支，挂傍也。胁字句，此谓上支挂于贲门，切迫于胁下。而为息贲者，肝高而上逼于肺也。史有肺肝相附语，亦恐近焉。《经筋篇》及《五十六难》，并以息贲为肺病，此肝病及肺也。

脾小则脏安止**善胀也** 《甲乙》：善满，作瘈疭。张云：凑，塞也。䏚，胁下软肉处也，音秒。季胁，小肋也。简按：凑训塞未见所据，《说文》：聚也。

肾小则脏安止**人之所苦常病也** 《甲乙》肾大则注云：一本云耳聋或鸣，汗出不可以俯仰。注：一云背急缀耳脓血出，或生肉塞。志云：夫腰脊者，身之大关节也。故腰痛，背膂痛，腰尻痛，皆不可以俯仰。肾附于腰脊间，故病诸痛也。狐疝者，偏有大小，时时上下，狐乃阴兽，善变化而藏。睾丸上下，如狐之出入无时，此肾脏之疝也。张云：五变者，曰小大，曰高下，曰坚脆，曰端正，曰偏倾也。人有五脏，脏有五变是为二十五变，人所苦于常病也。

赤色小理者止**心偏倾也** 《甲乙》："心下坚"无"下"字，是乃与下文"心脆"对。志云：小理者，肌肉之文理细密；粗理者，肉理粗疏；大肉䐃䐃，五脏之所生也。故候肉理之粗细，即知脏形之大小。𩩲骬，胸下蔽骨也。简按："赤色"二字，该下文"粗理者无𩩲骬者"而言，次节"白色""青色"并同。

巨节反膺止肺偏倾也　《甲乙》注反，一作大。《甲乙》：疏，作竦。注：一作欹。马云：疏当作竦。张云：胸前两旁为膺。胸突而向外者，是为反膺。肩高胸突，其喉必缩，是为陷喉。合腋，张胁者。腋敛，胁开也。胁偏疏者，胁骨欹斜而不密也。

广胸反骹止肝端正　《甲乙》：兔，作脆。膺，作胁。并是。张云：胫骨近足之细处曰骹。今详此反骹，兔骹以候肝，似以胁下之骨为骹①也，反骹者胁骨高而张也，兔骹者胁骨低合如兔也。志云：兔者胸胁交分之扁骨，内膈前连于胸之鸠尾，旁连于胁，后连于脊之十一椎，肝在膈之下。故广胸反骹者，肝高合胁。兔骹者肝下，兔者骨之藏伏也。肝脉下循于腹之章门，上循于膺之期门，在内者从肝别贯膈，故膺腹好相得者，肝端正。简按：考字书骹无胸骨之义，张、志以意释之，然于原文极切，今从之。

扬唇者　张云：脾气通于口，其荣在唇，故脾之善恶，体于唇而可知也。

高耳者　张云：肾气通于耳，故肾之善恶，验于耳而可知也。

持则安，减则病也　张云：凡以上诸变，使能因其偏而善为持守，则可获安。若少有损减，则不免于病矣。

犹不能减也　《甲乙》：减，作感。简按：王冰注《至真要》②：感邪而生病也。云外有其气而内恶之，中外不喜，因而遂病，是谓感也。

邪之舍也止反覆言语也　《甲乙》：苦燋，作善焦。人平，作人卒。卒字接句下。张云：五脏六腑，所以藏精神水谷者也。一有不和，邪乃居之，故曰邪之舍也。不可以为人平，谓其心邪多昧，便佞不可化也。简按：平，作卒。为是。

肺合大肠止腠理毫毛其应　张云：肺本合皮，而大肠亦应之；心本合脉，而小肠亦应之。胆胃皆然，故表里之气相同也。惟是肾本合骨，而此云三焦膀胱者，腠理毫毛其应何也？如《五癃津液别篇》曰：三焦出气，以温

---

① 骹（qiāo，敲）：胫骨近脚处较细的部分。《广韵》："胫骨近足细处。"
② 《至真要》：诸本并作"《真至要》"，据《黄帝内经·素问·至真要大论》改。

肌肉充皮毛，此其所以应腠理毫毛也。简按：《甲乙》云：肾之应毫毛，于义为错，此不考耳。《本输篇》曰：三焦者，中渎之腑也，水道出焉，属膀胱，盖三焦膀胱，但是指下焦膀胱，膀胱为太阳经，主周身之表，肾与膀胱合，所以应腠理也。马云：左肾合膀胱，右肾合三焦，恐非也。

皮肉不相离者 张云：坚实之谓。志云：上文以脏合腑，而腑应形，此以脏合形，而形合腑，皆阴阳外内交互之妙用。

心应脉止**小肠结** 张云：心与小肠为表里，心应脉，故小肠腑状，亦可因脉而知也。然脉行皮肉之中，何以知其厚薄？但察其皮肉，即可知也。冲，虚也。诸阳经脉，言脉之浮浅而外见者也。纡屈，盘曲不舒之谓。

脾应肉止**上管约不利也** 《甲乙》：无小褒累，作无小裹絫。标紧多少里絫，作多少裹絫。马云：亦裹作裒。张云：麽，细薄也。约，不舒也。少裹絫之义未详。高志斋谓揣其䐈肉，而少有累然结实者之谓。简按：《博雅》：麽，微也。里，作裹。义自明。

无约者 简按：约，纹也。

胆结也 张云：胆气不舒之谓。

肾应骨止**膀胱结也** 张云：肾与膀胱为表里，而三焦亦合于肾。故上文曰：肾合三焦膀胱，腠理毫毛其应，所以三焦膀胱之状，可因腠理毫毛而知也。倪氏云：太阳之气主皮毛，三焦之气通腠理，是以视皮肤腠理之厚薄，则内应于三焦膀胱矣。又津液随三焦之气以温肌肉，充皮肤，三焦者，少阳之气也。本经云：熏肤充身泽毛，是谓气，是以皮毛皆应于三焦膀胱。朱永年曰：经云：溪谷属骨，是肌肉之属于骨。又曰：脾生肉，肉生肺，肺生皮毛，是骨肉皮毛交相资生者也。故曰：肾应骨，密理厚皮者，三焦膀胱厚。

视其外应止**知所病矣** 张云：外形既明，内脏可察，病亦因而可知矣。所谓病者，如上文二十五变之类，皆是也。

卷　五

禁服篇第四十八

马云：服事也。《诗·大雅·板》篇，有我言维服；内论脉有关格，宜用灸刺药法，故名篇。志云：篇名禁服者，诫其佩①服而禁其轻泄也。又云：首篇有禁服二字，因以名篇。简按：篇首云：旦暮勒服之。又云：此先师之所禁，志后说为是。

近者编绝久者简垢　张云：六十篇古经数也，今失其传。编绝简垢，即韦编三绝之谓。垢，尘污也。盖古时无纸，书于竹简，以熟皮编之，故曰韦编。简按：《说文》：编，次简也。《史·孔子世家》：读《易》韦编三绝。《前·儒林传》注：编，所以联次简也。《尔雅疏》：简，竹简也，古未有纸，载文于简，谓之简札。

褊浅　《史记·礼书》：褊陋之说，入焉而嘿。注：褊，狭也。

自强于学若细子　简按：强，勉也，勒也。谓自勉强若细子然，未能浑束为一也。

坐私传之也　简按：坐字未详，盖谓于其坐私传之也。

割臂歃血　《曲礼疏》：割牲左耳，盛以珠盘，又取血盛以玉敦，用血为盟书，书成乃歃血。读书《说文》：盟者以血涂口旁曰歃血。《淮南·齐俗训》：胡人弹骨，越人啮骨，中国歃血，所由各异，其于信一也。

斋宿　简按：宿，与肃通。礼，祭统先期，旬有一日，宫宰宿夫人。注：宿，读为肃，戒也。

正阳　简按：正午也。《礼祭义》：殷人祭其阳。注：阳谓日中时也。

凡刺之理 止 **血尽不殆矣**　马云：凡刺之理六句，见前《经脉篇》。张云：经脉为始，必先明经络也。营其所行，营行有终始也。知其度量，脉度有短

---

① 佩：诸本并作"佩"，疑误。

长也。内刺五脏，外刺六腑，分表里出入也。卫气者阳气也，卫外而为固者也，阳气不固，则卫气失常，而邪从卫入，乃生疾病，故为百病母。泻实则虚，补虚则实，故虚实乃止。病在血者调之络，邪血去尽，则不殆矣。

夫约方者止**则神与弗俱**　张云：约者要也。约方，约囊，其道同也。囊满弗约，则输泄而倾，方成弗约，则不切于用，盖杂则不精也。《易》曰：精义入神，以致用也。不得其精，焉能入神。有方无约，即无神也，故曰神与弗俱。所谓约者，即前《外揣篇》，浑束为一之义。

弗满而约之　张云：满言欲博，约言欲精，弗满而约之。谓亦有不由博学而可得其捷径者，否也，故曰愿为下材。

寸口主中止**名曰平人**　张云：太阴行气于脏，故寸口主中。阳明行气于腑，故人迎主外。人迎寸口，一表一里也，故往来相应，欲其大小齐等。若引绳之匀者，是为和调之脉。然人迎主阳，故必于春夏微大；寸口主阴，故必于秋冬微大，乃谓之平人也。简按：马、志：并以左右寸口，为人迎气口释之，失古义矣。

代则乍甚乍间　张云：此言人迎脉也。乍甚乍间，即下文乍痛乍止之谓。志云：乍痛乍止者，病在血气之交，或在气或在脉，有交相更代之义，故脉代也。

紧痛止**名曰经刺**　按：《甲乙》、张、马：忘作且。是。张云：紧则为痛痹，故当取分肉。代因血气不调，故当取血络，且饮调和之药。脉陷下不起者有寒滞，故宜灸之。若不因血气之盛虚，而病有留于经络者，则当随经所在，或饮药，或灸刺，以取之也。

人迎四倍者止**以验其脏腑之病**　张云：脉之偏盛至于四倍者，乃为关格不治之证。若一倍、二倍、三倍，不过为病，而但有轻重之分耳，故当审其致病之本末，察其寒热脏腑而施之治也。

病在足厥阴止**在手心主**　张云：人迎寸口，相为表里。故上文云：人迎一倍，病在足少阳。此云寸口一倍，病在足厥阴。胆与肝为表里也，一倍而躁。为人迎，在手少阳；寸口在手心，主三焦包络。人表里也，凡后二倍三倍，表里皆然。

盛则胀满止**出糜、少气、溺色变**　张云：此言寸口脉也。盛则外实中虚，故为胀满、寒中、食不化；虚则真阴不足，故为热中、出糜、少气、溺色变。糜，谓泄泻糜烂之物。

紧则先刺止**以经取之**　《甲乙》：徒，作从。马、志本："取"之下，有

"名曰经刺"四字。张云：紧则为寒，故宜先刺后灸，欲其经易通，寒易去也。脉陷下者，以寒着于血，而血结为滞，故宜灸之也。代则取血络，及不盛不虚，义见上文。马云：徒灸之徒，但也。志云：夫痛痹在于分腠之气，分腠者，皮肤脏腑之肉理，故病在阳者，取之分肉；病在阴者，先刺而后灸之。盖灸者，所以启在内在下之气也。代则气分之邪交于脉络，故先取血络，而后饮药以调之。

可传于大数 马云：大数大义，具本《经络始篇》。张云：营，经脉也。输，荥输也。大数，大法也，即《经脉》《本输》《终始》《禁服》等篇之义。

大数曰止**无劳也** 《甲乙》作大曰盛则从泻，小曰虚则从补，紧则从灸刺之，且饮药，陷下则从灸之。亦曰作亦用，大以弱作代一字。简按：依《甲乙》改字，义太明晰，与上文相贯串。马云：以经取之，则取阳经者，不取阴经；取阴经者，不取阳经，此之谓经治。其饮药灸刺三者，亦可兼行也。且其脉急者，可加导引之功。或脉大而弱者，则当主于安静，虽有用力，不至大劳。此乃大法之所在，即约方之要者，而外揣浑束为一之义尽矣。张云：经取之，即所谓经治者，或饮药，或灸刺，皆可随经所宜而治也。脉急者，邪盛也，宜设法引去之；脉大以弱者，阴不足也，宜安静以养阴，用力无劳也。

五色篇第四十九

小子 张云：诸臣之中，惟雷公独少，故自称小子。

庭者颜也止**寿必中百岁** 张云：颜为额角，即天庭也。蕃蔽者，屏蔽四旁，即藩篱之义。十步之外而骨骼明显，其方大丰隆可知，故能寿终百岁。盖五色之决，不独于明堂也。马云：此节大义，与前《五阅五使篇》第二节相同。

明堂骨高止**恶得无辨乎** 张云：肺心肝脾之候，皆在鼻中；六腑之候，皆在四旁。故一曰次于中央，一曰挟其两侧。下极居两目之中，心之部也，心为君主故曰王宫。惟五脏和平，而安于胸中，则其正色自致。病色不见，明堂必然清润，此五官之所以有辨也。

其不辨者 张云：不辨者，色失常度，而变易难辨也。

各出其邪部止**不死矣** 诸本：邪，作色。当改。张云：五色之见，各有其部。惟其部骨弱陷之处，然后易于受邪，而不免于病矣。若其色部虽有变见，但得彼此生旺，互相乘袭，而无克贼之见者，虽病甚不死。志云：乘袭者，子袭母气也。如心部见黄，肝部见赤，肺部见黑，肾部见青，此子之气色，乘袭于母部，虽病甚不死，盖从子以泄其母病也。

官五色奈何 《甲乙》作五官具五色何也？是。

外内皆在焉止**其病益甚在外** 张云：益甚言进，方衰言退也。外内皆在，表里俱当察也。脉口者，太阴脏脉也，故曰在中而主五脏。人迎者，阳明腑脉也，故曰在外而主六腑。脉口滑小紧沉者，阴分之邪盛也。人迎太紧以浮者，阳分之邪盛也，故病皆益甚。

其脉口浮滑者止**日进在外** 张云：脉口为阴，浮滑者，以阳加阴，故病日进。人迎为阳，沉滑者，阳邪渐退，故病日损。损，减也。脉口人迎，经分表里，故其沉滑浮滑而病日进者，有在内在外之辨也。

脉之浮沉止**其病易已** 张云：人迎寸口之脉，其浮沉大小相等者，非偏于阴则偏于阳，故病难已。按《禁服篇》曰：春夏人迎微大，秋冬寸口微大，如是者命曰平人，则义有可知矣。病在脏者在六阴也，阴本当沉，而大为有神，有神者阴气充也，故易已。若沉而细小，则真阴衰而为逆矣。病在腑者在六阳也，阳病得阳脉者为顺，故浮而大者病易已。若或浮小，亦逆候也。

人迎盛坚者止**伤于食** 《甲乙》二"坚"字并作"紧"。张云：人迎主表，脉盛而坚者，寒伤三阳也，是为外感；气口主里，脉盛而坚者，食伤三阴也，是为内伤，此古有之法也。今则止用寸口诊法，不为不妙。然本无以左右分内外之说，自王叔和以来，谬以左为人迎，右为气口，其失表里之义久矣。

其色粗止**病方已** 《甲乙》"以明"下有"者为间"三字，沉夭作沉垩。李云：粗者，明爽之义。沉夭者，晦滞之义。言色贵明爽，若晦滞者，为病甚也。色上行者浊气方升，故病甚。下行者浊气色退，故病已。简按：《甲乙》：粗以明者为间。义自明。

五色有脏部止**反者益甚** 志云：脏部，脏腑之分部也。五脏次于中央为内部，六腑挟其两侧为外部。色从外部走内部者，外因之病从外走内也；其色从内走外者，内因之病从内走外也。盖腑为阳而主外，脏为阴而主内也。故病生于内者，先治其阴，后治其阳，反者益甚；其病生于阳者，先治其外，后治其内，反者益甚也。

其脉滑大止**可变而已** 马云：既观其色，又观其脉，方为详审。其脉滑而带大、带代、带长者，皆阳脉也，乃为病从外来，其外证目有所妄见，志有所妄恶，乃阳气之并于外也。即当先治其阳，后治其阴，使之变焉，而病已矣。即此而推，则其脉涩而带小、带代、带短者，皆阴脉也，乃为病从内来，其内证而目有所见，志有所独处，乃阴气之并于内也。即当先治其阴，后治其阳，使之变焉，而病亦已矣。

常候阙中止**言其病** 《甲乙》作当候眉间。张云：阙中，眉间也。风病在阳，皮毛受之，故色薄而泽。痹病在阴，肉骨受之，故色冲而浊。冲，深也。至如厥逆，病起四肢，则病在下，而色亦见于地。地者面之下部也。此其常候，故可因其色以言其病。李云：地者相家所谓地阁，即巨分、巨屈之处也。

大气入于脏止**察色以言其时** 张云：大气大邪之气也。大邪之入者，未有不由元气大虚，而后邪得袭之，故致卒死。如拇①指者，成块成条，聚而不散也，此为最凶之色。赤者固不佳，而黑者为尤甚，皆卒死之色也。察色以言时，谓五色有衰旺，部位有克贼，色藏部位，辨察明而时可知也。李云：大气者，大邪之气也。如水色见于火部，火色见于金部之类，此元气大虚，贼邪已至，虽不病，必卒然而死矣。形如拇指，最凶之色。赤者出于颧，颧者应在肩，亦为肺部，火色克金，病虽愈，必卒死。天庭处于最高，黑者干之，是肾绝矣。虽不病，必卒死也。楼氏云：赤色出两颧，即《脉诀》所谓暴病如妆，不久居者是也。马云：拇指，足大趾也。简按：《说文》：拇，将指也。《易·咸卦》疏：足大趾也。

庭者首面也 《甲乙》：庭，作颜。张云：庭者颜也，相家谓之天庭。天庭最高，色见于此者，上应首面之疾。

阙上者咽喉也 《甲乙》：阙上，作眉间以上。张云：阙在眉心。阙上者，眉心之上也，其位亦高，故应咽喉之疾。

阙中者肺也 《甲乙》：阙中，作眉间以中。张云：阙中，眉心也，中部之最高者，故应肺。蒋示吉云：即中正。

下极者心也 张云：下极者，两目之间，相家谓之山根，心居肺之下，故下极应心。蒋示吉云：即印堂。

直下者肝也，肝左者胆也 马云：肝之左即为胆，则在鼻挟颧之间矣。张云：下极之下为鼻柱，相家谓之年寿。肝在心之下，故直下应肝。胆附于

---

① 拇：诸本并作"母"，据下文"形如拇指"改，下文同，不出注。

肝之短叶，故肝左应胆，而在年寿之左右也。蒋示吉云：胆在肝之短叶间，属木，位东，南面行令。胆位在左，故山根之左，胆之部分。

下者脾也，方上者胃也 马云：肝之下为脾，方者鼻隧也。面王者，鼻心之端也。鼻隧之上，即迎香之上，为胃。张云：年寿之下者，相家谓之准头，是为面王，亦曰明堂。准头属土，居面之中央，故以应脾。准头两旁为方上，即迎香之上鼻隧是也。相家谓之兰台廷尉，脾与胃为表里，脾居中而胃居外，故方上应胃。蒋示吉云：胃者脾之腑，为阳，阳居上，故脾之方上，胃之部分。方，始也，始上于脾，脾胃相为表里，言其相去不远也。简按：据上文，五脏次于中央，六腑挟其两侧，蒋说恐非也。

中央者大肠也止**脐也** 马云：胃之外为大肠，乃正颧之下；大肠之外为肾，则大肠为中央；而胃与肾所以挟大肠也。张云：中央者面之中央，谓迎香之外，颧骨之下，大肠之应也。挟大肠者，颊之上也。四脏皆一，惟肾有两。四脏居腹，惟肾附脊，故四脏次言中央，而肾独应于两颊。肾与脐对，故当肾之下应脐。

面王以上者止**子处也** 《甲乙》："子"上有"字"字。下并同，似是。张云，面王，鼻准也。小肠为腑，应挟两侧，故面王之上，两颧之内，小肠之应也。面王以下者，人中也，是为膀胱子处之应。子处，子宫也。凡人人中平浅而无髭[1]者，多无子，是正子处之应。以上皆五脏六腑之应也。李云：妇人亦以人中深长者善产育。蒋示吉云：方书曰：准头黄者小便难。《师传篇》曰：鼻孔在外，膀胱漏泄。下文曰：男子色见于面王，为少腹痛，下为卵痛，其圜直[2]为茎痛。若女子当为膀胱子处之病。

颧者肩也止**膺乳也** 张云：此下复言肢节之应也。颧为骨之本，而居中部之上，故以应肩。臂接乎肩，故颧后以应臂。手接乎臂，故臂下者手也。目内眦上者，阙下两旁也。胸两旁高处为膺，膺乳者，应胸前也。蒋示吉云：目内眦，目之近山根处，即精明穴，足太阳经所起。朱晦庵《中庸》注曰：膺，胸也，胸乳间部分，候于目内眦。

挟绳止**膝膑也** 张云：颊之外曰绳，身之后为背，故背应于挟绳之上。牙车，牙床也。牙车以下主下郭，故以应股。中央，两牙车之中央也。胫接于膝，足接于胫，以次而下也。巨分者，口旁大纹处也。股里者，股之内侧

---

① 髭（zī，资）：嘴上边的胡子。《说文》："口上毛也。"
② 圜（yuán，圆）直：人体部位名，指人中沟部位。

也。巨屈，颊下曲骨也。膝膑，膝盖骨也，此盖统指膝部而言。蒋示吉云：绳，耳边也。耳边如绳突起，故曰绳。马氏曰：颊外为绳。义未当也。凡部分明堂为内，耳旁为外，脏腑为内，膺乳次之，臂背为外。挟，近也，故近耳边直上之部分，所以候背之病。牙车即颊车穴，在耳前陷中，凡人身在上者肩背，在下者股膝，故背部之下颊车，颊车之下，所以候股。巨分者，巨之为言大也。上下齿床大分处，以候股里，齿床司开合，亦犹股里任屈伸也。上下唇大为屈转，交接处是地仓穴，以候膝膑，唇为语言饮食之门户，亦犹膝膑为屈伸奔走之关节，俱动而不休，故应候。

各有部分止**谓之良工**　《甲乙》：泽夭，作泽垩。下"夭"字并同。张云：部分既定，阴阳乃明。阳胜者阴必衰，当助其阴以和之；阴胜者阳必衰，当助其阳以和之。阴阳之用，无往不任，知其盛衰，万举万当矣。阳从左，阴从右，左右者，阴阳之道路也，故能别左右，是谓大道。男女异位者，男子左为逆，右为从；女子右为逆，左为从。故曰阴阳，阴阳既办，又必能察其润泽枯夭，以决善恶之几，庶足谓之良工也。

沉浊为内止**为皮不仁**　《甲乙》：浮泽，作浮清。李云：色之浮浊晦滞者为里，色之浮泽光明者为表。凡五色之见于面者，可因是而测其病矣。痛甚即青黑之极也，寒甚白之极也。志云：风乃天之阳邪，故色见黄赤。痛为阴痹，故色见青黑。色白为寒，色黄而膏润为痈脓，赤甚者为留血。痛在筋骨，故甚则为拘挛；寒伤皮肤，故甚为皮不仁。

察其散抟，以知远近　马云：察其色之散而可以知病之近，若抟聚则久矣。抟，团同。

积神于心止**乃知新故**　马云：积神气于己心，而病之为已往，为今病者，皆能知之。故相视气色，不能至于精微者，不知病之为是为非，惟属意专心，而无所摇夺，则凡病之为新为故者，洞然也。

色明不粗止**聚未成也**　李云：粗者显也，言色之光明不显，但见沉滞枯夭，病必甚也。若虽不明泽，而不至于沉夭者，病必不甚也。驹，马之小者，未装鞍辔，散而不聚也。譬色之散而无定者，病亦散而无坚积聚也。即有痛者，不过因无形之气耳。

肾乘心止**皆如是**　张云：水邪克火，肾乘心也。肾邪乘心，心先病于中而肾色则应于外，如以下极而见黑色者是也。不惟心肾，诸脏皆然，凡肝部见肺色，肺部见心色，肾部见脾色，脾部见肝色，及六腑之相克者，其色皆如是也。

男子色在于面王止癀阴之属也　李云："面王"下应有"上"字。面王上为小肠，下为膀胱子处。卵者睾丸也。圜直指人中，水沟穴也，人中有边，圜而直者，故人中色见，主阴茎作痛。在人中上半者曰高，为茎根痛，在人中下半者为茎头痛，凡此皆狐疝癀阴之属也。癀即癫也。马云：圜，圆同，简按：马、志本首之解不明晰，李则本于张注，更加详，故从之。

女子在于面王止不洁　《甲乙》"子"下有"色"字。马云：女子之色在面王，当为膀胱经及妊子处之有病，即胞络宫也。其气色散者，为痛而不至成聚。若气色抟聚不散，则成聚而不止于痛。然其聚之在内者，或方或圆，或左或右，各如其外色之形耳。若其色随而下行，至于尾骶，则其病之在下者，当有浸淫之物，《素问·痿论》谓之白淫。润泽如膏之状者在也。不然，则为暴食间，即出不洁之物耳，何也？其下行之势，内外一致也。张云：或暴因饮食，即下见不洁，盖兼前后而言也。骶，当胝，音底，尻臀之间也。李云："面王"下宜有"下"字，面王上为人中，主膀胱子处，色散为痛，无形之气滞也。色抟为聚，有形之血凝也。积之或方或圆，或左或右，各如其外见之形。若其色从下行而至尾骶，则为浸淫带浊，有润如膏之物。此症多因暴食不洁所致，不洁犹言不节，非污秽之谓也。或多食冷物，或多食热物，一切非宜之物皆是也。志云：其色润如膏状者，为暴食不洁之物。盖腑为阳而主外，主纳水谷，传导糟粕，是以外受风寒，或内伤饮食，皆为病腑，而色见于腑部也。简按：不洁未知孰是？李不节之解，似不稳当。

左为左止所指者也　志云：色见于左，则为病在左。色见于右，则为病在右。其所见之色，或聚或散，皆斜而不端。其抟聚之面色，所谓如指者也。张云：凡色有斜而聚散不端者，病之所在也。故但察面色所指之处，而病可知矣。简按：指，志为前节拇指之义，非也。

皆端满有别乡止在面王为不日　别目，诸本作别乡，当改。《甲乙》：马、志：亦大，作赤大。《甲乙》：不日，作不月。马云：别者，异也。别乡者，即分部也。所谓色者，即青黑赤白黄之色，皆端正盈满，各有分部。假如心色主赤，小肠亦赤，其色如榆荚之大，在面王之部，则是小肠有病，非止于一日也。张云：正色凡五，皆宜端满。端，谓无斜。满，谓充足。有别乡，言方位时日，各有所主之正向也。别乡赤者，又言正向之外，而有斜色之见也，赤如榆荚，见于面王，非其位也，不当见而见者，非其时也，是为不日，不日者，失其常度之谓。此单举赤色为喻，而五色之缪见者，皆可类推矣。李云：端者正色也。满者充润也。别乡犹言他乡，即别部位也。如赤者心色，应见于两目之间，是其本乡，今见于面王，是别乡矣。不日者，不日而愈也。火色见于土位，是其相生之乡也。志云：大如榆荚者，血分之聚色，即如拇指之状也。不日者，不终日而卒死也。此言五脏之病色，见于本部；五脏之死色，见于别乡。如心受外淫之邪而卒死者，其色见于面王；心受内因之病而卒死者，其色出于颧，皆非心脏之本部。但在脏者其色端满而不斜，在腑者，其色斜而不端，此脏腑死生之有别也。简按：本节诸注，纷纭不一如此。今依《甲乙》不日作不月，连上文女子在于面王之章，俱为女子之义，则似义稍通。

其色上锐止**在左右如法** 张云：凡邪随色见，各有所向，而尖锐之处，即其乘虚所进之方。故上锐者，以首面正气之空虚，而邪则乘之上向也；下锐亦然，其在左在右，皆同此法。李同。

以五色命脏止**肾合骨也** 《甲乙》作肝合筋，青当筋；心合脉，赤当脉；脾合肉，黄当肉；肺合皮，白当皮；肾合骨，墨当骨。张云：此总结上文而言五色五脏之配合。如青属肝，肝合筋，凡色青筋病者，即为肝邪，而察其所见之部，以参酌其病情。诸脏之吉凶，可仿如而类推矣。

论勇篇第五十

诸本无篇字。

帝问何急 张云：急者，先也。

春青风止**各不同形** 《甲乙》：青风，作温风。是。张云：春之青风得木气，夏之阳风得火气，秋之凉风得金气，冬之寒风得水气，凡此四时之风，各有所旺。有所旺则有所制，故其所病，各不同形也。

黄色薄皮止**不胜冬之虚风也** 张云：黄者土之色，黄色薄皮弱肉者，脾气不足也，故不胜春木之虚风，而为病。白者金之色，白色薄皮弱肉者，肺气不足也，故不胜夏火之虚风而为病。青者木之色，青色薄皮弱肉者，肝气不足也，故不胜秋金之虚风而为病。赤者火之色，赤色薄皮弱肉者，心气不足也，故不胜冬水之虚风而为病。志云：皮肤腠理之间，五脏元真之所通会，是以薄皮弱肉，则脏真之气虚矣。五脏之气虚，则不能胜四时之虚风。虚风者，虚乡不正之邪风也。

黑色而皮厚止**外内皆然乃病** 张云：黑者水之色，黑色而皮薄肉不坚，及色时变而不一者，肾气不足也，故不胜长夏土令之虚风而为病。若黑色而皮厚肉坚者，虽遇长夏之虚风，亦不能病。但既感于风，又感于寒，是为重感。既伤于内，又伤于外，是为外内俱伤，乃不免于病也。然则黑色而皮肉坚者，诚有异于他色之易病者矣。志云：外内皆然乃病，谓外受天之寒邪，内伤肾脏之水气，伤寒小青龙真武汤证，即此义也。

夫人之忍痛止**愿闻其故** 张注：一本无"悸"字。变更，一本作变化。今诸本与一本同。张云：此问能忍痛与不能忍痛者，非由勇怯而然也。夫男士之气刚，而有不能忍痛者，见难虽不恐，而见痛则退矣。怯士之气馁，而有能忍痛者，闻难则恐，而遇痛不动也。又若勇而忍痛者也，见难与痛，皆不惧怯。而不忍痛者，见难与痛，则目转眩旋，面盻惊顾，甚至失言变色，莫知死生。此四者之异，各有所由然也。简按：盻，音系。《说文》：恨观貌。于义难叶，疑是眄讹。眄，音面，衺视也。《班固叙传》：虞卿以顾眄而捐相印。又马援，据鞍顾眄，即与张义符。

勇士者止**毛起而面仓** 张云：目者五脏六腑之精也。目深，以因脏气之坚也。长衡，阔大也，即从衡之意。直扬，视直而光露也。三焦理横，凡刚急者肉必横，柔缓者肉必纵也。其心端直者，刚勇之气也。大以坚满以旁者，旁即旁开之谓，过于人之常度也。怒则气盛而胸张，眦裂而目扬者，勇者之肝胆强，肝气上冲也。毛起者，肝血外溢也。面苍者，肝色外见也。此皆勇士之由然，然则勇怯之异，其由于肝胆者为多，故肝曰将军之官，而取决于胆。简按：长衡直扬。《五变篇》：衡，作冲。当考彼篇。《史·刺客传》注：燕丹子云：田光曰：夏扶血勇之人，怒而面赤；宋意脉勇之人，怒而面青；武阳骨勇之人，怒而面白；光所知荆轲神勇之人，怒而色不变。与本节之旨异。

怯士者止**故不能久怒** 诸本三焦理纵，作其焦理纵。张云：减当作缄，封藏之谓。目大不缄者，神气不坚也。阴阳相失者，血气易乱也，即转眄惊顾之意。其焦理纵者，肉理不横也。髑骺短小者，其心卑小，而甘出人下也。肝系缓者，不急也。胆不满而纵者，汁少形长也。肠胃挺者，曲折少也。胁下空者，肝气不实也。此其肝胆不充，气不能满，以故旋怒旋衰，是皆怯士之由然。简按：其焦理纵。马云：内之三焦纹理则纵，今考焦理即腠理，亦作焦理。见《岁露篇》等。而上文有三焦理横之语，盖三焦理，亦是腠理之谓。张以肉理横释之，似是。

酒者水谷之精止**名曰酒悖也** 张云：栗，急也。悍，猛也。酒之性热气悍，故能胀胃、浮肝、上气、壮胆，方其醉也。则神为之惑，性为之乱，自比于勇，而不知避，及其气散肝平，乃知自悔，是因酒之所使，而作为悖逆，故曰酒悖。马云：盖酒为水谷之精，熟谷之液，此语又见《营卫生会篇》。

背腧篇第五十一

诸本无篇字。

胸中大腧，在杼骨之端 马、张、志：胸作背。是。马云：五脏之俞，皆在于背，故背中大腧，在杼骨之端。大腧者，大杼穴也，去中行督脉经大椎穴左右各开一寸半。

肺腧在三焦之间止**乃其腧也** 马云：焦，当作憔，后世作椎。腧、俞、输通用。张云：焦即椎之义，指脊骨之节间也。古谓之焦，亦谓之憔，后世作椎，此自大腧至肾腧左右，各相去脊中一寸五分，故云挟脊相去三寸所也。愚谓诸焦字义，非专指骨节为言，盖谓脏气自节间而出，以行于肉理脉络之分。凡自上至下，皆可言焦，所以三焦之义，本以上中下通体为言，固可因此而知彼也。按其处应中而痛解，所以验取穴之法也。但按其腧穴之处，必痛而且解，即其所也，解酸软解散之谓。志云：先言大杼者，乃项后大骨之端，督脉循于脊骨之第一椎也。问五脏而言三焦之膈俞者，五脏之气，皆从内膈而出，故曰七节之旁，中有小心。中膈者皆为伤中，其病虽愈，不过一岁必死。简按：张：焦字之解，殆属附[①]会。张亦至晚年知其不允。当详见《质疑录》，三焦有几章。

介按：唐氏谓三焦之根，起于肾中，肾系贯脊通髓，名曰命门。故曰三焦根于命门，从命门而发出膜网，是生胁下之两大板油，又生脐上之网油。又曰脐下之气，上于肺而为呼吸，并外达皮毛，为卫气。夫唐氏之言如是，则肺腧在三焦之间，此语信而有征也。

灸之则可止**须其火灭也** 张云：此言五脏之腧，但可灸而不可刺也。不惟针有补泻，而灸亦有补泻。凡欲以火补者，勿吹其火，致令疾速，必待其从容自灭可也；凡欲以火泻者，必疾吹其火，欲其迅速即传易其艾，须其

① 附：诸本并作"傅"，据文义改。

卷
五

185

火之速灭可也。此用火补泻之法。高武《针灸聚英》云：按《血气形志篇》，载五脏俞刺。而此云可灸不可灸，故沧州翁谓《素问》非出于一时之言，非成于一人之手。焦当作椎。又按《华佗传》：彭城樊阿，皆从佗学，凡医咸言背及胸脏之间，不可妄针，针之不过四分，而阿针背入一二寸，巨阙胸脏，乃五六寸，而病皆瘳。是知《素问》立言致谨之道，而明医纵横变化，不拘于常法，而卒与法会矣。

卫气篇第五十二

诸本无篇字。马云：内所论不止卫气，止有其浮气之不循经者为卫气一句，今以名篇者，揭卫气之为要耳。

五脏者止**亭亭淳淳乎** 《甲乙》作其气内循于五脏。马云：人有五脏，精神魂魄，赖之以藏。人有六腑，水谷等物，赖之以化。六腑为表，其气内连于五脏，而外则络于支节。人有三焦，宗气积于上焦，营气出于中焦，卫气出于下焦。下焦之气，升于中焦，以达于上焦，而生此卫气。卫气阳性慓悍，行于皮肤分肉之间，乃浮而在外者也，故曰其浮气之不循经者为卫气。《营卫生会篇》云：卫在脉外。中焦之气，降于下焦而生此营气，营气阴性精专，随宗气以行于经隧之中，故曰其精气之行于经者为营气。营在脉中。卫气昼行于阳经，夜行于阴经，营气由肺经以行于十二经，阴阳相随，外内相贯，如环无端，运行不息，亭亭乎何其理之高且虚也？淳淳乎何其理之浑且微也？张云：亭，《释名》曰：停也。淳，《广韵》曰：清也。亭亭淳淳乎，言停集虽多而不乱也。志云：合天地之亭毒，乃阴阳之化淳，亭亭淳淳，孰能穷之？简按：《前·西域传》注：水止曰亭。《庄子·则阳》篇疏：淳淳，流动貌。志以《老子》亭毒，及其民淳淳释之，恐非也。

知六腑之气街者止**无惑于天下** 《甲乙》：六腑，作六经。无"契"字。石作实。王志亦作实。张云：街，犹道也。契，合也。绍，继也，门户出入之要地也。六腑主表，皆属阳经，知六腑往来之气街者，可以解其结聚。凡脉络之相合相继，自表自内，皆得其要，故曰契绍于门户。石，犹实也。标本，本末也。知本知末，则虽天下之广，何所不知？故可无惑于天下。马云：能知六腑之气，往来有街，气有往来之街，见下文，非足阳明胃经之气街。必能知所解所结所契所绍之门户也。契者，合也。绍者，继也。志云：知六腑之气街，则知血气之结于脉内者，解而通之。脉内之血气，与脉外之气血，相合相继而行，则知出于气街之门户矣。简按：《甲乙》为是。解结、绍、契，诸注，未明晰。

足太①阳之本止目也 马云：足太阳膀胱经之本，在于足外跟以上五寸中，即附阳穴②。附阳本在外踝上三寸，今曰跟上五寸，则踝下至跟有二寸，而踝上又三寸，则当是附阳穴也。其标在于两络命门。命门者目也，即睛明穴。睛明左右有二，故曰两络。按本经《根结篇》言：太阳根于至阴，结于命门，命门者目也。志云：标者，犹树之梢秒③，绝而出于络外之径路也。本者，犹木之根干，经脉之血气，从此而出也。

足少阳之本止耳也 《甲乙》注《千金》云：窗笼者，耳前上下脉，以手按之动者是也。马云：足少阳胆经之本在窍阴之间，足第四指端，去爪甲如韭叶。标在窗笼之前，窗笼者耳也，即听宫穴。《根结篇》同。

足少阴之本止两脉也 《千金》无"上"字，三寸作二寸。马云：足少阴肾经之本，在内踝下上三寸中，即交信穴。其标在于背肾俞穴，与舌下两脉，据《根结篇》，当是廉泉穴也。《根结篇》云：少阴起于涌泉，结于廉泉。张云：内踝下上三寸，中踝下一寸，照海也。踝上二寸，复溜，交信也。简按：据《千金》内踝下二寸，考《甲乙》等无穴，疑是"下"字衍，三寸作二寸为是。复溜、交信，并在内踝上二寸，止隔一条筋，踝上三寸亦无穴。

足厥阴之本止在背腧也 马云：足厥阴肝经之本，在行间上五寸，所疑是中封穴，标在背之肝俞穴。《根结篇》云：厥阴根于大敦，结于玉英。

足阳明之本止颊挟颃颡也 《甲乙》"颊"上有"上"字，无"挟"字。注云：《九卷》云：标在人迎，颊上挟颃颡。马云：足阳明胃经之本在厉兑，标在人迎颊挟颃颡也。《根结篇》云：阳明根于厉兑，结于颡。大颡，大者，钳耳。张云：厉兑，在足次趾端。人迎，在颊下挟结喉旁也。志云：颃颡者，鼻之上窍，以收洞涕者也。

足太阴之本止舌本也 马云：足太阴脾经之本，在中封前上四寸之中，疑是三阴交穴，标在背之脾腧，与舌本廉泉穴也。《根结篇》云：太阴根于隐白，结于太仓。张云：中封足厥阴经穴，前上四寸之中，当是三阴交也。背腧，即脾腧。舌本，舌根也。

---

① 太：诸本并作"大"，据文义改。
② 附阳穴：即跗阳穴。
③ 秒：诸本并作"秒"，据文义改。

手太阳之本止一寸也 《甲乙》注《千金》云：命门在心上一寸。《千金》原文：一寸作三寸。马云：手太阳小肠经之本，在手外踝之后，疑养老穴。标在命门之上一寸。疑是督脉经命门上，即十三椎悬枢。张云：命门之上一寸，当是睛明穴上一寸，盖睛明为手足太阳之会也。简按：马以命门为十四椎，非。

手少阳之本止外眦也 马云：手少阳三焦经之本，在手小指之四指间上二寸，当是腋门穴。标在耳后之上角，当是丝竹空。张云：耳后上角，当是角孙穴。下外眦，当是丝竹空也。

手阳明之本止合钳上也 马云：手阳明大肠经之本，在肘骨中。当是曲池穴。上至别阳，标在颜下，合于钳上。疑是胃经头维穴。张云：别阳义未详。手阳明上挟鼻孔，故标在颜下。颜，额庭也。钳上即《根结篇》，钳耳之义，谓脉由足阳明大迎之次，夹耳之两旁也。

手太阴之本止腋内动也 马云：手太阴肺经之本，在寸口之中，即太渊穴。标在腋内动脉，即中府穴。张云：腋内动脉，天府穴也。

手少阴之本止背腧也 马云：手少阴心经之本，在锐骨之端，即神门穴，标在背之心俞穴。

手心主之本止下三寸也 《甲乙》无"二寸中"三字。马云：手心主，即手厥阴心包络经之本，在掌后两筋之间，即内关穴。标在腋下三寸，即天池穴。简按：一"下"字恐剩文。

凡候此若止引而起之 《甲乙》：石，作实。马云：石当作实。张云：此诸经之标本上下，各有所候。在下为本，本虚则厥，元阳下衰也，下盛则热，邪热在下也。在上为标，上虚则眩，清阳不升也，上盛则热痛，邪火上炽也。石，实也。绝而止之，谓实者可泻，当决结其根而止其病也；引而起之，谓虚者宜补，当导助其气而振其衰也。

请言气街止胫气有街 马云：首节帝言知六腑之气街者，能知解结契绍于门户，故以四街言之。本经《动输篇》有四俗，即此是也。街者路也。张云：此四街者，乃胸腹头胫之气，所聚所行之道路，故谓之气街。上文言各经有标本，此下言诸部有气聚之所也。

故气在头者止踝上以下 张云：诸髓者，皆属于脑，乃至高之气所聚，此头之气街也。胸之两旁为膺，气在胸之前者止之膺，谓阳明少阴经分也。胸之后者在背俞，谓自十一椎膈膜之上，足太阳经诸脏之俞，皆为胸之气街也。腹之背俞，谓自十一椎膈膜以下，太阳经诸脏之腧皆是也。其行于前者则冲脉，并少阴之经，行于腹与脐之左右动脉，即肓俞、天枢等穴，皆为腹之气街也。止之于气街，谓足阳明经穴，即气冲也，承山足太阳经穴，以及踝之上下，亦皆足之气街也。志云：止，尽也。止之于脑者，言头气之街，络脉尽于脑也。简按：志注，非。

取此者止**予之** 诸本：在九，作在久。此本误，当改。《甲乙》作久存之。马云：凡取此四街，宜用以《九针论》第七之毫针，必先按其处，而为时既久，其气应手，乃以针刺之。志云：毫针微细之针，取气之出于皮毛者也，按之在久者，候气之至也。

所治者止**难已也** 《甲乙》：治，作刺。"积"下无"痛"字。张云：凡此者，皆四街所治之病，又若以新感之积，知痛而可移者，乃血气所及，无固结之形也，故治之易已。若其不痛，及坚硬如石不动者，其积结已深，此非毫针能治矣。志云：曰暴曰新，非久积也，谓血气之偕行而各有所阻也。

论痛篇第五十三

诸本无篇字。

已然 诸本作亦然。

美骨 《甲乙》作善骨。张云：美骨者，骨强之谓。

多热者止**难已** 张云：多热者，病在阳分，故易已。多寒者病在阴分，故难已。

故其瘦而薄胃者 《甲乙》无故字，胃字似是。张云：若肉瘦而胃薄者，气血本属不足，安能胜毒药也。

天年篇第五十四

诸本无篇字。马云：内以百岁为论，故名篇。

以母为基，以父为楯 马云：方其始生，赖母以为之基，坤道成物也；赖父母为之楯，阳气以为捍卫也。张云：基，址也。楯，材具也。人之生也，合父母之精而有其身，父得乾之阳，母得坤之阴，阳一而施，阴两而承，故以母为基，以父为楯。譬之稼穑者，必得其地，乃施以种。种优地优，肖由乎父，种停地劣，变成乎母，地种皆得，而阴阳失序者，虽育无成也，故三者相合而象，变斯无穷矣。夫地者基也，种者楯也，阴阳精气者神也。知乎此，则知人生之所以然矣。简按：楯，《说文》：阑槛也。王逸云：纵曰栏，横曰楯。今阶除木勾栏是也，马解为捍卫，盖本于此。张以为材具，未见所由。

失神者死，得神者生也 马云：《素问·移精变气论》云：得神者昌，失神者亡。简按：《庄子》云：人之生也，聚则为生，散则为死。

五脏坚固止**故能长久** 张云：坚固者不易损，和调者不易乱，解利者可无留滞，致密者可免中伤。营卫之行，不失其常者，经脉和也。吸呼微徐，气以度行者，三焦治也。六腑化谷，津液布扬，则脏腑和平，精神充畅，故能长久而多寿也。

使道隧止**百岁乃得终** 马、志本：隧，作队。马云：队，隧同，使道者水沟也。俗云人中其队道以长面之地部为基，耳为蔽为墙，乃高以方。营卫之气，皆已通调。而面之三里，即三部也，俗云三停。皆已耸起，其骨高，其肉满，所以百岁乃得终也。张云：《礼记》百岁谓之期颐。使道，指七窍而言，谓五脏所使之道路，如肺气通于鼻，肝气通于目，脾气通于口，心气通于舌，肾气通于耳，是即五官之道路也。玩，深邃貌。基墙指面部而言，骨骼为基，蕃蔽为墙，见《五色篇》。凡营卫部里，及骨高肉满若此者，即致寿之道。志云：使道者，血脉之道路，《本输篇》之所谓间使之道，盖心包络之主血脉也。队，行列也。长者环转之无端也。此言血气充足，循序而流通也。土基高以方者，肌肉厚而充于四体也。脉道流长，肌肉高厚，则营卫通调矣。三部者，形身之上中下。三里者，手足阳明之脉，皆起发而平等也。骨高者，少阴之气足也。肉满者，阳明之气盛也。如此者寿之征也。简按：本篇三家异义，然熟考经文，马注为允当。

好走、好趋 马云：趋者较走更疾矣，步者较趋更缓矣。张云：天地之气，阳主乎升，升则向生；阴主乎降，降则向死。故幼年之气在下者，亦自下而升也。志云：此言人之生长，从阴而生，自下而上，故曰其气在下。好走、好趋、好步者，春夏生动之气也。《方盛衰论》曰：老从上，少从下。简按：《说文》：走，趋也。又趋，走也。《释名》曰：疾趋曰走，又疾行曰趋，此乃走疾而趋徐。马注误。

好步 张云：盛满则不轻捷，故好步矣。

四十岁止**好坐** 《甲乙》：颓，作刷。马云：坐者较步似倦矣。张云：天地消长之道，物极必变，盛极必衰，日中则昃，月盈则亏。人当四十，阴气已半，故发颁斑白。而平盛不摇，好坐者，衰之渐也。

五十岁止**目始不明** 志云：人之衰老，从上而下，自阳而阴。故肝始衰而心，心而脾，脾而肺，肺而肾，好坐好卧者，秋冬收藏之气也。

六十岁止**独居而终矣** 《甲乙》：苦，作善。马、志亦作善。皮肤枯，作皮肤始枯，故四肢不举。魄离，作魂魄离散。四藏，作脏乃萎枯。终矣，作终尽矣。马云：至五十岁以后，则肝生心、心生脾、脾生肺、肺生肾者，每十岁而日衰。故五十岁肝胆衰，六十岁心气衰，七十岁脾气衰，八十岁肺气衰，九十岁肾气衰，百岁五脏俱衰。善忧悲者，以心主于忧也。好卧者，卫气不精也。魄离散，以肺藏魄者，失其故处也。言善误，肺主言也，肾气焦者，水竭则焦也。张云：魄离者，形体衰败也。肾气焦者，真阴亏竭也。此与《上古天真论》，女尽七七，男尽八八，互相发明。彼以七八言者，言阴阳之限数。此以十言者，言人生之全数。然则人之气数，固有定期，而长短不齐者，有出于禀受，有因于人为。故惟智者，不以人欲害其天真，以自然之道，养自然之寿，而善终其天年，此圣智之所同也。

使道不长，空外以张，喘息暴疾 马云：水沟不长，较之使道队以长者异也。其鼻孔向外而张，鼻为肺窍，肺气泄矣。《师传篇》云：鼻孔在外，膀胱漏泄。又肺主气，今肺气不足，故喘息而为暴疾也。张云：喘息者气促，暴疾者易伤，皆非延寿之征也。简按：喘息暴疾，谓喘息之气，卒暴疾速也。

其肉不石 张云：石，坚也。

数中风寒止**相引** 张云：数中风寒，表易犯也。血气虚，中不足也。脉不通，经络多滞也。故致真邪易于相攻。然正本拒邪，正气不足，邪反随之而入，故曰相引。

故中寿而尽也 张云：凡此形体血气，既已异于上寿，则其中寿而尽，固有所由，此先天之禀受然也。夫人生器局，既禀于有生之初，则其一定之数，似不可以人力强者，第禀得其全。而养能合道，必将更寿，禀失其全。而养复违和，能无更夭。故知之者，下可以希中，中可以希上，不知者，上仅得其次，次仅得其下矣。所谓天定则能胜人，人定亦能胜天也。夫禀受者先天也，修养者后天也。先天责在父母，后天责在吾心。

逆顺篇第五十五

诸本无篇字。马云：内论气有逆顺，用针者当顺治，不可逆治，故名篇。

气之逆顺者止**五行也** 张云：人与天地相参，与日月相应，其阴阳升降盛衰之气，当其位而和者为顺，不当其位而乖者为逆。

脉之盛衰者 张云：以有力无力言，故可以候血气之虚实。

刺之大约者 张云：三刺义具如下文。又若明知病之可刺者，以其实邪在经也，如《脉度篇》所谓盛者泻之，虚者饮药以补之是也。与其未可刺者，谓有所避忌也，如《终始篇》所谓新内新劳，已饱已饥，大惊大恐者勿刺，及《八正神明论》所谓天忌，《五禁篇》所谓五禁之类，皆是也。与其已不可刺者，言败坏无及也，如《本神篇》所谓五者已伤，针不可以治之也。凡此三者，皆本节切近之义。

兵法曰 马云：逢逢之气，势来迫而甚盛者也。堂堂之阵，阵方整而甚众者也。故无迎者，当避其来锐耳。无击者，当击其惰归耳。志云：夫战，勇气也。一鼓作气，再而衰，三而竭，是以无迎逢逢之气，无击堂堂之阵，俟其气衰辙乱，然后击之，无有不克者矣。简按：《孙子》云：无邀整整之兵，无击堂堂之陈。注：堂堂，广大也。逢逢，鼓声。《诗》《大雅》：鼍①鼓逢逢是也。

刺法曰 马云：三句及下方其盛也四句。又见《素问·疟论》：熇，音靠。《诗·板》篇：多将熇熇。朱注云：炽，盛也。张云：熇熇，热之甚也。漉漉，汗之多也。浑浑，虚实未辨也。病与脉相逆，形证阴阳不合也，是皆未可刺者也。

上工止**与脉相逆者也** 《甲乙》：未盛，作未成。袭者也，盛者也，并无也字。张云：未生者，治其几也；未盛者，治其萌也；已衰者，知其有隙可乘也，是皆可刺者也。刺其方袭者，不避来锐。与其形之盛者，见其外不知其内也。病之与脉相逆者，逆有微甚。微逆者，防有所伤，未可刺也。甚逆者，阴阳相离，形气相失，已不可刺。医不达此而强刺之，未有不偾事者矣，故曰下工。

故曰方其盛也止**大昌** 张云：盛邪当泻，何惧毁伤？正恐邪之所凑，其气必虚，攻邪未去，正气先夺耳。故曰：方其盛也，勿敢毁伤，病既已衰，可无刺矣。不知邪气似平，病本方固，乘势拔之，易为力也。故曰刺其已衰，事必大昌。马云：按此节与《疟论》，皆言邪气甚盛，发为甚寒甚热之际，不可轻刺，正以病势与脉气相逆。然则用药者，亦当先用药于寒热未至

---

① 鼍（tuó，驼）：扬子鳄。

之先，不分外感内伤之寒热，皆当如此。若邪气方盛而用药，则寒药反助其寒，热药反助其热，不能解病而适以增病矣。医者不可不知也。

上工治未病不治已病　马云：二句又见《素问·四气调神论》。

五味篇第五十六

诸本无篇字。

胃者止**以次传下**　马云：水谷皆入于胃，五脏六腑皆禀气于胃。即《营卫生会篇》所谓人受气于谷，谷入于胃，以传于肺，五脏六腑，皆以受气也。其曰谷气，津液已行，营卫大通，乃化糟粕，以次传下，即《营卫生会篇》所谓水谷者。常并居于胃中，成糟粕而俱下于大肠，而成下焦，渗而俱下，济泌别汁，循下焦而渗入于膀胱也。张云：《玉版篇》曰：胃者水谷气血之海也，气味之正者，莫如水谷。水谷入胃，以养五脏，故脏腑者，皆禀气于胃。而胃为五脏六腑之本，五脏嗜欲不同，各有所喜，故五味之走，亦各有先。然既有所先，必有所后，而生克佐使，五脏皆有相涉矣。《至真要大论》：言五味各有先入。义与此同。人受气于谷，故谷气入于营卫，其糟粕之质，降为便溺，以次下传，而出于大肠膀胱之窍。

谷始入于胃止**吸则入**　《甲乙》：喉咽，作喉咙。是。马云：抟，音团。《周礼》：矢人凡相笴，欲生而抟。张云：谷之精气，先出于胃，即中焦也，而后至上下两焦，以溉五脏之至也。溉，灌注也。两行言清者入营，营行脉中；浊者入卫，卫行脉外。故营主血而濡于内，卫主气而布于外，以分营卫之道。大气，宗气也。抟，聚也。循，由也。气海即上气海，一名膻中，居于膈上。盖人有三气，营气出于中焦，卫气出于下焦，宗积于上焦，出于肺，由喉咙而为呼吸出入，故曰气海。

天地之精气止**气少**　马云：谷化之精气，呼则出之。天地之精气，吸则入之。其大数谷化之精气，出之者三分，则天地之精气，入之者一分，惟其出多入少，半日不再用谷，则谷化之精气衰，至一日则气少。故晁错曰：民生一日不再食则饥者，正此意也。任允谦云：天食人以五气，地食人以五味，谷入于胃，化其精微，有五气五味，故为天地之精气。五谷入于胃也，其糟粕津液宗气，分为三隧，故其大数常出三入一，盖所谓所入者谷，而所出者乃化糟粕，以次传下，其津液溉五脏而生营卫，其宗气积于胸中以司呼吸。其所出者，三分之隧道，故谷不入，半日则气衰，一日则气少矣。简按：张义与马同，今考经文，任氏所解，似得其旨。《子华子》曰：天之精气大数，常出三而入一，其在人呼出也吸入也。一之谓尊，二之谓耦，三之谓化，精气以三成。与本节文稍同而义异。

秔米　《脏气法时论》：作粳米。张云：秔，俗作粳。

黄黍　张云：黍，糯小米也，可以酿酒，北人呼为黄米。又曰黍子，此五谷之味合五行者。

各有所宜，所言五色者　诸本"宜"下更有"五宜"二字，唯马、志本，并无之。言，作谓。"所谓五色者"一句，接下节。

脾病者　张云：此下言脏病所宜之味也。脾属土，甘入脾，故宜用此甘物。

心病者　张云：心属火，苦入心，故宜用此苦物。

肾病者　《甲乙》无"黄卷"二字。张云：大豆黄卷，大豆芽也。肾属水，咸入肾，故宜用此咸物。

肝病者　张云：肝属木，酸入肝，故宜用此酸物。

肺病者　张云：肺属金，辛入肺，故宜用此辛物。此上五节，与《五脏生成论》之五合，《宣明五气篇》之五入者，意同，皆用本脏之味，以治本脏之病也。

五禁　张云：辛味属金，能克肝木。此下五节，当与《宣明五气篇》，辛走气，气病无多食辛等义参看。咸味属水，能克心火；酸味属木，能克脾土；甘味属土，能克肾水；苦味属火，能克肺金。

肝色青　张云：此下言脏气所宜之味也。《脏气法时论》曰：肝苦急，急食甘以缓之。即此意也。此下五节，仍与《脏气法时论》后文相同。

心色赤　张云：《脏气法时论》曰：心苦缓，急食酸以收之。

脾色黄　张云：启玄子云：究斯宜食，乃调利机关之义也。肾为胃关，脾与胃合，故假咸柔软以利其关，关利而胃气乃行，胃行而脾气方化，故脾之宜味，与他脏不同。《脏气法时论》曰：脾苦湿，急食苦以燥之。

肺色白　张云：《脏气法时论》曰：肺苦气上逆，急食苦以泄之。

肾色黑　张云：《脏气法时论》曰：肾苦燥，急食辛以润之，开腠理致津液通气也。

水胀篇第五十七

诸本无篇字。

水始起也止**此其候也** 马云：病方起时，目之下为窠，俗云卧蚕。其微有所肿，如新卧起之状。大抵人之卧起者，其目窠上必肿也。颈脉即人迎穴也，此脉动于颈，而咳动于内，在阴股则冷，在足胫则肿，在上腹则大，以手按其腹，则随手而起，如裹水状，此水病已成，而可验者也。按《素问·阴阳别论》云：三阴结谓之水。启玄子云：三阴者谓脾肺之脉，俱寒结也，脾肺寒结则气化为水。又按本经《五癃津液篇》有云：五谷之精气，和合而为膏者，内渗入于骨空，补益脑髓，而下流于阴股，阴阳不和，则使液溢而下流于阴，髓液皆减而下，下过度则虚，虚故腰背痛而胫酸。阴阳气道不通，四海闭塞，三焦不泻，津液不化，水谷并于肠胃之中，别于回肠，留于下焦，不得渗膀胱，则下焦胀水溢则为水胀。又按《论疾诊尺篇》言：风水肤胀，视人之目窠上微肿，如新卧起状，其颈脉动时咳，按其手足窅[①]而不起，则当知随手而起为有水，无风窅而不起为有风有水也。张云：阳明之脉，自人迎下循腹里，而水邪乘之，故为颈脉动。水之标在肺，故为时咳。阴股间寒，足胫瘇，腹乃太阴，邪始于阴分也。瘇，瘇同。凡按水囊者，必随手而起，故病水者亦若是。以上皆水肿之候。简按：《平人气象论》曰：颈脉动喘疾咳曰水，目窠微肿，如卧蚕起之状曰水。亦与本节及《论疾诊尺篇》文同。不谓之人迎而谓颈脉者，非诊之而始知其动之疾，以其望而知颈脉之疾也。

肤胀者止**此其候也** 《甲乙》：𪔣𪔣作壳壳。张云：𪔣𪔣，鼓声也。寒气客于皮肤之间者，阳气不行，病在气分，故有声若鼓。气本无形，故不坚；气无所不至，故腹大，身尽肿。若因于水，则有水处肿，无水处不肿，此为可辨？然有水则皮泽而薄，无水则皮厚。寒气在肤腠之间，按散之，则不能猝聚，故窅而不起，腹色不变，即皮厚故也。愚按：此上两条云：以手按其腹，随手而起者属水，窅而不起者属气，此固然也。然按气囊者，亦随手而起。又水在肌肉之中，按而散之，猝不能聚，如按糟囊者，亦窅而不起。故未可以起与不起，为水气的辨。但当察其皮厚色苍，或一身尽肿，或自上而下者，多属气；若皮薄色泽，或肿有分界，或自下而上者，多属水也。简

[①] 窅（yǎo，杳）：凹陷，低下。

按：《论疾诊尺篇》云：按其手足上，窅而不起者，风水肤胀也。亦与本节同。又《金匮要略》云：皮水其脉亦浮，外证跗肿，按之没指，不恶风。又云：按其手足上，陷而不起者，风水。巢《源》云：燥水谓水气溢于皮肤，因令肿满，以指画肉上，则隐隐成文字者，名曰燥水；以指画肉上，随画随散，不成文字者，名曰湿水。由此推之，肤胀，即《金匮》所谓皮水、风水，巢《源》所谓燥水也。然胀不可拘起与不起之说，当为实验之言也。壳，《玉篇》：物皮空也。鼕字亦从鼓从空。盖中空之义，诸注为鼓声，岂有不坚而有声之理乎？

腹胀止**此其候也**　马云：鼓胀与肤胀等，不言按之起与不起，当亦是不起者，惟其腹筋起者为辨。又按《素问·腹中论》：黄帝曰：有病心腹满，旦食则不能暮食，名为何病？岐伯曰：名为鼓胀，治之以鸡矢醴^①，一剂知，二剂已，此方果有奇验云。李云：鼓胀肤胀，大同小异，止以色苍黄，腹筋起为别耳。

肠覃止**此其候也**　《甲乙》：癖，作瘕。瘜，作息。离脏，作离岁月三字，诸本唯作离岁，独志改作离脏。张云：覃，延布而深也。寒气与卫气相搏，则稽积不行，留于肠外，有所系着，故癖积起瘜肉生，病日以成矣。瘜肉，恶肉也。离岁，越岁也。寒邪客于肠外，不在胞中，故无妨于月事。其非血病可知，盖由汁沫所聚，而生此肠覃之候也。简按：覃义未详，盖此与蕈同，慈在切。《唐韵》：菌生木上。又《玉篇》：蕈，地菌也。肠中垢滓，凝聚生瘜肉，犹湿气蒸郁，生蕈于土木，故谓肠覃。《正字通》、方书：鼻疣曰瘜肉，亦谓之瘜菌，鼻通息，故从息。瘜菌乃与肠蕈之义符，但以鼻息释瘜者，误。《说文》：瘜，寄肉也，即生息一肉之义。《甲乙》作息肉可证。离岁，历岁也，离训历，见《诗·小雅·小宛》疏。肠覃治方，陈氏《三因》有乌喙丸，罗氏《卫生宝鉴》有晞露丸，见晛^②丸等，当并考。

石瘕止**可导而下**　《甲乙》："下"下有"之"字。张云：衃，凝败之血也。子门闭塞，则衃血留止，其坚如石，故曰石瘕。月事不以时下，惟女子有之也，故可以导血之剂下之。按篇首帝有石水之问，而此下无答，必阙失也。考《阴阳别论》曰：阴阳结邪，多阴少阳曰石水，少腹肿。其义即此。简按：《说文》：衃，凝血也。《五脏生成篇》：赤如衃血死。是也。导，谓坐

---

① 鸡矢醴：用鸡矢藤（一种植物）泡的药酒。醴：酒。
② 晛（xiàn，现）：日光，明亮。《说文》："日见也。"《玉篇》："明也。"

导药，其病在胞中，故用坐药以导下之。张注非。

先泻其胀之血络止**去其血络也** 《甲乙》：胀，作腹后。血络，作血脉。
张云：先泻其胀之血络，谓无论虚实。凡有血络之外见者，必先泻之，而
后因虚实以调其经也，刺去其血络，即重明先泻之义。按本篇自水而下所言
者，凡六证，而此独以二证之刺为问者，盖水俞五十七穴，已详于《水热
穴论》，故不必再问。此云肤胀鼓胀者，盖兼五证而统言之，辞虽简而意则
赅[①]也。

贼风篇第五十八

诸本无篇字。《甲乙》名《四时贼风邪气大论》篇。

贼风邪气止**其故何也** 张云：贼者伤害之名，凡四时不正之气，皆谓之
贼风邪气。详《岁露篇》：室穴者，古人多穴居也，非不离贼风邪气，言虽
避风邪，而亦有病者何也？《张氏医通》云：按痛风一证，《灵枢》谓之贼风，
《素问》谓之痹，《金匮》名曰历节，后世更名白虎历节，多由风寒湿气，乘
虚袭于经络，气血凝滞所致。近世邪说盛行，而名之曰箭风，风毒肿溃，乃
谓之曰箭袋，禁绝一切汤药，恣行艾熨针挑。此虽《灵枢》刺布衣之法，而
药熨之方，世绝不闻，使既病之肌肉，复受无辜之痛楚，奈何懵憧无知，甘
受其惑，良可慨夫。

此皆尝止**闭而不通** 张云：凡此五者，皆如下文之所谓故邪也。

其开而止**为寒痹** 《甲乙》无"其开"二字，"遇"上有"适"字。马云：
及其腠理开，而或遇风寒，则血气凝结，与湿气恶血等之故邪相袭，如《春
秋》齐师袭莒之袭。则为寒痹，即痹论之所谓寒气胜者，为痛痹也。张云：其开
者，谓冒露于风寒也，故邪在前，风寒继之，二者相值，则血气凝结，故为
寒痹。简按：据《甲乙》考之，马注为是。

其有热止**有因加而发焉** 张云：其或有因热汗出而受风者，虽非贼风邪
气，亦为外感，必有因加而发者，谓因于故而加以新也，新故合邪，故病
发矣。

此亦有故邪止**故似鬼神** 《甲乙》：搏，作薄。马云：人有湿气恶血等之

---

① 赅：诸本并作"该"，据文义改。

故邪，留而未发，因病人素所不知，因而偶有所触，或好或恶，则血气内乱，故邪与新志相搏，遂尔为病。此其所从来者甚微，非见闻之所能及。故人不知其故，而以鬼神为疑，乃似鬼神而非鬼神也。志云：此病气而不病形，故视之不见，听之勿闻，若有似乎鬼神。

其祝而已者止可祝而已也 《甲乙》：祝下并有由字，病之以从生，"病"上有"百"字。张云：祝者巫咒之属，即祝由也。胜者，凡百病五行之道，必有所以胜之者，然必先知其病所从生之由，而后以胜法胜之，则可移精变气，祛其邪矣。病有药石所不及，非此不可者，惟先巫知之，故可祝而已也。然则先巫用祝之妙，正不在祝，其机在胜之而已。王弘义云：上古有十三科，祝由乃其一也。先巫者，言上古之能祝由而愈病者，谓之巫医，故古之毉字从巫，非与师巫之贱役比也。南人有言曰：人而无恒，不可以作巫医，即上古祝而已病之医，非医巫之有二也。简按：十三科，昉于元，言上古者误。

介按：吴鞠通曰：按"祝由"二字，出自《素问》。祝，告也。由，病之所从出也。近时以巫家为祝由科，并列于十三科之中，《内经》谓信巫不信医不治，巫岂可列之医科中哉？吾谓凡治内伤者，必先祝由详告，以病之所由来，使病人知之，而不敢再犯。又必细体变风变雅，曲察劳人思妇之隐情，婉言以开导之，庄言以振惊之，危言以悚惧之，必使之心悦诚服，而后可以奏效如神。

卫气失常篇第五十九

诸本无篇字。

卫气之留于腹中止何以去之 《甲乙》：腹中，作脉中，肢胁作搘[1]，简按：与技同。胁无胃字。马、志：搘，作稽。是。张云：卫气者，水谷之悍气也，其气循皮肤之中，分肉之间，熏于肓膜，散于胸腹，此卫气之常也。失其常则随邪内陷，留于腹中，稽积不行，而苑蕴为病，故《禁服篇》[2]曰：卫气为百病母也。

---

[1] 搘（zhī，支）：支撑。
[2] 《禁服篇》：诸本并作"《禁腹篇》"，据《黄帝内经·灵枢·禁服第四十八》改。

大迎天突喉中 《甲乙》、道藏、赵府元本、正脉胀本：大，作人。张云：积于上者为喘呼逆息，故当泻之于上。人迎，足阳明经穴。天突[①]喉中，俱任脉穴。喉中即廉泉也。

三里与气街 张云：积于腹中者，当泻其下。三里、气街，俱足阳明经穴。马云：对胸中而言，故谓腹为下。

季胁之下一寸 《甲乙》云：季胁之下深一寸。马云：即足厥阴肝经章门穴。简按：《脉经》云：脾以胃合为腑，合于中焦脾胃之间，名曰章门，在季胁前一寸半。与马注符。

鸡足取之 楼氏云：正入一针，左右斜入二针，如鸡足。足，三爪也。张云：谓攒而刺之也，即《官针篇》，合谷刺之谓。志云：以足缓伸缓缩，如鸡足之践地，盖以疏阳明之经脉，以通卫气之所出也。简按：志注非是。

大而弦急止**不可刺也** 《甲乙》：弦，作强。腹皮急作腹皮绞。张云：脉大而弦急，阴虚而真脏见也。绝不至者，营气脱也。腹皮急甚者，中和气绝，而脾元败也，不宜刺矣。

色起两眉 张云：两眉者阙中也，其应主肺，故病在皮。

病在肌肉 张云：脾气通于唇，故病在肌肉。

营气濡然者 诸本：濡，作濡。马云：欲知血气有病，当观之于营气，但营气无形，而濡然多汗，则知病之在血气也。张云：濡，湿也。营本无形，若肤腠之汗，肌肉之胀，二便之泄利，皆濡然之谓，其病在营，则气血濡也。《玉篇》：濡，大雨也。

病在筋 张云：目为肝之窍，肝主筋也。

病在骨 张云：耳为肾之窍，肾主骨也。

皮之部输于四末 张云：病在皮者，在阳分也，阳受气于四末，以其皮浅气浮也，故皮之部，输于四末。

肉之柱 张云：病在肌肉，当治其柱。柱者䐃之属也，坚厚之肉，多在手足三阳分肉间，以肉主于脾，而脾主四肢也。足少阴之经，自足心循内踝，后人足跟以上腨肉，出腘内廉，上股肉后廉，会于尻臀贯脊，其肉俱厚，故亦为肉之柱。

血气之输 张云：病在血气，当治其输。输于诸络，谓诸经之络穴也。气血留居，则经络壅盛，故当取之。

---

① 天突：诸本并作"大突"，据文义改。

筋部止**候病所在**　张云：病在筋者，不必分其阴阳左右，但当随病所在而治之。

骨之属者止**益脑髓者也**　《甲乙》：上"益"字作"液"，下"益"字作"溢"。是。张云：病在骨之属者，当治骨空，以益其髓。髓者骨之充也，故益髓即所以治骨。简按：属者跌属之属，见《骨度篇》。两骨相交之处，十二关节皆是。是所以受液而溢脑髓者，故骨病当求其所属而取之。

各在其处　马云：取穴以刺之者，亦惟于皮肉气血筋骨，各视其处。

间者小之止**故曰上工**　《甲乙》：小，作少。是。张云：间者病轻，故用针宜浅宜小；甚者病重，故用针宜深宜众；病变无穷，能随其变而调治得宜者，故曰上工。

大小寒温　马云：大小者，身之大小也。寒温者，身寒暖也。

人年五十止**为小**　马云：十八以上六岁以上之上字，俱当作下。王弘义云：数始于一，成于三，三而两之为六，三而三之成九。十八者，二九之数也。二十者，阴阳之生数始也。五十者，五行之生数终也。简按：《千金》引《小品方》云：凡人年六岁以上为小，十六岁以上为少，三十岁以上为壮，五十岁以上为老。由此考之，以上不必以下之误。

腘肉坚止**不相离者肉**　《甲乙》：腘，作䐃。肥，作脂。张：腘，作腘。注云：肥者，即下文所谓脂也。腘肉，肉之聚处也。此言伟壮之人，而有脂膏肉三者之异。脂者紧而满，故下文曰：肉紧身小，膏者泽而大。故下文曰：肉淖垂腴，皮肉连实，而上下相应者曰肉。故下文曰：身体容大。志云：腠理者，肌肉之文理，如豕之精肉，条分而有理路。理中之白膜曰脂肉，外连皮之肥肉曰肥。膏者，即肥之脂膏，谓如豕肉之红白相间，而有数层者为膏。简按：《韵会》云：凝者曰脂，泽者曰膏。《博雅》云：人一月而膏，二月而脂。又《汉·五行志》：在人腹中肥而包裹心者脂也。经文，皮之满缓，可以证其凝与否也。马云：膏者油也，脂者骨中髓也。误。

膏者止**粗理者寒**　《甲乙》："细理者热"之"热"，作"和"，非。张云：淖柔而润也，膏者肉淖，脂者肉坚。若其寒热，则粗理者皆寒，细理者皆热。志云：粗理者，卫气外泄，故身寒。细理者，卫气收藏，故身热。

膏者多气止**其身收小**　张云：纵，宽纵也。腴，脂肥也。膏者纵腹垂腴，脂者其身收小，是膏肥于脂也，肉为皮肉连实，自与脂膏者有间。志云：卫气盛则腠理肥，是以膏者多气，而皮纵缓，故能纵腹垂腴。腴者，脐下之少腹也。肉者身体容大，此卫气盛而满于分肉也；脂者其身收小，此卫气深沉，不能充乎分肉，以致脂膜相连，而肌肉紧密，故其身收小也。简按：《说文》：腴，腹下肥也。又《礼·少仪》注：腴，腹下也。《通雅》云：凡肉肥软处曰腴。志直为少腹，恐非也。

膏也多气止**故不能大** 张云：膏者多气，气为阳，故质热而耐寒也。肉者多血，血养形，故形充而气质平也。脂者血清而气滑少，故不能大。若此三者，虽肥盛皆别于众人，而脂者之气血，似不及乎膏肉也。愚按世传肥白之人多气虚，而此云膏者多气，不无相左。若据余闻见之验，则苍瘦之气虚者，固不减于肥白，是以不宜胶柱也。

众人皮肉止**命曰众人** 张云：众人者，言三者之外，众多之常人也。其皮肉脂骨血气，各有品格，故不能相加，亦不能相多，而形体大小，皆相称而已。余伯荣云：不能相加者，谓血气和平，则皮肉脂膏，不能相加于肥大也。血气之浮沉浅深，各有常所，不能相多于肥肉间也。皮肉筋骨，各自称其身，故其形不大不小也。

必先别其三形止**不能大也** 《甲乙》："膏人"下有"者"字。张云：三形既定，血气既明，则宜补宜泻，自可勿失常经矣。是故膏人以下，此重言其详也。

玉版篇第六十

马云：末有著之《玉版》，以为重宝，故名篇。《素问》有《玉版论》，亦著之《玉版》也，诸本无篇字。

五兵者止**其孰小乎** 马云：按《管子》曰：蚩尤受卢山之铜，而作五兵。则黄帝时即有五兵：一弓、二殳、三矛、四戈、五戟。一云东方矛，南方弩，中央剑，西方戈，北方铩也。张云：五兵即五刃，刀剑矛戟矢也。五兵虽大，但备杀戮之用，置之死者也。小针虽小，能疗万民之病，保其生者也。夫天地之间，唯人最重，故为天地之镇，而治人之生，则又唯针最先。盖针之为用，从阳则上合乎天，从阴则下合乎地，从中则变化其间，而动合乎人，此针道之所以合乎三才。功非小补，较之五兵，其孰大孰小，为可知矣？简按：《周礼·夏官》：司兵，掌五兵。郑注：五兵者，戈殳戟酋矛。殳，音殊。

两热相搏 《甲乙》：两，作而。搏，作薄。简按：两热未详，《甲乙》

为是。

圣人不能使化者_止**遭其已成也** 张云：邪在天下则为乱，邪在人身则为病，及其已成，则虽圣人不能使之化，是以邪不可留也。譬之用兵者，必有夙教，必有定谋，而后可保其无危。人之治身，可素无调养之道乎？故惟圣人，乃能自治于未形，愚者每遭其患矣。余伯荣云：按本经及《素问》论，所生痈疽，多因于风寒外邪，有伤荣卫，留积而成痈脓，此因内伤喜怒饮食，故曰不从天下，不从地出。

其以形_止**奈何** 诸本：以，作已。《甲乙》十六字作其已有形，脓已成，为之奈何，十一字。

故圣人_止**为其不予遭也** 张云：此言兆庶之多，千古之邈，安得人人遭遇，以救其疾苦。故惟有著之竹帛，以遗教将来，正为人之不予遭也。志云：圣人勿使已成，而明为良方，著之竹帛，使后学之能者，踵而传之，后世无有终时者，为其不予遭而成十死一生之证也。遭，遇也，言其已形而不予遭，脓已成而不予见。此痈生于脏腑之间，而不与我见，乃多死少生之候也。

其已有脓血_止**以小针治乎** 《甲乙》无“而后遭乎不道之”七字，“以”上有“可”字。简按：据《甲乙》文义尤通。

以小治小者_止**铍锋之所取也** 《甲乙》治大者下，有其功大以小治大者八字，“害”下有“大”字。铍，作铒。张云：针少者功小，无济于事；针大者多害，恐有所伤。故惟砭石及铍针锋针，皆可以取痈疽之脓血。简按：原文义难通，得《甲乙》其旨甚晰。盖以大治大，谓以砭石铍针，取大脓血也。

以为伤者_止**为顺矣** 马云：白眼属肺，今反青，是肝邪侮所不胜，当为肺气衰也。黑眼者，即眼之睛也，属于肝，今反小，乃肝气衰也。纳药而呕，乃脾气衰也。腹痛者邪甚，渴甚者火盛。肩属手之三阳，项属手足六阳及督脉经，今肩项不便，是阳盛阴虚也。音嘶者，肺衰也。色脱者，五脏衰也。志云：太阳为诸阳主气，肩项中不便，阳气伤也。在心主言，心之合脉也，其荣色也。音嘶色脱，心脏伤也。犯此五逆者死，除此五者为顺矣。张云：《寒热病篇》曰：五脏身有五部，伏兔一、腓二、背三、五脏之腧四、项五，此五部有痈疽者死，是亦五逆之属也。内，纳同。嘶，音西，声破损也。巢《源》云：凡破痈溃脓之后，有逆有顺云云，是为五逆，皆死候。

诸病 志云：谓凡病多生于荣卫血气之不调，非独痈脓也。

腹胀身热止**五逆也** 张云：身热脉大，而加以腹胀，表里之邪俱盛也，是为一逆也；腹鸣而满，四肢清冷而兼后泄，阴证也，脉不宜大而大者，脉证相反，是为二逆；鼻衄在阴，脉大为阳，阳实阴虚，是为三逆；咳而溲血脱形者，正气已衰，脉小而急者，邪气仍在，邪正不能相当，是为四逆；脱形身热，真阴卫亏，而火犹不清也，其脉细小疾数，正邪盛正衰之候，是为五逆。

不过十五日而死矣 张云：一节之更，时移气易，客强主弱，则不能胜，故不过十五日而死。

其腹大胀止**是五逆也** 《甲乙》：脉搏，作喘一字。张云：此下言五逆之急证也。腹大胀者，最忌中虚。若见四肢清冷而脱形泄甚者，脾元败而阳气去也，故为一逆也；腹胀便血，阴病也，脉大时绝，孤阳将脱也，故为二逆；咳而溲血者，气血俱病，形肉脱者败在脾，脉搏者真脏也，败在胃气，故为三逆；呕血胸满引于背者，脏气连乎背也，脉见细小疾数，则真元大亏矣，故为四逆；上为呕咳，中为胀满，下为飧泄，三焦俱病，而脉至于绝者，有邪无正也，故为五逆。

不及一时而死 马云：一时者一周时也，乃一日之意。张云：不及一时，谓不能周一日之时也。

是谓逆治 张云：病不可治而强治之，非惟无益，适以资害，是谓逆治。

甚骏 张云：骏，大也。简按：《诗·商颂》：为下国骏厖①。《毛传》：骏，大也。

二十八会 马云：手足十二经，左右相同，共有二十四脉，加以两跷督任，共为二十八会也。

能杀生人，不能起死者也 简按：《外台·明堂序》云：经脉阴阳，各随其类。故汤药攻其内，以灸攻其外，则病无所逃，知火艾之切，过半于汤药矣。其针法古来以为深奥，今人卒不可解。经云：针能杀生人，不能起死人。若欲录之，恐伤性命。今并不录此，依本节之义而立言也。《玉函经·总例》云：针能杀生人，亦能起死人。亦同。

其如刀剑止**犹可知矣** 张云：言不善用针者，徒能杀生人，不能起死者，正如以刀剑加人则死，以酒饮人则醉，此理之必然，自不待诊而可知

---

① 厖（máng，尨）：石头大的样子。《说文》："石大貌"。《玉篇》："大也"。

者也。

人之所受气者止**夺之而已矣**　马云：试观海之行云气者，本于地气上为云，而后云气行于天之下也。胃之有气血，本于谷气所化，而后血气行于十二经之隧也。是经隧者，诚为五脏六腑之大脉络耳，迎其气之来而有以夺之，则能杀生人矣。

上下有数乎止**夺其天气者也**　张云：上下，谓手足经也。五里，手阳明经穴。此节指手之五里，即经隧之要害。若迎而夺之，则脏气败绝，必致中道而止。且一脏之气，大约五至而已，针凡五往以迎之，则一脏之气已尽。若夺至二十五至，则五脏之输气皆竭，乃杀生人，此所谓夺其天真之气也。《气穴论》云：大禁二十五，在天府下五寸，即此之谓。志云：至者迎其气之至也，往者追其气之行也，故五至而迎其五脏之气至即已。若五往而追之，则五脏之气尽泄于外矣。

非能绝其命，而倾其寿者也　张云：不知刺禁，所以杀人。针非绝人之命，倾人之寿者也。志云：非由命之自绝，寿之自绝，实所以杀生人也。

窥门止**死于堂上**　马云：吾窥门而见其刺，其人当死于家中。吾入门而见其刺，其人当死于堂上。死之最易，又如是耶。张云：门即生气。《通天》等论，所谓气门之门也。阚[①]门而刺，言犹浅也，浅者害迟，故死于家中；入门而刺，言其深也，深则害速，故死于堂上。志云：阚者，窥俟其所出也。门首，《卫气篇》之所谓契绍之门户，乃气血从孙络而出于皮肤之门也。故俟其气之出门而刺之者，稍缓而死于家中；入门而逆刺于络内者，即死于医者之堂上也。夫天气一日一夜，绕地环转一周，逆则不过一周而死，况针刺之伤乎？简按：三家所取义各异，未知孰是？

五禁篇第六十一

诸本无篇字。马云：内有五禁、五夺、五过、五逆、九宜等法，然以五禁为首，故名篇。

五过　张云：补之过度，资其邪气；泻之过度，竭其正气，是五过也。

介按：《疏五过论》曰：不知病情，治之一过也；不知补泻，治之二过

---

① 阚（kuī，窥）：从小孔、缝隙或隐蔽处偷看。《说文》："谓倾头门中视也"。《广韵》："小视"。

也；工不知诊，治之三过也；病不能医，治之四过也；医不能明，治之五过也。

甲乙日自乘止**是谓五禁** 马云：天干之应人身，头为甲乙，肩喉为丙丁，戊己为手足，四肢合辰戌丑未之四季，庚辛应股膝，壬癸应足胫。故凡天干自乘之日，皆无刺之，发矇振埃。俱刺法名目，见本经《刺节真邪篇》。张云：日自乘者，言其日之所直也。简按：据《刺节真邪篇》：发矇之刺，治耳目之病，即头面之病；振埃之刺，治咳喘胸满，肩息上气等之病，即肩喉兼全之病；去爪之刺，刺关节脉络四肢之病，即泻脾土之水。

是五夺也 张云：此五夺者，皆元气之大虚者也。若再泻之，必置于殆，不惟针刺，用药亦然。

热病脉静止**是谓五逆也** 《甲乙》无"下血衃"三字。张云：热病脉静，阳证得阴脉也。汗已出，脉躁盛，真阴败竭也；病泄脉宜静，而反洪大者，孤阳邪胜也；着痹破䐃，身热而脉偏绝者，元有所脱也；淫而夺形，身热下血衃者，精血去而亡阴发热也；寒热夺形，而脉坚搏者，脾阴大伤，而真脏见也。凡此五逆者，皆阴虚之病。故《本神篇》曰：阴虚则无气，无气则死矣，是皆不可刺者也。马云：其身热脉宜洪盛，今已偏绝。盖偏则一手全无，绝则二手全无也。淫者好淫也。志云：淫者酷虐之邪，夺形者，邪伤形也。如但热不寒之疟气，内藏于心，而外淫于分肉之间，令人消烁肌肉。简按：马：偏绝及淫字之解，恐非也。《伤寒论》云：脉阴阳俱盛，大汗出，不解者死。成氏注云：若汗出不解，则邪气内胜，正气外脱，故死。《内经》云：汗出而脉尚躁盛者死。《千金》云：热病已得汗，脉尚躁盛，此阳脉之极也，死。

动输篇第六十二

诸本无篇字。马云：内论手太阴、足少阴、足阳明之俞穴，独动不休，故名篇。

经脉十二止**何也** 《甲乙》作经脉十二，而手太阴之脉独动不休，何也？无足少阴阳明五字。张云：手足之脉，共十二经，然惟手太阴、足少阴、足阳明三经，独多动脉。而三经之脉则手太阴之太渊，足少阴之太溪，足阳明上则人迎，下则冲阳，皆动之尤甚者也。

是明胃脉也止**故动而不止** 《甲乙》：是，作足阳二字。是也。志云：是明胃脉者，谓宗气荣气卫气，皆胃腑水谷之所生也。清气者，宗气也，积于胸中，上注于肺，肺气从手太阴之经而行于十二经脉，其行也以息往来。故人一呼脉动而行三寸，一吸脉再动而行三寸，呼吸定息，脉行六寸，呼吸不已，故动而不止，是以十二经中皆有动脉也。

上十焉息止**不知其极**　《甲乙》十八俱作出字。马云：上之从息而行者，可拟十分；下之伏于脏内者，可拟八分。但不知其何道而来，何道而还，罔有抵极？张云：寸口手太阴脉也，上下言进退之势也，十八喻盛衰之形也。焉，何也？息，生长也？上十焉息，言脉之进也其气盛，何所来而生也？下八焉伏，言脉之退也其气衰，何所去而伏也？此其往还之道，真若有难穷其极者。志云：上十焉息者，谓胃腑所生之清气，如弓弩之发尽，过于寸口，以应呼吸定息；下八焉伏者，谓胃腑所生之荣气，如水之下岸，流溢于中，而伏于胞内。简按：三家之解，未知孰是？但张注似稍义通，然不如《甲乙》改十八，作出字之尤明晰也。

气之离脏也止**故其行微**　张云：凡脉气之内发于脏，外达于经，其卒然如弓弩之发，如水之下岸，言其劲锐之气，不可遏也。然强弩之末，其力必柔，急流之末，其势必缓。故脉由寸口以上鱼际，盛而反衰其余气，以衰散之势而逆上，故其行微，此脉气之盛衰，所以不等也。

胃气上注于肺止**别走于阳明者也**　《甲乙》：颅，作额。张云：胃气上注于肺，而其悍气之上头者，循咽喉上行，从眼系入络脑，出颅下，会于足少阳之客主人，以及牙车，乃合于阳明之本经，并下人迎之动脉。此内为胃气之所发，而外为阳明之动也。牙车即曲牙，当是颊车也。简按：牙车之义，详出《经脉篇》颊车注。

故阴阳上下止**相倾者病**　张云：此云阴阳上下者，统上文手太阴而言也。盖胃气上注于肺，本出一原，虽胃为阳明脉，上出于人迎，肺为太阴脉，下出于寸口，而其气本相贯，故彼此之动，其应若一也。然人迎属腑为阳，阳病则阳脉宜大而反小者，为逆。寸口属脏为阴，阴病则阴脉宜小而反大者，为逆。故《四时气篇》曰：气口候阴，人迎候阳也。汪云：言阴阳动静，当如引绳平等，所谓脉有胃气者生也，若相倾则病矣。马注：作引绳以相倾，谬。简按：《五色篇》云：脉之浮沉，及人迎与寸口气小大等者，病难已。马盖依此以引绳为病脉软？张、志并同。然而《禁服篇》云：寸口主中，人迎主外，两者相应，俱往俱来。若引绳大小齐等，春夏人迎微大，秋冬寸口微大，如是者名曰平人。知是汪注，得其旨矣。

冲脉者止**此脉之常动者也**　《甲乙》"入足下"无"入"字，"入踝"下有"内"字。温足胫，胫，作胻。张云：足少阴之脉动者，以冲脉与之并行也。冲脉亦十二经之海，与少阴之络，同起于肾下，出于足阳明之气冲，循阴股腘中内踝等处，以入足下，其别者邪出属胻上。注：诸络以温足胫。此太溪等脉，所以常动不已也。汪云：按诸篇俱言冲脉上冲，惟此篇及《逆顺肥瘦论》[1]，言冲脉并肾脉下行。简按：仲景取寸口胻阳太溪，即手太阴、足阳明、足少阴之脉也。

荣卫之行也 《甲乙》作卫气之行也。

气何由还 张云：荣卫之行，阴阳有度。若邪气居之，则其运行之道宜相失也，又何能往还不绝，因问其故？

夫四末止**此之谓也** 张云：四末，四肢也。十二经皆终始于四肢，故曰阴阳之会，而为气之大络也。然大络虽会于四肢，复有气行之径路，谓之四街。《卫气篇》头胸腹胫各有街。凡邪之中人，多在大络，故络绝则径通。及邪已行而四末[2]解，彼绝此通，气从而合，回还转输，何能相失？此所以如环无端，莫知其纪也？马云：此四街，为荣卫二气之经路，故大络虽或阻绝，而径路则自相通。彼逢邪气大寒之时，手足固尝懈惰，及懈惰已毕而少解，则二气复从而合，相输如环，尚何相失之有哉。

五味论篇第六十三

赵府、正脉、道藏、熊本无篇字，志本无论篇二字。

酸入于胃止**故癃** 《甲乙》无"以收上之两焦"六字，"膀胱"下有"之胞"二字。马云：酸之气味，滞涩而收敛，既入于胃之中脘，则上两焦，即上中二焦也，其气味弗遽能出入，乃留于胃中，久则胃中和温而下注膀胱，膀胱为胞之室，胞在其中，其体薄，其气懦，得此酸味，则缩而且绻，所以约而不通，水道不行而为癃也。张云：绻，不分也。约，束也。癃，小水不利也。味过于酸，则上之两焦，弗能出入。若留于胃中，则为吞酸等疾。若胃中温和不留，则下注膀胱，膀胱得酸则缩，故为癃也。愚按：胞，溲脬也。《类纂》曰：膀胱者，胞之室。王安道又有胞居膀胱之室之说，甚属不

---

① 《逆顺肥瘦论》：诸本并作"《顺逆肥瘦论》"，据《黄帝内经·灵枢·逆顺肥瘦第三十八》改。
② 末：诸本并作"未"，据文义改。

经。夫胞即膀胱，膀胱即胞也，焉得复有一物。简按：懦，音儒。《说文》：驽弱也，又音软，又作愞。《玉篇》：弱也，缩绻。马云：连读为是。《说文》：新附字，缱绻不相离也。又《释名》：缱绻束缚也。张注：缩下为句，非。

阴者止走筋矣 《甲乙》“终”下有“聚”字。张云：阴者，阴器也。积筋者，宗筋之所聚也。肝主筋，其味酸，故内为膀胱之癃，而外走肝经之筋也。又《宣明五气篇》曰：酸走筋，筋病无多食酸。

咸入于胃止走血矣 《甲乙》“注于脉则血气走之”，作“注于诸脉，脉者血之所走也”十一字，“则凝凝则”作“则血涘则”，“胃中汁”以下八字，无。又走血矣下，有肾合三焦，血脉虽属肝心，而为中焦之道，故咸入而走血矣，四句。张云：血为水化，咸亦属水，咸与血相得，故走注血脉。若味过于咸，则血凝而结，水液注之，则津竭而渴。然血脉必化于中焦，故咸入中焦而走血。又《宣明五气篇》曰：咸走血，血病无多食咸。简按：咸入于胃，其气上走中焦。又上文云：酸入于胃云云，上之两焦，弗能出入，此似胃与中焦，所指各异。然考下文辛入于胃，苦入于胃，甘入于胃，每章必有此一句，则殆似章首标识。故云胃，云中焦，云两焦，宜无异义，前注未疑及之，录以俟考。

辛入于胃止与汗俱出 《甲乙》：“熏之”，作“熏至营卫”四字。洞心，注云洞，一作煴。马云：辛入于胃，其气必走于上焦。上焦者，受气而运诸阳者也，故辛味既走于上焦，则不得不走于气耳，如姜韭者，气味之辛者也，卫气由下焦而生，亦必出而行于分肉之间，所以不时受此辛味之气也，惟此姜韭之气。久留心下，则物在心下，而气熏于上焦，上焦气凑，心内似空，故多食辛者，必洞心也。且此辛气与心中之气，相得而俱行，辛入则汗必出，汗之出者，以气之出也，其心安得而不洞。《宣明五气篇》云：辛走气，气病无多食辛。张云：洞心，透心若空也。《甲乙》注《千金》云：辛入胃而走气，与气俱出，故气盛。

苦入于胃止知其走骨也 《甲乙》“下脘”下有“下脘者”三字，“变”上有“气”字，“复出”下有“必黧疏”三字。马云：苦入于胃，而胃中五谷之气，皆不能胜此苦味。故苦入下脘，则上中下焦之气皆闭而不通，遂使五谷在胃者，气味不知所以变而为呕也。况齿者，乃骨之所终，故苦入则走骨，走骨则走齿。今入而复出者，即从齿出也。《宣明五气篇》云：苦走骨，骨病无多食苦。志云：苦乃火味，故入于下而复出于上，以其性下泄而上涌也。简按：变呕即呕变，佛典有变吐之文，可以证焉。张云：其变为呕，非也，入而复出未详。据《甲乙》乃似苦味之气入而复出，为齿龋黑疏豁之义。

甘入于胃止**故甘走肉** 《甲乙》："弱小"，作"弱少"。"留于胃中者"，"者"上有"甘"字，"润"下无"者"字。"悗"作"闷"。"其气外通于肉以下"，作"其气通于皮，故曰甘走皮，皮者肉之余，盖皮虽属肺，与肉连体，故甘润肌肉并皮也"三十二字。"虫"，马本作"蛊"。注：蛊，作虫。张云：甘性柔缓，故其气弱小，不能至于上焦。味过于甘，则与谷气留于胃中，令人柔润而缓，久则甘从湿化，致生诸虫，虫动于胃，甘缓于中，心当悗矣。悗，闷也。甘入脾，脾主肉，故甘走肉。《宣明五气篇》曰：甘走肉，肉病无多食甘。

阴阳二十五人篇第六十四

诸本无篇字。

伯高曰 《甲乙》作少师。张云：按本节引《通天篇》少师之答，而此云伯高者，岂少师即伯高之别称耶。无考矣。

不离于五 张云：由阴阳而化五行，所以天地万物之理，总不离五，而人身之相应者，亦惟此耳。

故五五止**从外知内** 张云：五行之中，又各有五，如下文以五形之人，而又分左之上下，右之上下，是为五矣。五而五之，计有二十五人也。然此言五行之详，非若《通天篇》所谓太阳、少阳、太阴、少阴、和平五态而已，故曰阴阳之人不与焉，又不合于众者五也，别而以候，欲别其外而知其内也。简按：马云：计有二十五人之式，而彼阴阳和平之人不与也。此政读为式。

遵循 简按：逡，巡同。《庄子》：至乐，作蹲循。《通雅》云：古人不惟借声见形，义近者时牵率书之，故循以借逡，又以借巡耳。

木形之人止**佗佗然** 《甲乙》无"似于苍帝其为人"七字，下同，此例"肩"下有"平"字。马云：比者拟议之谓，盖以人而拟角，故谓之曰比。此言木形人有五，有全偏之分也。木形之人，木气之全者也，下文四股则偏矣。木主东方，其音角，其色苍，故木形之人，当比之上角，似于上天之苍帝。色苍者，木之色苍也。头小者，木之巅小也。面长者，木之体长也。肩背大者，木之枝叶繁生，其近肩之所阔大也。身直者，木之体直也。小手足者，木之枝细而根之分生者小也。此自其体而言耳，好有才者，木随用而可以成材也。力少者，木必易摇也。言多忧而外劳于事者，木不能静也。耐春夏者，木以春夏而茂盛也。不耐秋冬者，木以秋冬而凋①落也。此自其性而言耳，故秋冬有感于邪，则病易生。肝经属起厥阴，为根干，故足厥阴经之分肉，形体佗佗然，有安重之义。按：《诗经·国风·君子偕老》篇云：委委佗佗。朱注云：雍容自得之貌。张云：足厥阴肝木之经也，肝主筋，为罢极之本，故曰佗佗然。佗佗，筋柔迟重之貌。足厥阴为木之脏，足少阳为木之腑，此言脏而下言腑者，盖以厥阴少阳为表里，而脏为腑之主耳。故首云：上角厥阴者，总言木形之全也。后云大角、左角、钛角、判角、少阳者，分言木形之详也。兹于上角而分左右，左右而又分上下，正以明阴阳之中，复有阴阳也。余准此。志云：佗佗，美也，如木之美材也。

大角之人止**遗遗然** 《甲乙》注：一曰左角。张云：禀五形之偏者各四，曰左之上下，右之上下，而此言木形之左上者，是谓大角之人也。其形之见于外者，属于左足少阳之经，如下文所谓足少阳之上。气血盛则通髯美，良以及血气多少等辨，正合此大角之人也。遗遗，柔退貌。愚按：《通天篇》有云：太阴之人、少阴之人、太阳之人、少阳之人、阴阳和平之人，凡五人者，其态不同，是统言大体而分其阴阳五态也。此以木火土金水五形之人，而复各分其左右上下，是于各形之中，而又悉其太少之义耳。总皆发明禀赋之异，而示人以变化之不同也。马云：遗遗然者，如有所遗失，然行之不骤而驯也。简按：马注不允。志云：遗遗，谦下之态，如枝叶之下垂也。亦恐非是。

左角之人止**随随然** 《甲乙》作右角。张云：左角，一云少角。随随，从顺貌。下文云：足少阳之下，血气盛则胫毛美长者，正合此少角之人。而此言其右之下也，余仿此。

钛角之人止**推推然** 《甲乙》：推推，作鸠鸠。张云：一曰右角角形，而并于右足少阳之上者，是谓右角之人，此即言其右之上也。推推，前进貌。志云：大谓之钛，即太角也。大角之人，比于左足少阳；钛角之人，比于右足少阳。推推，上进之态，如枝叶之上达也。简按：《广韵》：钛，音大。义同，然则钛角乃与上文大角何别？上文大角，摅《甲乙》作左角，近是。

判角之人止**栝栝然** 正脉：《甲乙》：栝栝，作括括。张云：判，半也。

---

① 凋：诸本并作"雕"，据文义改。

应在大角之下者，是谓判角之人，而属于左足少阳之下，即言其左之下也。栝栝，方正貌。凡此遗遗、随随、推推、栝栝者，皆所以表木形之象。志云：栝栝，正直之态，如木体之挺直也。

火形之人止**核核然** 《甲乙》无"似于赤帝其为人"七字。核核，作窍窍。简按：疑是覈覈，误字，形相似。朒诸本作胭，常改。马云：此言火形之人，有全偏之分也。火主南方，其音徵^①，其色赤，故火形之人，似于上天之赤帝。朒者，脊肉也。广朒者，火之中势炽而广大也。面锐头小者，火之炎上者，必锐且小也。好肩背髀腹者，火之自下而上，渐大而狭，故谓之好也。手足小者，火之旁及者，势小也。行安地者，火必着地而起也。疾心者，火势猛也。行摇肩者，火之势摇也。背肉满者，即广朒之义也。有气者，火有气势也。此自其体而言耳。轻财者，火性易发而不聚也。少信者，火性不常也。多虑而见事明者，火性明通而旁烛也。好颜者，火色光明也。急心者，火心急也。不寿暴死者，火势不久也。耐春夏者，火令行于暑时也。不耐秋冬者，火畏水也。此自其性而言耳。故秋冬有感于邪，则病易生。手少阴心经属火，其经脉穴道之行于分部者，若核核然，有真实之义。下文言手太阳小肠经者，以心与小肠为表里耳。张云：核核然，火不得散而结聚为形也。

质徵之人止**肌肌然** 《甲乙》：质，作太。张云：一曰质之人，一曰大徵，以徵形而应于左之上，是谓大徵之人，而属于左手太阳之上也。肌肌，肤浅貌。此下详义同前木形注中。马云：肌肌，肌肉充满之义也。

少徵之人止**慆慆然** 张云：应右徵之下者，是谓少徵之人，而属于右手太阳之下也。慆慆，不反貌，又多疑也。马云：慆，音滔。《诗经·东山》篇：有慆慆不归。朱注：以慆慆为久意。今此当作滔滔，从水为宜。又云：滔滔者饶洽之意也。志云：慆慆，喜悦之态。简按：《说文》：慆，说也。《玉篇》：喜也。志正本此。

右徵之人止**鲛鲛然** 张云：以徵形而属于右手太阳之上，是谓右徵之人。鲛鲛，踊跃貌。

质判之人止**支支颐颐然** 《甲乙》：质判，作判徵。"支支"下有"然"字。颐颐然，作熙熙然。张云：此居质徵之下，故曰质判，而属于左手太阳之下。判，亦半之义也。支支，枝离貌。颐颐，自得貌。凡此肌肌之类者，

---

① 徵（zhǐ，只）：角、徵、宫、商、羽为古代五音，原本作"征"，校本并作"徵"，改之。下文同，不出注。

皆所以表火形之象。马云：支支者，支持之义。颐颐者，垂下之义也。志云：支支颐颐，上下之相应也。

土形之人止**敦敦然** 《甲乙》无"似于上古黄帝"六字。马云：此言土形之人，有全偏之分也。中央主土，其音宫，其色黄，故土形之人，比于上宫，似于上古之黄帝。曰上古者，以别于本帝也。色黄者，土之色黄也。面圆者，土之体圆也。头大者，土之体平也。肩背美者，土之体厚也。腹大者，土之体阔大也。股胫美者，土之体肥也。小手足者，土本大亦可以小也。多肉者，土主肉也。上下相称者，土自上而下，其体如一也。行安地者，体安重也。举足浮者，土扬之则浮也。此自其体而言耳。安心者，土不轻动也。好利人者，土以生物为德也。不喜权势，善附人者，土能容垢纳污，不弃贱趋贵也。耐秋冬者，土喜滋润也。不耐春夏者，土畏亢燥也。故春夏有感于邪，则病易生。此自其性而言耳。足太阴者，脾经也，其经脉穴道，所行之分部，皆敦敦然，有敦重之义，犹《五常政大论》所谓敦阜也。下文言足阳明胃经者，以脾与胃为表里耳。张云：美股胫，土主四肢也。小手足，盛在中也。举足浮大，气举之也。敦敦，重实貌。

大宫之人止**婉婉然** 张云：以宫形而应于左之上，是谓大宫之人，而属于左足阳明之上也。婉婉，委顺貌。此下详义同前木形注中。马云：婉婉者，有委曲之义也。

加宫之人止**坎坎然** 《甲乙》作炫炫然。音咳。注：一曰坎坎然。张云：应在大宫之下者，是谓加宫之人，而属于左足阳明之下也。坎坎，深固貌。马云：坎坎者，亦持重之义也。仇汝霖云：加宫者右宫也，盖西北之地高厚而多山岳，故曰加宫。

少宫之人止**枢枢然** 张云：应在太宫之右，故曰少宫之人，而属于右足阳明之上也。枢枢，圆转貌。马云：枢枢者，有拘守之义也。志云：如枢转之持重，土之体也。

左宫之人止**兀兀然** 张云：详此义，当是右宫之人，故属于右足阳明之下也。兀兀，独立不动貌。凡此婉婉之类者，皆所以表土形之象也。志云：兀兀，不动貌，如平陆之安夷也。

金形之人止**敦敦然** 《甲乙》无"似于白帝"四字。马云：此言金形之人，有全偏之分也。西方主金，其音商，其色白，故金形之人，比于上商，似于上天之白帝。面方者，金之体方也。色白者，金之色白也。曰头，曰肩背，曰腹俱小者，金体沉重而不浮大也。手足小如骨发踵外者，金之旁生者必小，而其足跟之外，如另有小骨发于踵外也。骨轻者，金无骨，故其骨则轻也。身清廉者，金之体冷而廉静，不染他污也。此自其体而言耳。急心者，金性至急也。静悍者，金之性不动则静，动之则悍也。善为吏者，金主肃杀有威也。耐秋冬者，金令旺于凉寒之候也。不耐春夏者，金畏火也。故春夏有感于邪，则病易生。此自其性而言耳。手太阴肺经属金，凡其经脉穴道所行之分部，当敦敦然有敦重之义也。<small>足手太阴皆曰敦敦然。</small>下文言手阳明大肠经者，以肺与大肠为表里耳。张云：敦敦坚实貌，手足太阴，皆曰敦敦。而义稍不同，金坚土重也。志云：善为吏者，有斧断之才也。

　　钛商之人止**廉廉然**　《甲乙》：钛，作太。张云：钛，亦大也。左右之上，俱可言钛。故上文云，钛角者，比于右足少阳之上。此钛商者，比于左手阳明之上也。廉廉，棱角貌。此下详义同前木形注中。志云：廉廉，如金之洁而不污。

　　左商之人止**脱脱然**　诸本作右商之人。马云：右商之人，疑是左商之人。张云：详此当是右手阳明，庶与右商之人相属。脱脱，潇洒貌。马云：脱脱，无累之义。志云：脱脱如金之坚白，涅而不淄。

　　太商之人止**监监然**　《甲乙》：太商，作左商。马云：左商之人，当是右商之人也，监监然有所制也。张云：详此当是左手阳明，庶与左商之人相属。监监，多察貌。志云：监监如金之鉴而明察也。

　　少商之人止**严严然**　张云：应左右之下者，是谓少商之人，而属于右手阳明之下也。严严，庄重貌。凡此廉廉之类者，皆所以表金形之象也。马云：严严然不敢肆也。

　　水形之人止**汗汗然**　《甲乙》无似于黑帝四字。面不平，注，一作曲面。廉颐作广颐。"戮"上有"殆"字。汗汗作汙汙。志亦作汙汙。皆，诸本作背，当改。马云：此言水形之人，有全偏之分也。北方主水，其音羽，其色黑，故水形之人，比于上羽，似于上天之黑帝。色黑者，水之色黑也。面不平者，水上有波也。头大者，水面不锐也。颐廉有角者，水流四达也。肩小者，水之自高而泻下者。其高处不大也。腹大者，水之腹大而善藏物也。手足动及发行必摇身者，水流而达也。下尻长者，水流必长也。背延延然者，亦长意也。此自其体而言耳。不敬畏者，水决而不可遏也。善欺绐者，水性不实也。戮死者，水灭体消也。耐秋冬者，水以秋冬不亏也。不耐春夏者，水以火而沸也。此自其性而言耳。故春夏有感于邪，则病易生。足少阴肾经属水，故其经脉分部，皆汗汗然如有所依着也。下文言足太阳膀胱经者，以肾与膀胱为表里耳。张云：大腹容物如海也，不敬畏，任性趋下，不向上也。戮死，水无恒情，故多厄也。汗汗，濡润也。志云：汗汗然者，卑下之态，如川泽之纳污也。仇汝霖云：五行五音，上应五星，故曰似于苍帝者，上应岁星也；似于白帝者，上应太白也。

太羽之人止**颊颊然** 张云：以水形而应于右之上者，是谓太羽之人，而属于右足太阳之上也。颊颊，得色貌。此下详义同前木形注中。马云：颊颊然者，其盈满如两颊也。志云：颊颊然者，谓太阳在上，如有侠辅而尊贵也。

少羽之人止**纡纡然** 张云：应在左之下者，是谓少羽之人，而属于左足太阳之下也。纡纡，曲折貌。马云：纡纡然者，有周旋之义也。志云：纡纡，纡洄之态，如水之洄旋也。

众之为人止**洁洁然** 马云：众之为人未详，意洁洁然者，独行之义也。张云：众，常也，一曰加之人，应在右之下者，曰众之为人，而属于右足太阳之下也。洁洁，清净貌。诸形皆言太少，而此独曰众。意者水形多变，而此独洁洁，故可同于众也。志云：众羽之人，比于右足太阳。洁洁，如水之清洁也。曰众之为人者，谓居海滨平陆之大众，如水之在下，而形体清洁也。

桎之为人止**安安然** 马云：桎之为人未详，意水形之人，为戮死曰桎者，受桎梏之人也。安安然者，自如之义。张云：桎、窒同，局室不通之义。桎，音质。《说文》：足桎也。徐曰：在足曰桎，在手曰梏，又窒也。《庄子·达生篇》：其灵台一而不桎。居左之上者曰桎之为人，而属于左足太阳之上也。安安，定静貌。诸不言桎，而此独言者，盖以水性虽流而为器所局，则安然不动，故云桎也。凡此颊颊之类者，皆所以表水形之象也。志云：桎之为人者，谓居岗陵山谷之人民，如山之在上，安然而不动也。盖水性动而不静，故水形之人动手足发行摇身。如居于高陵山谷之中，受加宫之所胜制，则手足如桎梏而安然不动矣。倪仲宣云：不曰左羽右羽，而曰众之为人，桎之为人，此即以众桎而为左右也。倪仲玉云：水形之人，岂应桎梏而戮死耶？经义渊微，圣辞古朴，非覃思精粹，岂易疏也？简按：众羽桎羽，见《五音五味篇》。

五形之人止**相欺者是也** 马云：此总结上文五行之人，有二十五等之异者，乃众人之难辨而易欺者也。张云：形分为五，而又分为二十五，禀赋既偏，则不免强弱胜负之相欺。故惟不偏不易，而钟天地之正气者，斯为阴阳和平之人，是以有圣跖贤愚之别也。杨慎云：相法出于黄帝，虽不能通其详，其大旨可知矣。乃知此术不始于《左传》《荀子》所载，唐举管辂之所师，当出于此。出《升庵外集》五十一卷。

形胜色止**富贵大乐** 《甲乙》：惑，作害。马云：人有形胜色者，如木形人而黄色现也；有色胜形者，如本形人而白色现也。但此等之人，不以本形之本色相见，而有他色来见。至其形色相胜之时，值有年忌相加，则感之而病。倘有疏失，则甚可忧矣。如得本形本色相得者，其年当富贵大乐。张云：胜时年者，如木旺土衰，而又逢丁壬之木运，或东方之干支，或厥阴气候之类，值其旺气相加而感之，则病矣。既病而再有疏失，乃可忧也。简按：张以运气释之，恐非经旨，至其胜时下句。

凡年忌止**是谓年忌** 《甲乙》"凡年忌下上之人大忌"，作"凡人之大忌"五字，似是。张云：此言年忌，始于七岁以至六十一岁，皆递加九年者，盖以七为阳之少，九为阳之老，阳数极于九而极必变。故自七岁以后，凡遇九年，皆为年忌。马云：凡所谓年忌者，乃各经下上之人，大忌其常加也。如太角之人，比是于左足少阳之上；判角之人，比于左足少阳之下，属木之人也。简按：相胜之时下句。

足阳明之上止**两吻多画** 《甲乙》：髯美、髯短、髯少及无髯之髯，俱作须。《汉书·高祖纪》师古注：在颐曰须，在颊曰髯。血少气多，作血多气少。气少血多，作气多血少。张云：此下言手足三阳之外候也。足阳明胃经之脉，行于上体者，循鼻外挟口环唇，故此经气血之盛衰，皆形见于口旁之髯也。吻，口角也。画，纹也。阳明血气不充两吻，故多纹画。简按：汉周亚夫从理入口而饿死，其理略同。

足阳明之下止**足痹** 《甲乙》：足趾，作足大趾。马云：瘃，音祝。《释文》云：手足中寒疮也。张云：足阳明之脉，行于下体者，由归来至气街，阴阳总宗筋之会，会于气街。而阳明为之长，故形见于下毛，而或有至胸至脐也。行则善高举足者，因其血多，盖四肢皆禀气于胃，足受血而能步也。足趾少肉，足善寒者，因其气少，盖四肢者诸阳之本，阳气不足，则指少肉而善寒也。血少气多，则浮见于外，故下体肉分，多为寒肿也。悴，憔悴也。足阳明为五脏六腑之海，主润宗筋，束骨而利机关也。今气血俱少于下，故为痿厥足痹等病。楼云：下毛，阴毛也。简按：瘃，音劚[1]。《说文》：中寒肿核。《玉篇》：手足中寒疮也。《前·赵充国传》：手足皲瘃。

---

[1] 劚（zhú，竹）：用砍刀、斧等工具砍削或锄一类的农具。

足少阳之上止无须 张云：足少阳胆经之脉，行于上体者，抵于颐下颊车，故其气血之盛衰，必形见于须髯也。在颐曰须，在颊曰髯。志云：通髯美者，俗名连鬓胡也。

善痹骨痛爪枯也 张云：此皆筋骨之病，以少阳厥阴为表里而肝主筋也。

足少阳之下止无肉 张云：足少阳之脉，行于下体者，出膝外廉下外转骨外辅之前，故其形见者，皆在足之外侧。

足太阳之上止美色 《甲乙》：面多少理，作面多小理。张云：足太阳膀胱之脉，行于上体者，起于目内眦，其筋之支者，下颜结于鼻，故其气血之盛衰，皆形见于眉面之间也。志云：毫毛者，眉中之长毛，因血气盛而生长。恶眉者，无华彩而枯瘁也。少理当作小理。而多小理者，多细小之纹理，盖气少而不能充润皮肤也。

足太阳之下止踵下痛 张云：足太阳经之行于下体者，从后廉下合腘中，贯腨内，出外踝之后，结于踵，故其形见为病，皆在足之跟踵也。

手阳明之上止无髭 《甲乙》："无髭"上有"善转筋"三字。张云：手阳明大肠之脉行于上体者，挟口交人中，上挟鼻孔。故其气血之盛衰，必形见于髭也，在口上曰髭，在口下曰须。

手阳明之下止以寒 张云：手阳明之行于下体者，上臑外前廉，下近于腋，且阳明太阴为表里，而太阴之脉出腋下。故腋下毛美，手鱼肉者，大指本节后厚肉也。本经之脉起次指，出合谷，故形见于此。

手少阳之上止恶色 张云：手少阳三焦之脉行于上体者，出耳前后，至目锐眦，故其血气之盛衰，皆见于眉耳之间。

手少阳之下止多脉 《甲乙》：卷，作拳。张云：手少阳之脉行于下体者，起名指端，循手腕，出臂外上肘，故其形见若此。志云：盖手少阳之血气，循手表腕，盛则皮缓肉淖，故善于卷握也。多脉者，皮肉瘦而脉络多外见也。

手太阳之上止恶色 《甲乙》："有多须"无"有"字。须，作髯。恶色，作黑色。张云：手太阳小肠之脉行于上体者，循颊上颐，斜络于颧，故其血气之盛衰，皆形见于须面之间也。

手太阳之下止以寒 张云：手太阳之脉行于下体者，循手外侧上腕，故其形见者如此。按本篇首言五形者，以脏为主而言其禀，此言六阳者，以腑为表而言其形，禀质相合，象变斯具矣。此所以有左右上下之分也。

有约乎止**可以知逆顺矣** 张云：约，度也。此言足太阳一经之盛衰，而他经之有余不足，亦由是也。审察既明，而后调之，则不失其逆顺矣。马云：审察其形气之有余不足，而盛则泻之，虚则补之，可以知当补而补，当泻而泻之为顺，而反此则为逆矣。志云，逆顺者，皮肤经脉之血气，交相逆顺而行者也。知逆顺之有余不足，则知所以调之矣。仇汝霖云："脉"字、"其"字宜玩，盖用"脉"字，以知足太阳之脉之气血多少，加"其"字，以分别肥而泽者，乃诸阳之脉之血气有余也。

按其寸口止**决之乃行** 《甲乙》：涩，作泣。张云：寸口在手，太阴脉也，人迎在头阳明脉也。太阴行气于三阴，阳明行气于三阳，故按其寸口人迎，而可以调阴阳也。《禁服》《终始》《经脉》等篇，所谓人迎脉口，一盛、二盛、三盛等义皆是也。切，深也。循，察。经络为病身必痛，痹甚则血气不行，故脉道凝涩也。血脉凝涩，气不至也，故当留针以补，而致其气以温之。致，使之至也。决者开泄之谓。简按：王注《脉要精微论》云：切，谓以指切近于脉也。张训深兆。马注：甚则不行，云甚则不能起而行也。似是。

故曰止**则而予之** 《甲乙》：休，作往。则而予之，作即而取之。马云：大凡病之气有余于上者，则病在上求之下。当针其穴之在下者，以导而下之。气不足于上者，则仍刺其上穴，乃推其针而久留以休息之，候其气至可也。如针已稽留，而气尚未至，必因而迎之，随即有以推之耳。凡此者，必先明于各经，经脉之隧，然后可持针以刺。其间有寒热相争者，则导而行之，有气郁陈。宛陈，《素问·汤液醪醴论》有去宛陈莝，自水积言。本经首篇有宛陈则除之，自结血言。本篇此节有宛陈而不结者，指积气言。而血未结者，必侧其针以刺之。则侧，同侧针，即卧针。予与同。张云：休者留针以待气也，稽留不至，言气至之迟滞者，接之引之，而使其必来也。迎，去声。凡物来而接之则平声，物未来而迓之使来则去声。隧，道也。必明经脉之道路，而后能执持之也。其有寒热不和者，因其偏而导去之。脉道虽有郁陈，而血不结者，则其势而予治之。则，度也。

必先明知二十五人止**刺约毕也** 《甲乙》：则，作别。"刺"上有"则"字。也，作矣。张云：凡刺之道，须明血气，故必知此二十五人之脉理而刺之，大约可以尽矣。

五音五味篇第六十五

马云：内论人身合五音、五谷、五果、五畜等义，故名。

右徵与少徵，调右手太阳上　马云：上下字必有缺。张云：此下十二条，并后九条，皆所以言六阳之表也。

左商与左徵，调左手阳明上　马云：以火人而调金部，未知其所谓也。

少徵与太宫，调左手阳明上　马云：以土人而调金部，未知其所谓也。张云：义似不合。

右角与太角，调右足少阳下　马云：前篇太角之人，比于左足少阳，少阳之上，遗遗然，而此以右代左，以下代上者，必有讹耳。志云：前章有左角而无右角，左右二字，有误。

太徵与少徵，调左手太阳上　马云：前篇以少徵之人，比于右手太阳，太阳之下慆慆然，而此以左代右，以上代下，必有误耳。

众羽与少羽，调右足太阳下　马云：前篇少羽之人，比于左足太阳，太阳之下纡纡然，今以右代左者，必有讹耳。

少商与右商，调右手太阳下　马云：以金人而调火部，未知其所谓也。张云：义似不合。

少宫与太宫，调右足阳明下　马云：前篇以太宫之人，比于左右阳明，阳明之上婉婉然，今乃以右代左，亦为异耳。

钛商与上商，调右足阳明下　马云：前篇以少商之人，比于右手阳明，阳明之下严严然。又云：手阳明之下，血气盛则腋下毛美，手鱼肉以温，气血皆少，则手瘦以寒，此以上商而调右手阳明之下者是也。但前止有钛商、少商、右商、左商，并无上商，非此之上为误，则彼之少为误也。张云：义似不合。

钛商与上角，调左足太阳下　马云：以金人而调水部，未知其所谓也？按据前所属五音，而调各部，正承前篇末节言，先明二十五人之形，然后可以明经隧而调阴阳，故此即二十五人之属于五音者，而指其当调之所在也。但有以别音而互属，则是太少左右上下阴阳等字，非前篇则此篇必有讹处，正以此书向无明注，而读者不晓，录者不慎，故不得改正之。愚欲据五行生克大义，悉改正之，其说自明，但此经非比寻常，不敢妄更，姑俟后之君

灵枢识

218

子。志云：按此节论调手足之三阳，有左右上下之相通者，有手太阳而调之手阳明者，有手阳明而调之手太阳者，有手阳明而调之足阳明者，有足厥阴而调之足太阳者，阴阳之血气，各有分部，而调治错综，抑经气之交通。或鲁鱼之舛误，姑从臆见笺疏，以俟后贤参正。

上徵与右徵同止时夏　张云：此下五条，言五脏之里，以合四时五色五味也。仇汝霖云：按前后二篇，并无针刺二字。所谓调右手太阳上，左足太阳下者，即以此五味调之也。列左右上下者，分别二十五变之人，使后学观形，以知血气之盛虚，非用五味之中而有上下之分也，如用调左手太阳上，右手太阳下，总以麦谷羊畜调之也。书不尽言，言不尽意，学者以意逆之，则得之矣。

太宫与上角，同右足阳明上　马云：太宫属土，宜调足阳明胃土，而此又以上角之人，义不可晓。

左角与太角，同左足阳明上　马云：角乃木音，宜调木部，今足阳明属土，而乃调之，义不可晓。张云：义似不合。

加宫与太宫，同左足少阳上　马云：加宫太宫属土，而调足少阳之木，义不可晓，然太宫又重出矣。张云：义似不合。

质判与太宫，同左手太阳下　马云：质判属火，宜调手太阳小肠经火，而太宫又附之，义不可晓，且重出。

太羽与太角，同右足太阳上　马云：太羽属水，宜调右足太阳膀胱经水，而太角属木附之，义不可晓。

太角与太宫，同右足少阳上　马云：太角为木，宜调足少阳胆经木，而太宫属土附之，义不可晓。上按以宫调胃土，以羽调膀胱水等义，固以五行相属，其间以别音之人互入，必是手足左右上下阴阳字面多讹。今以此九项而与前十二项相配，有重者如左手阳明上、右足太阳下、右足阳明下、左手阳明上；有缺者，如右足少阳上、左足少阳下、右手阳明上、左足太阳上、右足太阳上、右足阳明上。此必由重者差讹，故致有缺者不全也，俟后之君子正之。张云：按此篇乃承前篇阴阳二十五人，而详明其五行相属之义，但前节言调者十二条，后节言同者九条，总计言角者十二，徵者六，宫者八，商者八，羽者七。有重者，如左手阳明上、右足太阳下、右足阳明下、右足少阳下；有缺者，如左手阳明下、右手阳明上、右手阳明下、左足太阳上、左足阳明下。且有以别音互入，而复不合于表里左右五行之序者，此或以古文深讳。向无明注：读者不明，录者不慎，而左右上下太少五音之间，极易差错，愈传愈谬，是以义多难晓，不敢强解，姑存其文，以俟后之君子再正。简按：志：顺文诠释，其义较明，然未免牵强，故不敢收其说。

右徵止少羽　左角宫，马本、志本无"角"字，似是。张云：此上五条，结上文而总记五音之目也。五音各五，是为二十五人之数。

妇人无须者　马云：前篇言气血盛则须美长，今妇人无须，岂无气血乎？

冲脉任脉止生毫毛　《甲乙》：背，作脊。"腹"下无"右"字。澹渗，作渗灌。张云：胞者，子宫是也，此男女藏精之所，皆得称为子宫。惟女子于此受孕，因名曰胞。然冲任督脉，皆起于此，所谓一原而三歧也。冲任，阴阳也，故循腹右上行，然左乳之下，则有胃之大络，此正左阳右阴，相配之妙也。

以其数脱血也　《甲乙》：作以其月水下，数脱血，任冲并伤故也。张云：数脱血，谓血不留，而月事以时下也。冲任为血之海，须为血之余，血不足，则冲任之脉不荣于口，而须不生矣。

士人有伤于阴止故须不生　《甲乙》：无士字。马云：士人有伤于阴器，而阴器绝而不起，亦不能复有所用。其须之生者自若，惟宫者阴器既伤，而须独不生，帝之所以疑也。伯言士人虽有伤于阴器，其宗筋未尝去，而冲脉未尝伤也，彼宫者不然，所以血一泻而不复其所伤之处，皮肤内结，冲任之脉，不荣于上之口唇，故须焉得而生也。张云：阴不用者，阳痿不举也。志云：宗筋者，前阴也。简按：士人壮而伤其宗筋者，其须犹不去。宫者少小时去其势，故须不生。势，阴丸也。此言宗筋亦指阴丸，绝而不起，谓阴茎萎弱也。

天宦　张云：谓身为男子，而终身无须，若天生之宦官然，故曰天宦。志云：天宦者，谓之天阉，不生前阴，即有而小缩，不挺不长，不能与阴交而生子，此先天所生之不足也。简按：沈氏《笔谈》云：须属肾，禀水气，故下生。男子肾气外行，上为须，下为势，故女子宫者无势，则亦无须，而眉发无异于男子，则知不属肾也。此与本节之旨异也。又《辍耕录》云：世有男子，虽娶妇而终身无嗣育者，谓之天阉，世俗则命之曰黄门。晋海西公，尝有此疾。北齐李庶，生而天阉。按《黄帝针经》云云，《大般若经》载五种黄门云，梵言扇半释迦。《周礼》：阉人。郑注云：阉，真气藏者。李时珍《本草·人傀条》：五不男，天犍漏怯变也。天者阳痿不用，古云天宦是也；犍者阳势阉去，寺人是也；漏者精寒不固，常自遗漏也；怯者举而不强，或见敌不兴也；变者体兼男女，俗名二形。

若日月之光影止**万物之精**　张云：日月有光，见影可识，音声有应，闻响可知，惟圣人者，能明物理之精，故因此可以知彼，因外可以知内也。

此其时然也　志云：此论人归于天道，而合于天之四时，又无分手与足也。简按：此一句，马、张不释，难通。

夫人之常数止**天之常数也**　马云：按此又见《素问·血气形志论》、本经《九针论》，但厥阴常多血少气，太阴常多气少血，有不同耳。大义当以《素问》为的。

百病始生篇第六十六

夫百病之始生也止**不可胜数**　张云：百病始生，无非外感内伤，而复有上中下之分也。喜怒不节，五志病也。内伤于脏，故起于阴，清湿袭虚，阴邪之在表也，故起于下。风雨袭虚，阳邪之在表也，故起于上。受病之始，只此三部，至其浸淫流泆[①]，则变有不可胜数矣。

先师　张云：先进之称也。

风雨寒热止**分为三员**　《甲乙》：相得，作相搏。肉坚，作肉间。员，作真。马云：上文言风雨寒暑清湿，而此曰风雨寒热，又曰疾风暴雨，辞不同而均之为外感也。然此诸外感者，不得天之虚邪，则不能伤人也。<small>虚邪，见本经《九宫八风》等篇。</small>又不得之人之本虚，亦不能伤人也。此以天之虚，人身形之虚，两虚相得，所以诸邪得以客其形耳。若天有实风，<small>《九宫八风篇》以从其所居之乡来为实风，主生长养万物。</small>人有实气，则两实相逢，众人肉坚，必不客其形矣。三员，犹言三部也。盖人身大体，自纵而言之，则以上中下为三部；自横而言之，则以在表在里半表半里为三部，故谓之上下中外之三员也。张云：三员如下文虚邪之中人，病因表也；积聚之已成，病因内也；情欲之伤脏，病在阴也，即内外三部之谓。志云：此论风雨伤上，下节论情湿伤下，末节论喜怒伤中，而分为三员也。简按：据有一外字，张注为是，员数也，故马注为部。

是故止**故皮肤痛**　《甲乙》：抵，作稍。张云：此下言阳邪传舍之次也。邪之中人，必由表入里，始于皮肤，表虚则皮肤缓，故邪得乘之，邪在表则

---

① 泆（yì，溢）：水满出。《说文》："水所荡泆也"。

毛发竖立，因而淅然。寒邪伤卫，则血气凝滞，故皮肤为痛。凡寒邪所袭之处，必多酸痛。察系何经，则在阴在阳，或深或浅，从可知矣。诊表证者，当先乎此也，此下百病始生之义，与《皮部论》大同。

留而不去止**大经乃代** 《甲乙》："其痛之时息"，作"其病时痛时息"。张云：邪在皮毛，当治于外，留而不去，其入渐深，则传舍于络脉，络浅于经，故痛于肌肉之间。若肌肉之痛，时渐止息，是邪将去络而深，大经代受之矣。简按：马以代为脉代，中止之义。非也。志云：大经者，经隧也。经隧者，五脏六腑之大络也。盖大经即经脉对络，而谓之大经。志注恐误。

留而不去止**喜惊** 张云：络浮而浅，经隐而深，邪气自络入经，犹为在表，故洒淅恶寒。然经气连藏，故又喜惊也。

留而不去止**乃强** 《甲乙》："四肢则肢节痛"，作"四节即痛"四字。张云：凡诸输穴，皆经气聚会之处，其所留止，必在关节溪谷之间。故邪气自经传舍于输，则六经为之不通，而肢节腰脊，为痛为强也。

留而不去止**身痛** 张云：伏冲之脉，即衡脉之在脊者，以其最深，故曰伏冲。《岁露篇》曰：入脊内注于伏冲之脉是也。邪自经输，留而不去，深入于此，故为体重身痛等病。简按：伏冲之脉，即《疟论》伏膂之脉。马以伏膂之脉，为下文所谓膂筋，误。

留而不去止**溏出麋** 张云：邪气自经入脏，则传舍于肠胃，而为奔向腹胀之病，寒则澄澈清冷，水谷不分，故为肠鸣飧泄。食不化热，则溺垢下注，故为溏为麋，以麋秽如泥也。简按：麋，糜古通用，及麋烂也。溏出麋，盖谓肠垢赤白滞下之属。张注似为麋鹿之屎，恐非也。马则云：麋者谷之不化也。志同，则与上文飧泄何别？误尤甚。

留而不去止**息而成积** 马云：募原之间者，即皮里膜外也。张云：肠胃之外，募原之间，谓皮里膜外也，是皆隐蔽曲折之所，气血不易流通。若邪气留着于中，则止息成积，如疟痁[1]之属也。志云：募原者，肠胃外之膏膜。《楼氏纲目》，从是。故虚邪之中人也，至舍于肠胃之外，募原之间为一节。注云：以上数端，皆邪气袭虚，留而不解去，以次相传，未曾留着，无有定所。若留着而有定所，则不能传矣。所谓留着者，当如下文法云。

或著孙脉止**不可胜论** 《甲乙》：孙脉，作孙络。志云：伏冲者，伏行于腹之冲脉。募原者，肠胃之脂膜也。膂筋者，附于脊膂之筋。缓筋者，循于

---

[1] 痁（shān，山）：疟疾的一种，多日一发。《说文》："有热疟"。《玉篇》："疟疾也"。

腹内之筋也。此数者，在于肠胃之前后左右，邪随着而为积，邪之淫溢，不可胜数也。简按：张云：募原如手太阴中腑为募，太渊为原之类也。缓筋，支别之柔筋也。此说不可从，志注为是，盖缓筋即宗筋也。王氏《痿论》注云：横骨上下齐两旁竖筋，正宗筋也。此可以证下文云：其着于缓筋也，似阳明之积。乃与《痿论》冲脉者，经脉之海也，主渗灌溪谷，与阳明合于宗筋相符。

臂手止**故时切痛** 《甲乙》：臂手，作擘乎。注云：擘，音拍，破尽也。句，作拘。肠胃之间，"之间"作"外"。无"水"字。"膜上"有"腹"字，无"张"字。张云：凡络脉之细小者，皆孙络也。句，拘也。邪着孙络成积者，其积能往来上下，盖积在大肠小肠之络，皆属手经，其络浮而浅，缓而不急，不能句积而留止之，故移行于肠胃之间。若有水则凑渗注灌，濯濯有声；若有寒，则为胀满及雷鸣，相引时为切痛。简按：臂手，作擘，于义易通。

其着于阳明之经止**益小** 张云：足阳明经，挟脐下行，故其为积则挟脐而居也。阳明属胃，受水谷之气，故饱则大，饥则小。

其着于缓筋也止**饥则安** 张云：缓筋在肌肉之间，故似阳明之积，饱则肉壅故痛，饥[①]则气退，故安。志云：缓筋者，经于腹内之筋，故有似乎阳明之积，饱则胀故痛，饥则止而安也。

其着于肠胃之募原也止**饥则痛** 张云：肠胃募原，痛连缓筋，饱则内充外舒故安，饥则反是故痛。志云：募原者，肠胃之膏膜，饱则津液渗润于外，故安，饥则干躁故痛也。

其著于伏冲之脉者止**如汤沃之状** 张云：伏冲义如前。其上行者循背里，络于督脉，其下行者，注少阴之大络，出于气街，循阴股内廉，入腘中。故揣按于腹，旧作股，今改。则应手而动，若起其手，则热气上行于两股间，此邪着伏冲之验也。马云：以手揣摸其积，应手而动，举手则热气下于两股间。简按：《举痛论》曰：寒气客于冲脉，则脉不通，则气因之，故喘动应手矣。乃此之义也。

其着于膂筋止**按之不得** 张云：膂、吕同，脊骨也。脊内之筋曰膂筋，故在肠胃之后，饥则肠空，故积可见；饱则肠满蔽之，故积不可见，按之亦不可得也。

其着于输之脉者止**孔窍干壅** 张云：输脉者，所以通血气，若闭塞不

---

① 饥：诸本并作"肌"，据下文"饥则反是故痛"改，下文同，不出注。

通，则津液干壅如此。志云：输之脉者，转输津液之脉，脏腑之大络也。胃腑水谷之精，从胃之大络，而注于脏腑之大络，从脏腑之大络，而出于皮肤。故积着于输之脉，则脉道闭塞不通，津液不下，而皮毛之化窍干塞也。此邪气之从外而内，从上而下，以成其积也。

此邪气之从外入内，从上下也　张云：此总结上文邪气之起于阳者，必自外而内，从上而下也。楼云：此谓风雨袭阴之虚，病起于上而积生也。

厥乃成积也　《甲乙》"厥"下有"止"字。张云：此下言积之所以成也。

厥气生足悗止**日以成积**　《甲乙》二"悗"字作"溢"。张云：此言寒气下逆之成积者。厥气，逆气也。寒逆于下，故生足悗，谓肢节痛滞，不便利也，由胫寒而血气凝涩，则寒气自下而上，渐入肠胃，肠胃寒则阳气不化，故为䐜胀。而肠外汁沫迫聚不散，则日以成积矣。

卒然多食饮止**而积成矣**　张云：此言食饮起居，失节之成积者也。卒然多食饮，谓食不从缓，多而暴也。肠胃运化不及，则汁溢膜外，与血相传，乃成食积，如婴童痞疾之类是也。又或起居用力过度，致伤阴阳之络，以动其血瘀，血得寒汁沫相聚于肠外，乃成血积。此必纵肆口腹，及举动不慎者，多有之。马云：如阳经之络脉受伤，则血当外溢而为衄；如阴经之络脉受伤，则血当内溢而去后有血。志云：阳络者上行之络脉，阴络者下行之脉络。

卒然外中于寒止**积皆成矣**　《甲乙》：忧怒，作忧恐。六输，作穴输。蕴里，作蕴裹。涩渗，作凝涩。张云：此言情志内伤，而挟寒成积者也。寒邪既中于外，忧怒复伤其内，气因寒逆，则六经之输不通，暖气不行，则阴血凝聚，血因气逆而成积。此必情性乖戾者，多有之也。楼云：此谓清湿袭阴之虚，病起于下而成积也。简按：《甲乙》"六"字、"里"字，并误。

忧思伤心止**伤肾**　《甲乙》"浴"下有"水"字。张云：伤心者病在阳，伤肺者病在气，伤肝者病在血，伤脾者病在营卫，伤肾者病在真阴。凡伤脏者，皆病生于阴也。此节与下篇《邪气脏腑病形论》者大同。楼云：此谓喜怒伤脏，病起于阴也。风雨袭阴之虚，则病起于上而生积。清湿袭阴之虚，则病起于下而成积。此内外三部皆受病，其积方成矣。

毋逆天时　马云：如春气在肝，及月郭空满之类，皆是也。

行针篇第六十七

王云：针上用行字，云行雨施乎，时行物生乎，于此着想方得。

百姓 志云：百姓者，天下之大众。倪仲玉云：此篇论刺形，故提二形字，末结一形字。

发针 简按：下文云：针入而气逆，乃知发针，即下针之谓。

熇熇高高 《甲乙》作矫矫蒿蒿。马云：熇熇而有上炎之势，高高而无卑屈之心。张云：熇熇，明盛貌。高高，不屈貌。简按：《诗·大雅》：多将熇熇，不可救药。《传》：熇熇然炽盛也。熇，音臛。

举足善高 志云：足三阳之在下也。

阳气滑盛而扬 马云：阳气者，卫气也。张云：心肺为二阳之脏，阳气滑盛而扬，故神易于动。志云："扬"字含易散意。

多阳者止**神不能先行也** 张云：光明爽朗，阳之德也。沉滞抑郁，阴之性也。故多阳则多喜，多阴则多怒。然数怒者，颇有阴也；易解者，本乎阳也。阳中有阴，未免阳为阴累，故其离合难，而神不能先行也。马云：盖以阳中有阴，则阳为阴滞，初虽针入而与阳合，又因阴滞而复相离，其神气不能易动，而先针以行也。志云：心为阳中之太阳，肝为阴中之少阳。心主喜，肝主怒，心藏神，肝藏魂，魂随神以往来者也，神动而气先行者，神魂之相离也。重阳而颇有阴者，阴阳之相合也。阴阳之离合难，故神与魂合，则其神不能先行矣。上文曰：气先行，此则曰神不能先行，盖气行则神行，神行则气行，神气之相随也。夫行针者，贵在得神取气，然而神有易动，气有易往，是以数刺而病益甚者，反伤其神气也。简按：阴阳之离合难，诸说各异，未知孰是？盖此《阴阳离合论》之离合，乃开阖枢之义。

相逢 张云：相逢者，针入气即至，言其应之速也。

其阴阳多止**故独行也** 张云：阴性迟缓，其气内藏，故阴多于阳者，其针已出，气乃随后而独行也。马云：阴气者，营气也；阳气者，卫气也。下文同。简按：马注恐非。

此人之多阴止**乃知也** 张云：此亦阴滞，故气往为难。往，至也。较之上节，则此为更甚。徐振公云：此言阴中有阳之人，数刺而始知也。阴中有阳者，多阴而少阳，其气沉而难于往来，故数刺乃知，此阴阳厮守于内也。

二节言多阴少阳之人，有阴阳之相离者，有相守者，阴阳离合之道，行针者不可不知。

针入而气逆者　简按：推上下文例，"者"下似脱"其数刺病益甚者"七字。

其气逆止**无过焉**　张云：逆从弗失，何至气逆？补泻得宜，何以病益甚？凡若此者，乃医之所败所失，非阴阳表里形气之过也。

上膈篇第六十八

诸本无篇字。

气为上膈者　《甲乙》："上膈"下更有"上膈"二字。马云：此言膈证，有上下之分，而尤详下膈之义也。膈者，膈膜也，前齐鸠尾，后齐十一椎，所以遮隔浊气，不使上熏心肺也。然有为膈上之病者，乃气使然，食饮一入，即时还出。有为膈下之证者，乃虫使然，食饮周时，始复外出，但帝明于上膈向昧于下膈。张云：晬时，周时也。愚按：上膈下膈，即隔食证也。

喜怒不适止**邪气居之**　《甲乙》二"流"字俱作"留"。张云：凡伤胃气，则阳虚而寒，汁流于肠中，虫寒不行，则聚于下管，而肠胃充满也。卫气，脾气也，脾气不能营运，故邪得聚而居之。

人食则虫上食止**痈上皮热**　《甲乙》：即而，作沉而。其痈在外，作其痈在脘外者。并是。张云：痈、壅同。如《论疾诊尺篇》曰：目窠微痈者。义亦犹此。虫寒闻食，则喜而上求之，上则邪气居之，而乘虚留聚，以致痈于下脘，要约不行，故食入晬时复出也。管之内外，即言下脘也。邪伏于中，故热见于皮肉之上。

微按其痈止**谷乃下矣**　《甲乙》：伍，作互。咸，作酸。"乃下"下有"鬲"字。张云：察其气所必由以刺之也，先浅刺其旁气所及之处，稍纳其针而渐深之，以泄其流行之邪，然后还刺其所病之正穴，以拔其积聚之本。但宜至再三而止，不可过也。邪沉者深刺之，邪浮者浅刺之，刺后必熨以火。而日使之热，则气温于内，而邪自溃散也。三相参为参，五相伍为伍，凡食息起居，必参伍宜否，守其禁以除内之。再伤，又必恬憺无为，以养其气，则正气乃行。而邪气庶乎可散，盖膈证最为难愈，故当切戒如此。咸从水化，可以润下软坚；苦从火化，可以温胃，故皆能下谷也。简按：《甲乙》

以本篇为邪气聚于下脘，发内痈，次篇以胃脘痈之诊。志注：亦以痈如字释之，今据其有痈上皮热，及大痈乃溃等语而推之，则似因内痈而膈食者。盖上文所谓上膈者，巢《源》诸书所论五膈之属。《病源》五膈：忧膈、恚膈、气膈、寒膈、热膈。《外台》《集验》：五膈：忧膈、气膈、食膈、寒膈、饮膈。所谓下膈食，晬时乃出。《邪气脏腑病形篇》云：脾脉急甚为膈中，食饮入而还出后沃沫。今膈证不必如此，盖古该翻胃而谓之膈，故虞抟云膈亦曰反胃，岂本此欤？再按：食已而吐者，龚氏《回春》谓之回食病，即本经所谓膈中，上膈也。因虫与痈者，五膈等外，别是一种之膈证也。马、张痈读为壅，虽义稍通，其旨趣终未明晰。且张记治验一则，乃寻常膈证，非本篇所载下膈证自别。志以痈为内痈，然注文亦糊涂，故不可从也。《医说》引《鸡峰方》云：噎膈病乃神意间气也，劝令净观内外，将一切用心力事，委之他人，服药方见效，即本节恬憺无为之旨也。

忧恚无言篇第六十九

诸本无篇字。马云：人有忧与怒以无言，盖有其由，故名篇。

何气出行 《甲乙》：出，作不。是。

咽喉止喉咙 张云：人有二喉，一软一硬。软者居后，是谓咽喉，乃水谷之道，通于六腑者也。硬者居前，是谓喉咙，为宗气出入之道，所以行呼吸，通于五脏者也。其在《太阴阳明论》，则单以软者为咽，硬者为喉，故曰喉主天气，咽主地气。

会厌 张云：会厌者，喉间之薄膜也，周围会合，上连悬雍。咽喉食息之道，得以不乱者，赖其遮厌，故谓之会厌。能开能阖，声由以出，故谓之户。汪云：气喉之蔽，以掩饮食，使不错入气喉。

音声之扇也 志云：如户扉之开合，故曰扇。简按：《说文》：扇，扉也。

音声之机也 马云：犹弩之有机。

悬雍垂 张云：悬而下垂，俗谓之小舌。当气道之冲，为喉间要会，故谓之关。

颃颡 张云：颃，颈也。颃颡，即颈中之喉颡。当咽喉之上，悬雍之后，张口可见者也。颡前有窍，息通于鼻，故为分气之所泄。志云：颃颡者，腭之上窍，口鼻之气及涕唾，从此相通，故为分气之所泄，谓气之从此而分出于口鼻者也。简按：《根结篇》张玉师注云：颃颡者，鼻之内窍，通于喉咙，故颃颡不开，则洞涕不收。盖颃颡诸注未详，唯志所释为明备，但考字书无其义，疑是吭嗓。吭嗓即咽喉之谓。《活人书》释颃颡者，悬壅两旁肉也。未知何据。

横骨　张云：即喉上之软骨也，下连心肺，故为神气所使，上连舌本，故主举发舌机也。

鼻洞　张云：涕液流泄于鼻也。颃颡之窍不开，则清气不行，清气不行，则浊液聚而下出，由于分气之失职也。简按：鼻洞，即鼻渊。《千金方》引《气厥论》：鼻渊，作鼻洞。

颃颡不开　《甲乙》：开，作闭。张云：颃颡之窍不开，则清气不行，清气不行，则浊液聚而下出，由于分气之失职也。

疾薄　《甲乙》无"疾"字，是。

重言也　《甲乙》"也"下有"所谓吃者，其言逆故重之"十字。张云：重言，言语蹇涩之谓。志云：口吃而期期也。

开阖不致　张云：不致，不能也。寒气客于会厌，则气道不利，既不能发扬而高，又不能低抑而下，开阖俱有不便，故卒然失音。志云：厌不能发，谓不能开也；发不能下，谓不能阖也。

两泻其血脉，浊气乃辟　马云：必两次泻其血脉，则浊气乃阘除矣。张云：两泻者，两足俱刺也。足少阴之血脉，当是所注之腧穴，即太溪也。然人有虚劳失音者，观此节之义，则亦无非属乎肾经，但其所致有渐，与此卒然者不同，其治当分补泻耳。辟，开也。志云：浊气者，寒水之浊气。辟，除也。两泻其血脉者，谓脉道有两歧，一通气于舌本，一通精液于廉泉、玉英，盖足少阴主藏先天之精气，而上通于空窍者也。简按：两泻，谓两次泻天突之穴。经文义自分明，马注为是。

天突　张云：天突为阴维任脉之会，取之能治暴喑。

卷　六

寒热篇第七十

诸本无篇字。马云：凡有瘰疬者，其病必发寒热，故名篇。

寒热瘰疬止**不去者也**　马云：瘰疬者，疮名，一名鼠瘘疮，生于颈腋两脉间，乃阳明少阳两经之所属也。正以鼠瘘有寒热之毒气，留于其脉而不去耳。俗云鼠，用饮食流涎于其中，人误用之，所以毒气感而生瘰疬。今鼠之颈腋多块，其状犹瘰疬，然后世有用猫制药方者，亦所以胜其毒耳，大义又见后《论疾诊尺篇》中。张云：瘰疬者，其状累然，而历贯上下也，故于颈腋之间，皆能有之，因其形如鼠穴，塞其一复穿其一，故又名为鼠瘘。盖以寒热之毒，留于经脉，所以联络不止。一曰结核，连续者为瘰疬，形长如蚬蛤者为马刀，又曰胁肋下者为马刀。简按：巢《源·瘰疬瘘候》云：此由风邪毒气，客于肌肉，随虚处而停结为瘰疬，或如梅李枣核等，大小两三相连，在皮间而时发寒热是也，久则变脓溃成瘘也。又《外台》《集验》九种瘘，其二曰鼠瘘，始发于颈，无头尾，如鼷鼠瘘核，时上时下，使人寒热脱肉，此得之由食大鼠余毒不去，其根在胃，狸骨主之。由此考之，瘰疬者未溃之称，鼠瘘者已溃之名，《说文》：瘘，颈肿也。其谓之鼠者，如鼷鼠跧于皮下状也。《淮南·说山训》：狸头愈鼠。王充《论衡》：人有鼠病，吞狸自愈。后世字书遂作瘰是也。瘘，漏也，漏泄不止之谓，故名曰鼠瘘，其言食大鼠及鼠涎之毒者诞也。朱震亨云：瘰疬不作寒热者可生，稍久转为潮热者危。此言信然。

介按：小者为瘰，大者为疬，名色甚多，如项前为痰瘰，项后为湿瘰，左右两侧形软，遇怒即肿为气疬，坚硬筋缩为筋疬，若连绵如贯珠者为瘰疬。至于鼠疬，其形如鼠，又名鼠疮，甚至疮口已合，旁边有眼，出脓不止。又有颈项生之不已，复从脚底而生，俗称老鼠打洞，其症尤为险恶。

毒气　简按：毒本作毒。《说文》云：毒，厚也。害人之草，往往而生，从草从毒。《周礼》云：聚毒药，又以五毒攻之。是也。《书·盘庚》云：惟汝自生毒。《礼·缁衣》：小人毒其正，皆假以恶害之义。此云毒气，亦以邪恶之气为言，后世寒毒风毒之类，毒字皆本此。

鼠瘘之本止**易去也** 张云：瘰病必起于少阳，而后延及阳明二经，表里相传，乃至厥阴太阳。但能为病，大抵因郁气之积，食味之厚，或风热之毒，结聚而成。故其所致之本，皆出于脏，而标则见乎颈腋之间也。若其毒之未甚，则但浮见脉中，尚未着于肌肉以化脓血者，去之犹易，若其脓血既成，则为力较难也。

请从其本止**三刺而已** 楼氏云：从此经脉取脏腑之本，以治瘰病之末也。张云：谓去其致之之本，则外见之末，自可引而衰也。予，与之针也，审按其道，审脉气所由之道也。徐往徐来，即补泻之法，所谓徐而疾则实，疾而徐则虚也。小如麦者，其初起也，故一刺即知其效，三刺其病可已，所以治在宜早，不可因小而忽之。

反其目止**可治也** 张云：目者，宗脉之所聚也。瞳子者，骨之精也。赤脉下贯瞳子，以邪毒之焰，深贼阴分而然，死之征也。然脉见二三者，其气散而缓，脉聚为一者，其毒锐而专，此又死期迟速之有异也。又《论疾诊尺篇》，言诊寒热者亦同此法。简按：陈言《三因方》云：虽有此说，验之病者，少有此证，亦难考据。此往往是三阳传诸阴经方有之，若本脏发，未必有此，学者知之，是实验之说，殆可信据焉？

邪客篇第七十一

诸本无篇字。

目不瞑不卧出者 《甲乙》：作目不得眠者五字。考下文答语，《甲乙》为是。马云：邪之感于人身，令人目不得瞑，或不卧而出于外者。张云：令人寐无从生，故云不卧出也。

五谷入于胃也止**行呼吸焉** 《甲乙》：心脉，作心肺。张云：宗气，大气也。队，道也。糟粕之道，出于下焦；津液之道，出于中焦；宗气之道，出于上焦，故分为三隧。喉咙为肺之系，而下贯于心，故通宗气而行呼吸。营气运行见《营气篇》《五十营篇》。卫气之义见《痹论》及《经脉篇》。

夜行于阴 《甲乙》："阴"下有"其入于阴也"一句。马云：大义见

《卫气行篇》。

厥气客于五脏六腑 《甲乙》：厥，作邪。无"六腑"二字。

阳气盛则阳跷陷 《甲乙》：陷，作满。楼氏云：陷，当作满。汪云：《大惑论》作阳气满则阳跷盛。盛字是。又曰：卫气盛于阴，不得行于阳则阴气盛。阴气盛，则阴跷满，阳气虚，故目闭也。徐振公引《大惑论》亦云：此章陷字，疑误。简按：张云：陷者受伤之谓。非也。

补其不足，泻其有余 张云：此刺治之补泻也。补其不足，即阴跷所出足少阴之照海也；泻其有余，即阳跷所出足太阳之申脉也。若阴盛阳虚而多卧者，自当补阳泻阴矣。

饮以半夏汤 张云：谓既刺之后，仍当用药以治之。凡不卧之证，有邪实者，多属外因；有营虚者，多属内因。此半夏汤一法，盖专为去邪者设耳。楼氏云：半夏汤去饮之剂也。

所谓 《甲乙》：谓，作以。简按：壅塞，盖水饮也，故以半夏汤决渎之。

阴阳和得 《甲乙》作得和。

其汤方止三饮而已也 置，《甲乙》作煮。李云：千里流水，取其流长源远，有疏通下达之义也。扬之万遍，令水珠盈溢，为甘澜水，可以调和阴阳。炊以苇薪者，取其火烈也。治半夏犹言制过半夏也，味辛性温，能下气化痰，用以为臣。张云：古今量数不同，大约古之黍量一斗，合今之铁斛数三升二合，然则云八升者，即今之二升五合六勺，云五升者，即今之一升六合许耳，简按：物氏《度量考》云：明一合，今五勺，七撮；明一升，今五合七勺，一撮。火沸者先以火沸其水，而后置药于中也。秫米，糯小米也，即黍米之类，而粒小于黍，可以作酒。北人呼为小黄米，其性味甘黏微凉，能养营补阴。半夏味辛性温，能和胃散邪，除腹胀目不得瞑，故并用之。秫米一升，约今之三合二勺，半夏五合，约今之一合六勺，炊至一升半，约今之四合八勺也。滓，音子，粗也。汪云：半夏能和胃而通阴阳。今人率以为燥而不敢用，误矣。《本草》以秫为糯粟，疑是糯稻。楼氏云：按《本草》秫米，即所谓糯米也。王子接云：北地之膏粱茄粟也。李时珍云：火用陈芦枯竹，取其不强，不损药力也。出芦火条。又云：秫即粱米之黏者。《灵枢经》：岐伯治阳盛阴虚，夜不得瞑，半夏汤中用之，取其益阴气而利大肠也，大肠利则阳不盛矣。简按：《尔雅》：秫，黏粟也。一名糯粟，一名黄糯。楼说非也。《千金方》治虚烦不眠，千里流水汤。《三因方》治胆寒，温胆汤，俱祖世方耳。

天圆地方 张云：圆者径一围三，阳奇之数。方者径一围四，阴偶之数。人首属阳居上，故圆而应天，人足属阴居下，故方而应地。

地有九州 张云：九州者，荆、梁、雍、豫、徐、扬、青、兖、冀也。简按：此本于《禹贡》，详见《素问识·生气通天论》。

天有风雨 张云：和风甘雨，天之喜，摧拉霖溃，天之怒。

天有六律 张云：六律者，黄钟、太簇、姑洗、蕤宾、夷则、无射为六阳律，大吕、夹钟、仲吕、林钟、南吕、应钟为六阴律。

天有十日 张云：十日者，甲乙丙丁戊己庚辛壬癸，是谓天干。《阴阳系日月篇》云：腰以上为天，腰以下为地，故天为阳，地为阴，故足之十二经脉，以应十二月。月生于水，故在下者为阴，手之十指以应十日，日主火，故在上者为阳。

辰有十二止以抱人形 张云：十二辰者，子丑寅卯辰巳午未申酉戌亥，是谓地支。故应人之足趾，足趾惟十，并茎垂为十二。茎者宗筋也，垂者睾丸也，女子少此二节，故能以抱人形。抱者怀胎之义，如西北称伏鸡为抱者是也。见杨氏方言。

人有肩膝 张云：肩膝骨大而高，故以应山。

人有腋腘 张云：腋腘深陷，故以应谷。

地有泉脉 张云：泉脉出于地下，卫气行于肉中。

地有草蓂 张云：蓂荚，瑞草也。尧时生于庭，随月雕荣，朔后一日荚生，望后一日荚落，历得其分度则蓂荚生。简按：张注本于《帝王世纪》，然无毫毛独应瑞草之理。《尔雅》：菥蓂大荠。郭注：荠叶细，俗呼之曰老荠。李时珍云：荠与菥蓂一物也，但分大小二种耳。由此考之，盖荠之为草，随在易生，故"草蓂"乃对下文"林木"，谓地上众草也。蓂荚之蓂，音冥。菥蓂之蓂，音觅。《集注》：仇汝霖亦以上古蓂草释之，不可从。

人有牙齿 张云：齿牙疏朗，故象似列星。《说文》云：牙，牡齿也，一曰锐者为牙，齐者为齿。《上古天真论》以女子三七，男子三八，则真牙生而长极，是以后生之大者为牙也。女子七岁，男子八岁齿更，是以前生之小者为齿也。故男子八月生齿，八岁而龀，女子七月生齿，七岁而龀。龀，毁齿也。

高骨 张云：颧肩膝踝之类。

募筋 张云：募者筋脉聚蓄之处。募，音暮。简按：募，当作幕。幕，膜同。《痿论》：肝主身之筋膜。全元起注云：膜者人皮下肉上筋膜也，可以

灵枢识

证矣。详见《素问识·疟论》。

人有䐃肉 张云：䐃肉者，肉脂之聚处也。简按：聚邑者，聚落邑里也。

十二筋 张云：四肢各三节，是为十二节。简按：《阴阳别论》云：十二月应十二脉。本篇上文云：十二脉应十二经水。

地有四时不生草 张云：地有不毛之地，人有不育之人。徐振公云：男子冲任不盛，宗筋不成，则须不生，是以四时之草不生，以应人之无子。

纵舍 马云：或纵针而不必持，或舍针而不复用。张云：纵，言从缓。舍，言弗用也。

扦皮 马云：扦分其皮，以开其腠理，而入刺之也。张云：扦，《说文》忮也，谓恐刺伤其皮，而开腠理，则奈之何也？简按：捍，为捍御之义，于本文难通，张注亦迂。考《集韵》与搴同，以手伸物也。马捍分之解，似略通。

焉至而出止闻其方 张云：出止徐疾入，即五输之义。别离之处，言经络之支别离合也。

手太阴之脉止屈折也 《甲乙》：内屈，作内侧。留，作溜。外屈上于本节之下，作外屈本指以下。注云：一作本于上节。阴诸络，作诸阴络数脉。并注云：疑此处有缺文。马云：屈，读为曲。壅骨，即掌后高骨也。张云：此下二节，皆言五腧之屈折也。大指之端，少商井也。内屈循白肉际，至本节之后，太渊腧也。凡人身经脉阴阳，以紫白肉际为界，紫者在外属阳分，白者在内属阴分，大概皆然。澹，水摇貌。脉至太渊而动，故曰留以澹也。从此外屈上于本节之下，内屈与诸阴络会于鱼际荥也，诸阴皆会于此，故数脉并注。其气滑利，伏行掌后高骨之下，外屈出寸口而行经渠经也，上至肘内廉，入于大筋之下，尺泽合也。乃由此内屈臑阴入腋走肺，然肺经之脉，从脏走手为顺，此则从手数至脏，故为顺行逆数之屈折。简按：澹，马、志并为澹渗诸经之义，恐非也。数脉并注，义自分明。《甲乙》注为有缺文，误。沈彤《释骨》云：手大指本节后，起骨曰壅骨。《邪客篇》云：云是壅骨，固在鱼际旁寸口前。旧说谓即掌后高骨，误。

心主之脉止络于心脉 《甲乙》：心脉，作心胞。马、志作心肺，非。张云：中指之端，中冲井也；内屈循中指以上掌中劳宫，荥也；伏行两骨之间，外屈出两筋之间，骨肉之际，大陵腧也；其气滑利上二寸外屈出行两筋之间，间使经也；上至肘内廉，入于小筋之下留两骨之会者，曲泽合也。由此上入胸中，内络于心脉，乃手厥阴经，顺行逆数之屈折。按本篇于十二经之屈折，独言手太阴心主二经者，盖欲引止下文少阴无腧之义，故单以膈上二经为言耳。诸经屈折详义，已具《经脉》《本输》等篇，故此不必详也。

少阴心脉也止**故独无腧焉**　《甲乙》：大主也下，有为帝王三字。张云：手少阴心经也，手厥阴心包络经也，经虽分二，脏实一原，但包络在外为心之卫，心为五脏六腑之大主，乃精神之所居，其脏坚固，邪不可伤，伤及于心无不死者，故凡诸邪之在心者，皆在心外之包络耳。然心为君[①]主之官，而包络亦心所主，故称为心主。凡治病者，但治包络之腧，即所以治心也，故少阴一经，所以独无腧焉。详义出《本输篇》。

少阴独无腧者止**因天之序**　《甲乙》："不病"上有"心"字，"外经"下有"脉"字。张云：凡脏腑经络，有是脏则有是经，脏居于内，经行于外，心脏坚固居内，邪弗能容，而经则不能无病。故少阴经病者，当取掌后锐骨之端，即神门腧也。其余脉之出入，屈折余疾，皆如手少阴心主之脉行者，言少阴心主之腧，其行相似，故曰本腧者。言少阴本经之腧，非上文皆在心包之谓也。然则邪在心包脏者，当治心主之腧；邪在少阴经者，当治本经之腧，因其虚实以取之，则邪气去而真气固，乃不失诸经天道之序也。按《本输篇》[②]，所载五脏五腧，六腑六腧，独手少阴经无腧，故此篇特以为问。正欲明心为大主，无客邪伤之义。然既曰无腧，而此节复言取其经于掌后锐骨之端，及如心主脉行本输等义。可见心脏无病，则治脏无腧；少阴经有病，则治经有腧。故《甲乙经》备载少阴之腧云，少冲为井，少府为荥，神门为腧，灵道为经，少海为合，于十二经之腧，始全其义，盖本诸此。马云：外经有病，独取其掌后锐骨之端神门穴耳。其余脉之出入曲折，所行之徐疾，皆如手厥阴心包络之脉行也。故本经《本输篇》，谓治手少阴者，即治心包络经，皆调其气之虚实，疾徐以取之，是谓因邪气所冲而泻之，真气衰而补之。如是者，则邪去而真固，有以循天道四时之序。简按：少阴无腧云云，王冰《三部九候论》注引之云：《灵枢经》持针纵舍。论曰乃知古篇名，与今本不同。

阴阳如一者病难治　马云：人迎气口若一，则脉为关格，病当难治。张云：表里俱伤，血气皆散者，是为阴阳如一，刺之必反甚，当舍而勿针也。

---

① 君：诸本并作"居"，据文义改。
②《本输篇》：诸本并作《本腧篇》，据《黄帝内经·灵枢·本输第二》改。

志云：皮肤筋骨之浅深，皆病也。

其本末尚热者病尚在 《甲乙》：作察其本末上下，有热者病常在。马云：胸腹为本，四肢为末，凡本末尚热者，其病尚在。张云：胸腹脏腑为本，经络四肢为末。尚热者，余邪未尽也，宜从缓治。其病亦去者，可舍针也。

持其尺止**寒热痛痹** 志云：《邪气脏腑病形篇》曰：脉滑者尺之皮肤亦滑，脉涩者尺之皮肤亦涩，故持其尺，察其尺肤之坚脆大小滑涩，以知皮肤分肉之寒热燥湿也。五脏之血色见于目，因视目之五色，以知五脏，而决死生。盖病在脏者，半死半生也，视其血络，察其皮毛，以知痛痹之寒热也。《皮部论》曰：凡十二经络脉者，皮之部也，其色多青则痛，多黑则痹，黄赤则热，多白则寒，五色皆见，则寒热也。

余未得其意也 张云：不惟病形轻重有纵舍，而持针之际，其进止退留，亦有纵舍。未得其详，因而复问。

持针之道止**真气得居** 《甲乙》：左指作左手。赵、熊、道藏、正脉、张同。果，作裹。马同。辅，作转。"邪"下有"气不"二字。张云：持针之道，宜审而慎，必从和缓从容，庶可无误。故欲端以正，安以静，先知病之虚实，以施疾徐之法。左手执之，右手循之，必中其穴，无中其肉，而与肉果。果，即裹也。泻者欲端以正，补者必闭其肤，以手辅针，导引其气，必使邪气溃决而散，真气得复而居，然后可以去针，此持针纵舍之道也。志云：无与肉果者，刺脉无伤肉也。简按：《甲乙》改字，似是。

因其分肉止**邪气得去** 马云：所谓捍皮开腠理者，因其分肉之在何经而捍分其皮，以开其腠理而入刺之也。先以左手别其皮肤，然后右手微纳其针，而徐徐端正其针以入之。斯乃捍皮开腠理之法，其神气自然不散，而邪气乃得以去矣。

八虚 张云：即《五脏生成篇》所谓八溪也。是皆筋骨之隙，气血之所流注者，故曰八虚。

肺心有邪 张云：人之五脏，惟肺与心居于膈上，其经属手，脾肝肾俱在膈下，其经属足，故肺心有邪，乘虚而聚，其气必留于两肘，在肺则尺泽，在心则少海之次。

肝有邪 张云：肝与胆合，其经自足而上，皆行胁腋之间，故肝邪乘虚而聚者，其气当流于两腋，即期门、渊腋等穴之次。

脾有邪 张云：脾与胃合，其脉皆自胫股上出冲门、气冲之间，故邪气留髀骱间者，知为脾经之病。

肾有邪 张云：肾与膀胱为表里，其经皆出膝后阴谷、委中之间，故邪气留于两腘者，知为肾经之病。马云：前四留字，俱当作流。简按：肝独作流，余并作留，义俱通。

凡此八虚者止**病挛也** 《甲乙》、赵本、张本：病作痀。是。张云：机，枢机也。关，要会处也。室，犹房室也。凡此八者，皆气血之所由行也。正气居之则为用，邪气居之则伤经络机关，而屈伸为之不利，此八虚可候五脏也。简按：痀，《说文》，曲脊也，即拘挛之义。

通天篇第七十二

诸本无篇字。马云：内言人有五等，皆禀气于天，故名篇。

心能备而行之乎 张云：谓贤圣之心，本异于人，其有能兼备阴阳者否也？

盖有太阴之人止**各不等** 张云：太阴、少阴、太阳、少阳者，非如经络之三阴三阳也，盖以天禀之纯阴者曰太阴，多阴少阳者曰少阴，纯阳者为太阳，多阳少阴者为少阳，并阴阳和平之人，而分为五态也。此虽以禀赋为言，至于血气疾病之变，则亦有纯阴纯阳，寒热微甚，及阴阳和平之异也。故阳脏者偏宜于寒，阴脏者偏宜于热，或先阳而后变为阴者，或先阴而后变为阳者，皆医家不可不察也。

下齐湛湛 《甲乙》：齐，作济。马云：内存阴险，外假谦虚，貌似下抑整齐，湛然无私也。张云：湛湛，水澄貌，亦卑下自明之意。志云：湛湛，清洁貌。下齐，谦下整齐，足恭之态也。简按：《楚辞》注：湛湛，深貌。

好内而恶出 马云：内、纳同。好纳而恶出者，有所得则喜，有所费则怒也。

心和而不发 《甲乙》：和，作抑。张云：心和者，阴性柔也。不发者，阴多脏也。志云：阴柔之性也。简按：贪而不仁，焉得有和？《甲乙》为是。

动而后之 《甲乙》：之，作人。志云：见人之举动而后随之，柔顺之态也。

见人有亡常若有得 赵氏云：少阴之人，少偏于阴，故少贪。然阴险之性，局量褊浅，故常存贼害之心，利人之失而忌人之得也。张云：即幸灾乐祸之谓。

心疾而无恩　马云：其心忌嫉而无恩。

于于　马云：于于，无争之意。张云：于于，自足貌。出《庄子疏》。志同。

志发于四野　马云：事不畏人知也。赵氏云：放旷而肆志也。

举措　《说文》：措，置也。《易系辞》：举而措之。

为事如常自用　马云：为事止庸常也。自用者，即中庸之所谓愚而好自用也。简按：如，而通。

常无悔　《甲乙》无常字。悔，作改。

谍谛好自贵　张云：谛谍，审而又审也，小有聪明，因而自贵。简按：《玉篇》：谍，审也，谛也。又谛，审也。《后汉祭祀志》：谍谍昭穆，尊卑之义。而《集韵》：谍，丁订注，与谛同。此以谍、谛为一字，可疑。

无为惧惧止**或与不争**　张云：心有所主，乃能不动，贫贱不能移，威武不能屈，是无惧惧也。利欲不能入，富贵不能淫，是无欣欣也。君子之接人也，言忠信，行笃敬，虽蛮貊[1]之邦行矣，是婉然从物也。圣人之道，为而不争。老子曰：以其不争，故天下莫能与争之。

谦谦　《甲乙》作谦让。马云：《易》曰谦尊而光。

谭而不治　马云：无为而治也。张云同。简按：《礼大戴》：子张问入官修业，居久而谭。注：谓安纵也。

阳明脉小而太阳脉大　马云：胃小，故阳明之脉小也。肠大，故手太阳小肠之脉大也。张云：此其多阴少阳者，以阳明为五脏六腑之海，小肠为传送之腑，胃小则藏贮少而气必微少，肠大则传送速而气不蓄，阳气既少而又不蓄，则多阴少阳矣。必当审察而善调之。然其气少不能摄血，故多致血易脱，而气易败也。

阳重脱者易狂　马本、志本：阳，作阴。易，作阳。张云：阴气既少而复泻之，其阴必脱，故曰无脱其阴，而但可泻其阳耳。然阴不足者，阳亦无根，若泻之太过，则阳气重脱，而脱阳者狂，甚至阴阳俱脱，则暴死不知人也。赵氏云：无脱其阴，而泻其阳者，阳为阴之固也。若阴气重脱，则为阳狂，阳气生于阴中，阴重脱则阳亦脱，阴阳皆脱，则为暴死。潘楫《医灯续焰》云：观《宣明五气篇》《生气通天论》《病能篇》等，则狂病之为重阳，

---

[1] 貊（mò，莫）：我国古代东北方的少数民族。

阳实明矣。《灵枢·通天篇》亦云：阳重脱易狂，脱非阳脱，言重并于阳分，而若与阴脱离也。简按：《腹中论》曰：石之则阳气虚，虚则狂。此阳脱未必不狂也，赵改阴字，潘脱离之解，未为得焉。阳狂，史传多为佯狂之义，未知赵为何之谓？

经小而络大止**病不起也**　《甲乙》"多阳"下有"而"字，"中气"下有"重"字。张云：经脉深而属阴，络脉浅而属阳，故少阳之人，多阳而络大，少阴而经小也。血脉在中，气络在外，所当实其阴经，而泻其阳络，则身强矣。惟是少阳之人，尤以气为生，若泻之太过，以致气脱而疾，则中气乏而难于起矣。

安容仪　《甲乙》"安"下有"其"字。

审有余不足　《甲乙》"审"下有"其"字，"余"下有"察其"二字。

五态之人，尤不合于众者也　张云：众人者，即前章"阴阳二十五人"之谓，与五态之人不同，故不合于众也。

黮黮　马云：甚黑。张云：色黑不明也。《甲乙》注云：黮音朕。简按：《说文》：黮，桑葚之黑也。《集韵》：直稔切音朕，污也。

念然下意　张云：意念不扬也，即上文下齐之谓。

临临　张云：临，下貌。马云：长大之貌。

腘然未偻　张云：言膝腘若屈，而实非伛偻之疾也。

清然窈然，固以阴贼　马云：清然者，言貌似清也。窈然者，消沮闭藏之貌。虽曰清然窈然，实以阴险贼害为心，即上文所谓贼心者而始有此态也。张云：清然者，言似清也。窈然者，行如鼠雀也。固以阴贼者，残贼之心，坚不可破也。

立而躁崄，行而似伏　张云：立而躁崄者，阴险之性，时多躁暴也。出没无常，行而似伏。崄、险同。简按：不似太阴之纯阴，故时有躁崄之态也。

轩轩储储，反身折腘　马云：车之向前曰轩，轩轩然者，犹俗云轩昂也。储储者，挺然之意。若反其身而在后视之，则其腘似折，亦不检之态也。张云：储储，蓄积貌，盈盈自得也。反身折腘，言仰腰挺腹，其腘似折也。

立则好仰止**常出于背**　张云：立则好仰，志务高也。行则好摇，性多动也。志云：其两臂两手常出于背者，谓常反挽其手于背，此皆轻倨傲慢之状，无叉手掬恭之貌也。

委委然止**皆曰君子** 《甲乙》：愉愉，作夵夵。马云：委委然，安重貌，《诗·君子偕老》章有委委佗佗。随随然，不急遽也。颙颙然，尊严貌。《诗·卷阿》篇：颙颙昂昂。愉愉然，和悦也。《论语》云：愉愉如也。暶暶然，周旋貌。《礼》云：周旋中规，折旋中矩。豆豆然，不乱貌。君子者，有圣人以至成德之士，皆可以君子称也。《礼运》云：此大君子者，未有不谨于礼者也。盖指禹汤、文武成王、周公。又《诗》指文王，为岂弟？君子则圣人，亦可以君子称也。张云：委委，雍容自得也。随随，和光同尘也。志云：暶暶，目好貌。豆豆，有品也。盖存乎人者，莫良于眸子。胸中正，故眸子瞭然而美好也。简按：委委，张本于《诗》注为是。暶，《玉篇》：好貌。《正字通》云：旧注音旋，目好貌，古通用，旋俗加目。字典引本经注云：目好貌。乃志注也。

官能第七十三

马云：官，任也，任其所能也，即本篇第七节，雷公有官能之问，故名篇。

一纪 张云：汇言也。志云：纪，纲也。

司诵之 简按：司，主也，言帝自主诵之也。

血气多少 马云：大义见《素问·血气形志篇》。

行之逆顺 张云：阴气从足上行，至头而下行循臂；阳气从手上行，至头而下行至足。故阳病者，上行极而下；阴病者，下行极而上。反者，皆谓之逆。

出入之合 诸本云：合，一作会。马云：自表而之里为入，自里而之表为出。张云：经气自内而出，自外而入，俞有不同。

谋伐有过 马云：即其犯病而为有过者，则谋伐之。张云：知其出入，则可因过而伐之也。

知解结 马云：《卫气篇》曰：能知解结，契绍于门户。

气门 马云：即气穴也。《素问》明有《气穴论》：凡穴皆可以气穴称。张云：即经络类，诸经标本气街之义，一曰手经为上，足经为下，气脉必由之处，是为门户。亦通。简按：《生气通天论》云：气门乃闭。王注：气门谓玄府也，所以发泄经脉营卫之气，故谓之气门也。盖本节所谓气门，与此自异，姑仍马注。

四海 马云：本经《海论》云：膻中为气之海，冲脉为血之海，胃为水谷之海，脑为髓之海。

寒热淋露 马云：或为寒热，或为淋露，疑即《岁露篇》之所谓遇岁露也。张云：淋于雨，露于风，邪感异处，当审其经也。志云：寒热阴阳血气也，淋露中焦所生之津液也。下经曰：中焦出气如露。志又《岁露篇》注云：淋露寒热者，汗出而为寒为热也。简按：诸注未稳，当考《神农本经》，及《名医别录》各药主疗，言淋露者数条，曰女子血闭，淋露下血黄芩条，崩中淋露延胡索条，泄痢淋露厚朴条，风邪淋露狗脊条，伤中淋露白微并大豆条，多汗淋露白胶条，主淋露木香条。缪希雍狗脊疏云：气血不足，则风邪乘虚客之也。淋露者，肾气与带脉冲任俱虚所致也。又厚朴疏云：淋露虽属下焦为病，然多因胃家湿热下流，此为下血淋露不已也。此说亦未允，盖淋露与淋沥同义，谓如淋下露滴，病经久不止。《肘后方》云：尸注大略，使人寒热淋沥，悁悁默默，不的知其所苦。《医说》引《鸡峰方》作寒热淋露，沉沉默默。《外台》云：劳极之病。吴楚谓之淋沥，可以见耳。《九宫八风篇》：淋露寒热，亦淋沥寒热之谓。

以输异处 马云：以其输穴，必皆异处，当审于经，调其脉气之往来。张云：邪感异处，当审其经也。

左右肢脉 诸本：脉，作络。马云：即前《经脉篇》，所谓其支者其别者是也。志云：左注右而右注左，左右上下，与经相干，布于四肢，出于络脉，与脉外之气血相会于皮肤分肉间也。简按：肢，即支字，马注为是。

虚与实邻，知决而通之 马云：若虚与实邻，则知决虚实而通之。张云：邻，近也。近则易疑，疑则以似为是，冰炭相反矣。故当知决而通之。志云：虚与实邻者，血与气之不和也，故决而通之。

犯而行之 赵府本、张本：犯，作把。正脉、道藏、熊本并云：犯，一作把。张云：邪客大络者，左注右，右注左，把而行之，即缪刺也。志云：左右不调者，人迎气口之不调，故当犯而行之。简按：左为人迎，右为气口，出于王叔和，而古无其说。志误。

阴阳不奇 马云：人身阴阳，诸经相为配合，未尝有奇行者，能知各经之所起。张云：奇，不偶也，不奇则和矣，故知起时。志云：阴阳不奇者，脏腑阴阳，交相配合，十二经脉，交相贯通也。故知起时者，如乘秋则肺先受邪，乘春则肝先受邪之类也。

审于本末止刺道毕矣 马云：《禁服篇》云：审其本末，察其寒热。又《终始篇》云：本末之寒，温之相守司也。张云：本末，标本也，寒热阴阳也，所在三部九候之病脉处也。官，任也。九针不同，各有所宜，能知以上之法而任用之，则刺道毕矣。

明于五输 马云：五脏有井荥俞经合之五俞，六腑有井荥俞原经合之六俞，然六腑之原并于俞，则皆可称为五俞也。徐疾者，针法也。《小针解》云：徐而疾则实，疾而徐则虚，是也。屈伸出入者，经脉往来也。见《邪客篇》屈折逆顺之数。言阴与阳合于五行者，泛言阴阳分而为五行也，五脏六腑亦有所藏者，指人身有阴阳五行也。如肺为阴，大肠为阳，肺为金，肝为木之类。四时八风尽有阴阳者，指天道有阴阳五行也，八风见《九宫八风篇》。各得其位，合于明堂各处色部者，言人身之面部，各得其五行之位，合于明堂及各处之色部也，其面部之分为五脏六腑者，可以察其身形之所痛，并见《五色篇》。其色见于左右上下者，可以知其何经之寒温。张云：皮肤之寒者多阴，温者多阳，滑者多实，涩者多虚。简按：《甲乙》以知其所苦一句，接下文为针法。

膈有上下止**徐入之** 《甲乙》无"在"字，稀，作布。疏，作涿。注：《太素》作希而疏之。按：涿字，书无考。涿音，斫击也，义难叶。马云：膈有上下，心肺居于膈上，脾居中州，肝肾居于膈下。必知其病气之所在，先得其经脉之道，然后可以用针。稀者针之少也，疏者针之阔也；《终始篇》云：疏取之上。深者深入其针也，留者久留其针也。

引而去之 张云：泄于下也。

视前痛者 马云：视先痛者，常先取穴以刺之，所谓凡病必先治其本也。志云：视身以前痛者，常先取之。

留而补之 张云：补中气可以拒之。志云：候阳气至而针下热，补其阳以胜其寒也。

从合泻之 马云：从合穴以泻之。志云：合治内腑，使寒邪从肠胃以泻出之也。

上气不足止**积而从之** 张云：推而扬之，引致其气，以补上也，积而从之，留针随气，以实下也。

火自当之止**下陵三里** 马云：若阴阳皆虚，而针所难用，则用火以灸之。又有厥而寒甚，或骨廉下陷，或寒过于膝，则取下陵三里以补之。下陵三里穴即三里，见《本输篇》。

阴络所过止**火所治之** 《甲乙》：作火之所治。马云：又有阴络所过，为寒留止，或寒入于中，则必推其针而行以散之。又有经脉陷下者，则惟灸当之。《经脉篇》云：陷下则灸之。《禁服篇》云：陷下则徒，灸之徒，但也。又有络脉结而坚紧者，亦用灸以治之。

不知所苦止**针论毕矣** 张云：寒邪在肌肉血脉之间，有不痛不仁，不知所苦者，当灸两跷之下，即足太阳申脉，足少阴照海二穴也。然男子数阳，女子数阴，见《脉度篇》。若男阴女阳，则反用矣，故为良工之所禁。《调经论》亦曰：病不知所痛，两跷为上。与此法同。

用针之服，必有法则 马云：此二句出《八正神明论》。服，事也。《诗小雅六月》篇云：共武之服。《大雅板》篇云：我言维服。

上视天光，下司八正 马云：上视天光，即《八正神明论》之所谓天寒无刺，天温无凝，月生无泻，月满无补，月郭空无治是也。下司八正，即《八正神明论》之所谓八正者，所以候八风之虚邪以时至者也出《九宫八风篇》。简按：司，伺通。《汉灌夫传》，亦已使候司。

辟奇邪 马云：辟，当作避。张云：辟，避同。

观百姓 张云：兼人己而言也。简按：《汉宣帝纪》：观以珍宝。师古注：观，示也。

是得天之露止**乃言针意** 张云：天之风雨不时者，皆谓之露。《岁露论》曰：故诸逢其风而遇其雨者，命曰遇岁露焉。岁之虚者，乘年之衰，逢月之空，失时之和，因为贼风所伤，是谓三虚。闵士先云：得天之露者，清邪中上，阳中雾露之气也。简按：闵说恐非也。乃言针意一句，马、志接下节，亦非。

法于往古止**若神仿佛** 马云：此节与《八正神明论》，大义亦相同。

邪气之中人也止**莫知其情** 止邪之中人也微。诸本：止，作正。此本误，当改。张云：邪气言虚邪也，虚邪之中人也甚，故洒淅动形，正邪之中人也微，故但先见于色，而不知于身，此节与《八正神明论》互有发明，所当参阅。又此数句，与《邪气脏腑病形论》同。

是故上工之取气止**所取之处** 马云：《八正神明论》曰：上工救其萌芽，必先见三部九候之气尽调，不败而救之，故曰上工。下工救其已成者，言不知三部九候之相失，因病而败之也。上工论气不论形，所以预取其气，而早救其萌芽，彼下工则反是矣。

泻必用圆止**气出乃疾** 《八正神明论》《甲乙》：圆作方。马云：遥摇同。解，懈回。圆，当作方。张云：圆，流利也。切，直迫病所也。迎，夺也。遥，摇同，用针员活而迎夺之，则气出乃疾，故可以泻。闵士先云：泻必用圆者，圆活而转之，其气乃行也。

补必用方止**无志其神** 《八正神明论》《甲乙》：方作圆。马云：方，当作圆。张云：方即端正安静之谓，外引其皮，令当其门，察穴于肌表也。左引其枢，右推其肤，微旋而徐推之，用针之枢要也。必端以正，安以静，坚心无懈，候气之诚确也。欲微以留，气下而疾出之，推其皮，盖其外门，出针之防护也。《离合真邪论》曰：推阖其门，令神气存。真气得存，故可以补，用针之要，无忘其神者：总结前文而言，《小针解》曰：上守神者，守人之血气，有余不足，可补泻也。按：补泻方圆，义与《八正神明论》之文，似乎相反。然详求其意，各有发明，不可谓其误而忽也。

官能 闵士先云：官之为言司也，言各因其所能而分任之，以司其事，故曰官能。盖圣人欲得其人量材而官，授任而治，已不与于其间，而总司其成也。

可使传论 张云：如开导劝戒，解疑辨正之属，皆所谓传论也。

语徐止**兼诸方** 张云：语徐者不苟，安静者不乱。手巧者，轻重疾徐有妙。心审谛者，精思详察无遗，故可胜是任。

缓节止**行气** 张云：导引者，但欲运行血气，而不欲有所伤也。故惟缓节柔筋而心和调者，乃胜是任，其义可知。今见按摩之流，不知利害，专用刚强手法，极力困人，开人阙节，走人元气，莫此为甚。病者亦以谓法而所当然，即有不堪勉强忍受，多见强者致弱，弱者不起，非惟不能去病，而适以增害，用若辈者，不可不为知慎。

疾毒止**咒病** 张云：人之恶口毒舌者，亦由禀赋，诸无所利，而独利于唾咒疾病。

爪苦止**抑痹** 张云：按：积抑痹，亦上文导引行气之属。然积坚痹，固非爪苦手毒者不能破。术若相类，而用有轻重也。

非其人勿传 张云：《气交变大论》曰：得其人不教，是谓失道，传非其人，慢泄天宝。

手毒者止**如故也** 马云：试以按龟之法，则其手之甘毒自别矣。盖遇人之手有凶有善，犹用味之甘苦，故即以甘毒名之。毒即苦也。张云：龟能运任脉，其息以耳，而导引伏气，所以灵而多寿，不易于死。故可用此以验人手之毒与否，手甘者，非以味言，即不毒之谓。简按：邦俗云：苦手者弄蛇，蛇畏缩不敢啮人，岂手毒之谓欤？

论疾诊尺篇第七十四

诸本无篇字。

独调其尺 马云：《邪气脏腑病形篇》曰：脉急者，尺之皮肤亦急。脉缓者，尺之皮肤亦缓。脉小者，尺之皮肤亦减而少气。脉大者，尺之皮肤亦贲而起。脉滑者，尺之皮肤亦滑。脉涩者，尺之皮肤亦涩。故善调尺者，不待于寸，盖脉在内，肉在外，内外相应，故审其脉，验其肉，而病形自定也。愚谓诊人脉时，惟臂至尺泽可验，难以周身知之，故止以尺言也。

视人之目窠上止风水肤胀也 马云：痈，壅同。窅，窈同。张云：目窠，目下卧蚕处也。痈，壅也，即新起微肿状。颈脉，人迎脉也。窅而不起，按之有窝也，是即风水肤胀之外候。风水义见《评热病论》。肤胀义见《水胀篇》。简按：此一节，与诊尺之义不相干，疑是他篇错简。

尺肤滑其淖泽者 志云：津液淖泽于皮肤，故尺肤滑其淖泽者，知风在于皮肤，而鼓动其津液也。

解㑊 《甲乙》："㑊"下有"也"字。张云：尺肉弱者，肌必消瘦，肉瘦阴虚，当为解㑊。解㑊者，身体困倦，故欲安卧。简按：安卧下句。

安卧脱肉者寒热不治 简按：安卧脱肉，为阴阳亏败，乃寒热虚劳之候也，故不治。诸注恐非。

泽脂 马云：润泽如脂膏者，真为风也。张云：即前淖泽之谓，风者阳气，阳在肌肤，故滑而泽脂。

尺肤涩者 张云：尺肤涩者血少，血不能营，故为风痹。

水泆饮也 《脉经》：泆，作淡。张云：如枯鱼之鳞，干涩甚也，以脾土衰而肌肉消，水得乘之，是为泆饮。又《邪气脏腑病形篇》云：肝脉涩甚为溢饮，泆饮同。

尺肤热甚止病且出也 《脉经》《甲乙》：病且，作汗且。张云：尺肤热者，其身必热，脉盛躁者，阳邪有余，故当为温病。若脉虽盛而兼滑者，是脉已不躁，而正气将复，故不久当愈。出，渐愈之谓。简按：病且作汗且，义尤通。

尺肤寒者 《甲乙》：其，作甚。小，作急。张云：肤寒脉小，阳气衰也，故为泄为少气。

尺肤炬然 止 **亦寒热也** 《脉经》：炬，作烜。《甲乙》：炬然，作烧炙人手四字。《脉经》《甲乙》：久大，作久持。张云：炬然，火热貌，或先热而后寒，或先寒而后热，皆寒热往来之候。简按：《集韵》：炬，束苇烧也。

肘所独热者 止 **胃中有寒** 《甲乙》：肘后粗，作肘后廉。马云：人之手自曲池以上为肘，自曲池以下为臂。肘在上，应腰以上；手臂在下，应腰以下。张云：肘，臂髆之节也。肘前，内廉也，手三阴之所行，故应于膺前。肘后，外廉也，手太阳之所行，故应于肩背。肘下为臂，臂在下故应腰腹。肘后粗以下三四寸，谓三里以下，内关以上之所，此阴分也，阴分有热，故应肠中有虫。掌中者三阴之所聚，故或热或寒，皆应于腹中鱼上。脉青胃之寒也。《经脉篇》亦曰：胃中寒，手鱼之脉多青矣。志云：肘所独热者，腰以上热。手所独热者，腰以下热。此诊尺肤以候形身之上下，故与脉候之上下，反其诊也。肘前乃手厥阴之尺泽处，肘后乃手少阳之天井处，盖以两手下垂，上以候上，下以候下，前以候前，后以候后也。夫所谓肘所、手所者，论手臂之背面，臂中掌中鱼上，乃手臂之正面。背面为阳，故候形身之外；正面主阴，故候腰腹肠胃之内。即尺外以候季胁，尺里以候腹中之大义，出《脉要精微论》。相同也。简按：手所，即下文所谓"臂中、肘后独热者"。肩背热，此乃与上文"肘所独热者，腰以上热"义相同。而肘后粗以下三四寸，乃上文手所之地，后乃应背面。而云肠中有虫，则似与上文所指上下前后相乖错可疑。《经脉篇》云：胃中寒，手鱼之脉多青矣。

尺炬然热 止 **立死** 《甲乙》《脉经》作尺肤炬然热。志云：尺炬然热，人迎大者，三阳之气偏盛也，故当主夺血。夫皮肤为阳，血脉为阴，尺坚大脉小甚者，阳盛而阴绝于外也，少气悗有加者，阳盛而阴绝于内也。简按：《脉经》作尺紧人迎脉小甚则少气，色白有加者立死。此盖与尺炬然热者相反，阳绝之候。

目赤色者 止 **病在胸中** 张云：五脏六腑，目为之候，故目之五色，各以其气而见本脏之病。脾应中州，胸中者，脾肺之部也。志云：前节视目窠以知皮肤之水，此节视目色以知五脏之阴，皆从外以知内也。胸中，膈中也。黄色不可名者，色黄而有黑白青赤之间色也。病在胸中者，五脏之气，皆从内膈而出，故所见之色若是。

诊目痛 止 **少阳病** 张云：足太阳经为目上纲，出《经筋篇》。故赤脉从上下者，为太阳病。足阳明经为目下纲，出《经筋篇》。故赤脉从下上者，为阳明病。足少阳经外行于锐眦之后，故从外走内者，为少阳病也。

诊寒热止**三岁死** 张云：此邪入阴分，而病为寒热者，当反其目以视之，中有赤脉，形如红线，下贯瞳子，因其多少，以知其死之远近也。《寒热篇》文与此同，但彼专言瘰疬之毒发为寒热，此节单以寒热为言，理则同也。

诊龋齿止**在上下热** 张云：齿痛曰龋，上齿属手阳明大肠经，下齿属足阳明胃经，故按其阳脉之来有过者，必为独热。其脉在左右上下，则病热亦分左右上下也。张云：其脉太过者，其经必独热。

诊血脉止**皆见者寒热** 志云：此以皮部之色，而知血脉之寒热也。《皮部论》曰：凡十二经脉者，皮之部也。其色多青则痛，多黑则痹，黄赤则热，多白则寒，五色皆见，则寒热也。

身痛面色微黄止**不嗜食** 马云：《平人气象论》云：溺黄赤，安卧者黄疸，已食如饥者胃疸。张云：黄疸，黄病也。疸有阴阳，脉小而涩者为阴疸，阴疸者，脾土弱也，故不嗜食。

人病止**病难已也** 张云：气口候阴，人迎候阳，故春夏人迎微大，秋冬寸口微大，此阴阳表里之分也。若寸口人迎，大小浮沉相等者，非偏于阴，则偏于阳，此病之所以难已。《五色篇》与此稍同。

女子手少阴脉动甚者妊子 马云：此与《平人气象论》所云相同。简按：王注《平人气象》云：盖指心经之脉，即神门穴也。其说甚善，马、张为左寸，志为两手之少阴肾脉，并非古之义也。马又以妊之为男子，亦误。

婴儿病止**必死** 马云：头毛逆上，则血枯而不润，如草之枯者相似，故以死拟之。然曰病，则无病之时，尤宜忌也。志云：婴儿者，始生之儿。婴儿之头毛，从先天而生。毛发者血之余，少阴精血之所生也。发复下垂，以应人之血气，从下而升，复从巅而下。若发上逆，是惟升而无降矣。升降息，故不免于死亡。《千金》云：小儿发逆上，啼哭面暗色不变，是痫候。

耳间青脉起者掣痛 《脉经》：掣，作瘛。《甲乙》作瘛腹痛。张云：耳者少阳胆之经，青者厥阴肝之色，肝胆本为表里，青主痛，肝主筋，故为掣痛。马云：为身中牵掣而痛也。简按：《千金》云：耳后完骨上有青络盛，卧不静，是痫候。青脉刺之，令血出也，以此推之。掣，瘛通。掣痛谓掣疭。腹痛即痫病之候也。

大便亦辨止**泄易已** 《脉经》《甲乙》：赤，作青。《甲乙》泄易已之泄，作者字，并是。马云：办，按《海篇》：瓣，得苋切，瓜瓠瓣，则赤辨当作瓣。张云：赤办者，血秽成条成片也。赤办飧泄，火居血分。若脉小而手

灵枢识

足寒，是为相反，所以难已。若止于飧泄而无赤办，非火证也。脉虽小而手足温，以脾主四肢，而脾气尚和，所以易已。办，当作瓣，瓜瓣之类也。简按：赤，作青。为是。盖小儿有便青乳瓣完出者，即青瓣也，此虚寒之候，故手足寒难已。瓣，《说文》：瓜中实也。当据马注而改之。志云：辨别也，大便亦辨者，谓黄赤之间别也。义难通。

四时之变止谓四时之序也 马云：此节与《素问阴阳应象大论》，第九节大义相同。张云：阴阳之气，极则必变，故寒极则生热，热极则生寒，此天地四时消长更胜之道也。瘅，音丹，即温热之病。

刺节真邪篇第七十五

诸本无篇字。马云：前论刺有五节，后论有真气有邪气，故名篇。

二曰发矇 《甲乙》：矇，作蒙。下文并同。

振埃者止相倾移也 张云：振埃者，犹振落尘埃，故取其外经，可以去阳病也。发矇者，犹开发矇瞆，故刺其腑输，可以治腑病也。去爪者，犹脱去余爪，故取关节肢络，可以治血道不通之病也。彻衣者，犹彻去衣服，故当尽刺诸阳之奇输也。解惑者，犹解其迷惑，故在尽知阴阳，调其虚实，可以移易其病也。志云：奇输者六腑之别络也。

愤瞋 《甲乙》作愤䐜，是，志本同。

大气逆上 志云：大气，宗气也。阳气大逆，故愤瞋肩息。大气逆上，故喘喝坐伏也。简按：《千金》奔气汤，治大气上奔，胸膈中诸病，发时迫满，短气不得卧，剧者悁①欲死，盖此证也。

坐伏 马云：坐伏不常。

病恶埃烟，餲不得息 《甲乙》："恶埃烟餲"四字，作"咽噎"二字。是。张云：如埃如烟，餲不得息。餲，古噎字。简按：张注未允，当从《甲乙》《玉篇》。餲，音噎，食不下也。《说文》：饭窒也。《辨脉篇》云：水得寒气，冷必相搏，其人即餲。

天容 志云：手太阳小肠之经，刺之以通阳气之逆。

穷诎 马云：穷屈胸痛。张云：诎，音屈，不伸也。志云：诎者语

___
① 悁（yuān，元）：忧郁。《声类》："忧貌也"。

塞也。

廉泉 马云：系任脉经穴。志云：通肾脏之逆气。

无过一里 《甲乙》作深无一里，注云：里字疑误。马云：无过人行一里。

发矇 马云：《礼仲尼燕居》篇云：于太子昭然若发矇。注云：若目不明，为人所发，而有所见也。

于日中刺其听宫 《甲乙》"日"上有"白"字。马云：手太阳小肠经之听宫穴。张云：日中，阳旺气行之时也。

中其眸子 张云：其脉与目相通，故能中其眸子，刺之而声应于耳，乃其穴也。志云：眸子，耳中之珠，刺耳之听宫，尚疾于发目之矇，是耳窍与目窍之相通也。简按：眸，《说文》：目瞳①子也。孟子云：存乎人者，莫良于眸子。志以为耳中之珠者，何？

坚按其两鼻窍而疾偃 张云：此验声之法也。刺其穴以手坚按鼻孔，而疾为偃卧，其声则应于针也。志云：疾偃其声，闭其口窍也。简按：志注近是。盖偃，殴通。殴，怒腹也，又作躯。巢《源》有小儿《躯啼候》。《玉篇》：躯体，怒腹也。

此所谓止相得者也 马云：此所谓彼虽弗见所为，而不必以有目以为视，吾能见而取之，真有神明相得之妙也。张云：谓病无形见，有不必相见而取者，真有神明相得之妙也。

刺节言去爪止津液之道也 《甲乙》：爪，作衣。下同。肢胫，作股胕。无管以二字。垂，作睾。张云：腰脊所以立身，故为身之大关节；肢胫所以趋翔，故为人之管。管，键也。茎垂者，前阴宗筋也，命门元气盛衰，具见于此，故为身中之机；精由此泄，故可以候阴精而为津液之道也。志云：手足肢胫之骨节，人之管以趋翔，盖津液淖泽于肢胫，则筋骨利而胫能步趋，肢能如翼之翔也。简按：《荀子儒效篇》：圣人也者，道之管也。注：管，枢要也。

故饮食不节止命曰去爪 《甲乙》：溢，作流。血道，作水道。日大不休，作炅不休息。常，作裳。诸本：不休，作不休。此本误，当改。张云：饮食不节，病在太阴阳明；喜怒不时，病在少阴厥阴。故其津液内溢，则下留于睾，为日大不休，不可蔽匿等证，盖即癀疝之类。治之者当察在何经，

① 瞳：诸本并作"童"，据文义改。

以取其关节肢络，故命曰去爪者，犹去其赘疣也。睾，音高，阴丸也。楼氏云：《内经》刺久癞疝共四法，其一节，此篇文所谓铍石取睾囊中水液者是也，其法今世人亦多能之。睾丸囊大如斗者，中藏秽液，必有数升，信知此，出古法也，铍针如刀状。马云：荥然有水，凝蓄不行。《集韵》云：荥，小水貌。

内热相搏 《甲乙》：作两热相薄。

外畏绵帛近止**又不可近席** 《甲乙》作衣热不可近身，身热不可近席。

腊干 《甲乙》作䐑一字。注：黄帝古《针经》：作稿腊。检字书：䐑字无考。

饮食不让美恶 《甲乙》：作"欲饮"二字。张云：滋味不能辨也。

取之于其天府大杼止**疾于彻衣** 《甲乙》：稀，作晞。张云：天府，手太阴经穴，大杼、中䯏俞，俱足太阳经穴，刺此皆可以去热。又补足太阴脾经、手太阴肺经，以出其汗，热去汗出而病除，其速有如彻衣，此盖伤寒邪热之类也。志云：或不必尽刺诸阳之奇输，取之于其天府、大杼三痏，使膀胱所藏之津液，外濡于皮毛，又刺太阳经之中䯏，通津液，上滋于心脏，以去其热。肺主皮毛，脾主为胃行其津液，故当补足手太阴，以出其汗也。简按：《甲乙》载之六经受病发热，《伤寒热病篇》张注，有所据。

大风在身止**甚于迷惑** 张云：风邪在身，血脉必虚，正不胜邪，故为轻重倾侧等病。以其颠倒无常，故曰甚于迷惑，此即中风之类也。马云：其虚者为不足而轻，其实者为有余而重，大体当倾侧宛伏，虽四方上下，皆已反覆颠倒。简按：宛，郁同。《甲乙》载之《阳受病发风》篇，张注为是。

有容大者，有狭小者 《甲乙》：无容字、狭字。

五章 马云：《汉史》约法三章，犹言五事也。张云：五条也。

瘅热 诸本作瘅热，张独作瘅，误。

凡刺痈邪止**泻之** 《甲乙》：脆，作越。过痈者，作遇痈所者四字。马云：陇，隆同。《生气通天论》：有日中而阳气隆。本经《营卫生会篇》：作陇，古盖陇隆互用，道去声。此承上文而言，肿聚散亡之法也。凡刺痈邪，无迎其气之来隆，所谓避其来锐者是也。如易风俗，如移性情相似，须缓以待之。若不得脓，则揉以脆之，导以行之，去其痈肿之乡，彼当不安处所，乃自散亡矣。凡诸阴阳经之有病生痈者，取其本经之输穴以泻之，如手太阴输穴太渊之类。张云：脆，柔脆溃坚之谓。凡痈毒不化则不得脓，故或托其内，或温其外，或刺以针，或灸以艾，务化其毒皆脆，道更行也。乡，向也。安，留聚也。去其毒气所向，不使安留处所，乃自消散矣。故于诸阴经阳经，但察其过于壅滞者，皆当取输穴以泻其锐气，是即所谓去其乡也。简按：志云：气壅而肿，非痈脓也。又云：脆道、肌肉之理路也。并非。

凡刺大邪_止刺诸阳分肉间 《甲乙》：凡刺大邪用锋针，曰剽，作标。通，作道。"肌肉"上有"于"字。无"亲"字。反其真，作"乃自直道"四字。张云：大邪，实邪也。邪气盛大，难以顿除，日促小之，自可渐去，去其有余，实者虚矣。此释上文，大者必去也。剽，砭刺也，通病气所由之道也。针无妄用，务中其邪。邪正脉色，必当亲切审视。若以小作大，则反其真，盛大实邪，多在三阳，故宜刺诸阳分肉间。简按：剽，砭刺也。出《说文》。

凡刺小邪_止刺分肉间 《甲乙》：日，作曰。费，作贵。马云：费，废同。张云：小邪，虚邪也。虚邪补之，则正气日大，而邪自退也。不足而补，乃可无害，若泻其虚，斯不免矣。此释上文小者益阳也。迎之界者，迎其气行之所也，先补不足之经，后泻有余之经，邪去正复，则远近之真气尽至，邪气不得外侵，则必费散无留矣，小邪随在可刺，故但取分肉间也。志云：侵，渐进也。费，用也。

凡刺热邪_止病乃已 《甲乙》："热邪"下有"用镵针"三字。苍，作沧。开通，作开道。"道"下有"平"字。马云：此承上文，而详言痈热消灭之法也。凡刺热邪，其热盛则神志外越，而意气苍茫。若出游不归，乃欲无病，当开辟之。张云：越，发扬也。苍，卒疾也。出游，行散也。归，还也。凡刺热邪者，贵于速散，散而不复，乃无病矣。开通壅滞，辟其门户，以热邪之宜泻也。简按：苍，作沧。为是。沧，《说文》：寒也。《枚乘传》：欲汤之沧，一人吹之，百人扬之，无益也。刺热邪，宜发越而沧之也。

凡刺寒邪_止其气存也 日以温，《甲乙》：日，作曰；马、志：温，作除。非。《甲乙》：来，作去。其气，作真气。张云：温者温其正气也，徐往徐来，欲和缓也。致其神者，致其阳气，则寒邪自除。此释上文，寒痹益温也。补其虚则门户闭而气不泄，故虚实可调，真气可存，此邪寒之宜温也。志云：上节论开辟门户以去邪，此论门户已闭乃存正。

刺痈者_止用毫针也 马云：此承上文而言刺五邪之针，各有所宜用也。《九针论》：五曰铍针，主大痈脓，两热争者也，故此曰：刺痈者用铍针。又四曰锋针，主痈热出气，故此曰刺大者用锋针。又六曰圆利针，主取远痹者也，故此曰刺小者用圆利针。一曰镵针，主热在头身，故此曰刺热者用镵针。又七曰毫针，主寒热，痛痹在络，故此曰刺寒者用毫针。

介按：考痈疽刺法，其轻重徐疾，自有一定，在人心度量用之，不可乱施。盖皮薄针深，反伤好肉，肉厚针浅，毒又难出。大抵肿高而软者在肌肉，针四五分；肿下而坚者在筋脉，针六七分；肿平肉色不变者，附于骨也，宜针寸许。若毒生背腹肋胁等处，宜扁针斜入，以防透膜。针既透脓，视疮口必有脓意如珠。斯时欲大开口，则将针斜出；欲小开口，则将针直出。所谓逆而夺之，顺而取之也。

解论 张云：解结之论也。人与天地相参应，必知其道，斯可与言解结矣。

下有渐洳，上生苇蒲 张云：渐洳，伏泉也。下有渐洳，则上生苇蒲，内外之应，理所皆然。人之表里，可察盛衰，亦犹是也。志云：渐洳，濡湿之地。苇蒲生于水中，其质柔弱，中抽坚茎，名曰蒲槌。内刚外柔，为坚心之坎水，以比人之元阳，生于精水之中，故曰此所以知形气之多少也；谓充于形中之气，生于天一水中，知所秉之厚薄，则知气有多少矣。简按：志注甚凿，以苇蒲为一物，非也。然渐洳之解，为是。洳，《说文》作澤，渐湿也。《诗魏风》：彼汾沮洳。《集韵》：渐洳，湿貌也。

血气减 《甲乙》：减，作盛。

热则滋雨而在上 马云：暑热则地气上蒸，而滋雨气在于上，所以物之气，亦不在下而在上，其根荄当少汁。

治厥者止**以解结者也** 张云：此治厥之法，倘天时未温，而必欲用针，则必藉火气以熨调其经。凡掌腋肘脚项脊之间，皆溪谷大节之交会，故当熨之温之，则火气通而血脉行。然后视其病脉，淖泽者，卫气浮也，故可刺而平之；坚紧者，邪气实也，故当破而散之。厥逆除而宗气下，乃可止针矣。结者邪之所聚，刺去其邪，即解结之谓也。

用针之类止**弗能取之** 《甲乙》：留于海，作留积在海。张云：凡用针者，必在调气，人受气于谷，故气积于胃。然气义有三：曰营气，曰卫气，曰宗气，清者为营，营在脉中，浊者为卫，卫在脉外，故各行其道也。宗气，大气也。大气者，留止于上下之气海，其下者，蓄于丹田，注足阳明之气街，而下行于足；其上者，积于胸中，出于息道而为呼吸。凡此三者，皆所谓气，当各求其属而调之者也。按：气街，义如《卫气篇》曰：知六腑之气街者，能知解结，契绍于门户，当与此参阅。厥者逆也，阴寒之气也，厥逆在足，则阳道不行，故宗气不下，而血脉凝滞，不以火温，不能取也。

视其应动者，乃后取之而下之　马云：视其气之来应而动者，然后取其穴而下针焉，斯可也？张云：视其气之应手而动者，其微其甚，则虚实可知，然后用法取之，而气自下矣。

六经调者止**解结也**　《甲乙》："视而泻"之下，有"通而决之"一句。马云：手足各有三阴三阳，谓之六经也。六经之脉各调和者，谓之不病。内有一经之脉，上实下虚而不通，此则足经之气，厥逆而上，故上实而下虚。其在外必有横络之脉，盛加于大经之中，令其不通，乃视之可见者也，当视而泻之，此亦所谓解结之法也。

上寒下热止**上之者也**　《甲乙》注：一本合，作冷。张云：上寒下热者，阳虚于上，而实于下也。当先刺项间，足太阳经大杼、天柱等穴，久当其针而补之，仍温熨肩项之间，候其气至，上热与下相合，乃止其针。此所谓推其下者，而使之上也。

上热下寒止**下之者也**　《甲乙》：陷之，作陷下。马云：凡上热下冷者，视其下脉之虚而陷之于经络者补之，使上之气下乃止，此其热在于上者。若引而下之，所谓引而下之之法也。

大热遍身止**散之者也**　《甲乙》：因其，作因令，诸本：切之，作切推。马、志与此本同。《甲乙》作切推之下，至缺盆中。马云：上文上寒下热、上热下寒，其热非遍身者也。今大热遍身，狂而闻见言语，以无为有，则热之极也。足阳明经多气多血，为五脏六腑之海，故当视其足阳明之大络取之，虚则补之，血而实者则泻之。又必因病人偃卧之际，医工居其头前，以两手各用大指食指共四指，挟其颈之动脉而按之，即人迎。大迎，处也。又久而持之，又卷而切之，下至缺盆之中而后止，又如前法行之，候其热去乃止，此所谓推而散之之法也。张云：盖三阳在头，故可独取人迎，而推散其热也。卷，捲同。

一脉　张云：犹言一经也。

真气者止**充身也**　《甲乙》："谷"上有"水"字。张云：真气即元气也，气在天者，受于鼻而喉主之，在水谷者，入于口而咽主之。然钟于未生之初者，曰先天之气，成于已生之后者，曰后天之气；气在阳分即阳气，在阴即阴气；在表曰卫气，在里曰营气；在脾曰充气，在胃曰胃气；在上焦曰宗气，在中焦曰中气，在下焦曰元阴元阳之气，皆无非其别名耳。

正气者止**非虚风也**　《甲乙》：无"来非实风又"五字。虚风，注《太素》云：非灾风也。志云：正气者大块噫气，其名为风，从一方来，非实

风，又非虚风，此天地之正气也。张云：从一方来，谓太一所居之方也。风
得时之正者，是为正风。然正风实风，本同一方，而此曰非实风者，以正风
之来徐而和，故又曰正气；实风之来暴而烈，故与虚风对言也。按《岁露
篇》曰：诸所谓风者，皆发屋折树木扬沙石，此虚风实风之谓也。

邪气者　马云：如冬居叶蛰之宫，而风自后来者是也。大义见《岁
露篇》。

合而自去　《甲乙》无"合"字。张云：谓邪与正合而正胜之，故自去
也。闵士先云：人秉天地之正气所生，故天之正气，与人之真气相合，不能
胜真气者，合并之气盛也。

洒淅　《甲乙》：作悽索。张云：寒栗也。

阳胜者止搏于皮肤之间　张云：若与卫气相搏，阳胜则热，阴胜则寒，
皆邪气也。何独曰寒则真气去，去则虚？盖气属阳，人以气为主，寒胜则阳
虚，所重在气也，阳气既虚，则阴寒搏聚于皮肤之间矣。简按：马以阳经之
气胜阴经，阴经之气胜阳经释之，且以寒则真气去，去则虚云云。按下文为
行则为痒之所因，并非也。

其气外发止为不仁　《甲乙》"行"上有"微"字，"留"上有"气"字。
摇气，注云：一本作淫气。诸本为痹，作则痹。马、志与原文同。张云：邪
之在表者，其气外发，或腠理开，则汗为不敛，或毫毛动摇，则毛悴而败，
或气往来行，则流而为痒，或邪留不去，则痛而为痹。若卫气受伤，虚而不
行，则不知痛痒，是谓不仁。简按：张摇下句，然不若作淫气。义易通。

虚邪偏容于身半止脉偏痛　《甲乙》：虚，作淫。容，作客。简按：中风
偏枯之所因，的在于此。续命诸汤，立方之皆，亦本于此。

骨蚀　马云：骨有所损也。张云：其最深者，内伤于骨，是为骨蚀，谓
侵蚀及骨也。简按：骨蚀未详，岂谓多骨附骨等之疽欤？

有所疾前筋筋屈　《甲乙》无一"筋"字。楼氏云：前筋二字，衍文也。
筋当作结。简按：今从楼说。

筋溜　《甲乙》：溜，作瘤。张云：有所疾前筋，谓疾有始于筋也。筋之
初着于邪，则筋屈不得伸。若久居其间而不退，则发为筋溜。筋溜者，有所
流注而结聚于筋也，即赘瘤之属。下仿此。简按：刘熙《释名》云：瘤，流
也，血气聚所生瘤肿也。陈氏《外科正宗》云：筋瘤者，坚而色紫，垒垒青
筋，盘曲甚者，结若蚯蚓。

肠溜　《甲乙》作肠疽。注：肠，一本作疡。张云：留而不反，则蓄积

于中，流注于肠胃之间，乃结为肠溜。简按：肠溜，他书未见详论其证者，俟考。《甲乙》肠疽亦同。

昔瘤 张云：其有久者，必数岁而后成也。然其始也，按之虽柔，或上或下，已有所结，及其久也。气渐归之，津液留之，复中邪气，则易于日甚，乃结为昔瘤。昔瘤者，非一朝夕之谓。简按：即宿瘤也。

骨疽 张云：又有按之而坚者，其深中骨，是气因于骨而然，骨与气并，其结日大，名为附骨疽也。简按：骨疽不言有脓，此似指骨瘤而言。陈氏云：骨瘤者，形色紫黑，坚硬如石，疙瘩高起，推之不移，昂昂坚贴于骨。

肉疽 张云：又有结于肉中者，则宗气归之。宗，大也。以阳明之气为言，邪留为热，则溃腐肌肉，故为脓。无热则结为粉浆之属，聚而不散，是为肉疽。简按：无脓而谓之肉疽，此亦似指肉瘤而言。陈氏云：肉瘤者，软若绵，硬似馒，皮色不变，不紧不宽，终年只似覆肝。

凡此数气者止**有常名也** 张云：虽有常名，而发无常处，无常处则形证亦无常矣，此所以变化无常也。楼氏云：此皆虚邪中人为病，弗去而久留着，故积岁累月，而成疽瘤也。

254

卫气行篇第七十六

诸本无篇字。

出入之合 《甲乙》：合作会。马云：或出阳经以入阴经，或出阴经以入阳经也。

日有十二辰止**阴主夜** 张云：十二辰，即十二支也。在月为建，在日为时。天象定者为经，动者为纬。子午当南北二极，居其所而不移，故为经；卯酉常东升西降，列宿周旋无已，故为纬。天分四面，曰东西南北，一面七星，如角亢氏房心尾箕，东方七宿也；斗牛女虚危室壁，北方七宿也；奎娄胃昴毕嘴参，西方七宿也；井鬼柳星张翼轸，南方七宿也；是为四七二十八星。房在卯中，昴在酉中，故为纬；虚在子中，张在午中，故为经。自房至毕，其位在卯辰巳午未申，故属阳而主昼；自昴至尾，其位在酉戌亥子丑寅，故属阴而主夜。

故卫气之行止**周于五岁** 《甲乙》：岁，作藏。张云：卫气之行于身者，一日一夜，凡五十周于身，天之阳主昼，阴主夜，人之阳主腑，阴主脏，故卫气昼则行于阳分二十五周，夜则行于阴分二十五周。阳分者，言表言腑；阴分者，言里言脏也，故夜则周于五脏。岁，当作脏，误也。志亦改作脏。

是故平旦阴尽止**至小指之端**《甲乙》作阴气尽。诸本：足太阴，作足太阳。此本误，当改。张云：此下言卫气昼行阳分，始于足太阳经，以周六腑而及于肾经，是为一周。太阳始于睛明，故出于目，然目者宗脉之所聚，凡五脏六腑之精阳气，皆上走于目而为睛。故平旦阴尽，则阳气至目而目张，目张则卫气由睛明穴，上头循项，下足太阳经之分，循背下行，以至足小趾端之至阴穴也。

其散者止**下至手小指之间外侧**《甲乙》无"锐眦"二字，及"间"字。手太阴诸本作手太阳，当改。张云：散者，散行者也，卫气之行，不循经相传，故始自目内眦，而下于足太阳，其散者，自目锐眦而行于手太阳也，下至手小指之间外侧，少泽穴也。

其散者止**注小指次指之间**张云：此自太阳行于足手少阳也。目锐眦，足少阳瞳子髎也。足小趾次趾之间，窍阴穴也。

以上循手少阳之分侧止**入五指之间**《甲乙》："五指"上有"足"字。楼氏云："分侧"二字，衍文也，其下当有"其散者"三字。张云：分侧当作外侧，"小指"下当有"次指"二字，谓手少阳关冲穴也。别者以上至耳者，此自少阳而行于手足阳明也，合于颔脉，谓由承泣、颊车之分，下注足阳明经。五指当作中指，谓厉兑穴也。

其散者止**故为一周**《甲乙》："耳下"下无一"下"字。楼氏云：下行阴分，下当作上。汪云：大指当作次指。张云：手阳明之别者入耳，故从耳下行本经。"大指下"当有"次指"二字，谓商阳穴也。其至于足也，以下者，自阳明入足心，出内踝者，由足少阴肾经以下行阴分也。少阴之别为跷脉，跷脉属于目内眦，故复合于目，交于足太阳之睛明穴。此卫气昼行之序，自手足六阳而终于足少阴经，乃为一周之数也。愚按：卫气之行，昼在阳分，然又兼足少阴肾经，方为一周。考之《邪客篇》亦曰：卫气者昼日行于阳，夜行于阴，尝从足少阴之分，间行于五脏六腑，然则无论昼夜，皆不离于肾经者，何也？盖人之所本，惟精与气，气为阳也，阳必生于阴，精为阴也；阴必生于阳，故营本属阴。必从肺而下行，卫本属阳，必从肾而上行，此即卫出下焦之义。而肾属水，水为气之本也，故上气海在膻中，下气海在丹田，而人之肺肾两脏，所以为阴阳生息之根本。

日行一舍止与十分身之八 《甲乙》："一周"上有"于身"二字。张云：此下言卫气运行之数也。天周二十八舍，而一日一周，人之卫气，昼夜凡行五十周，以五十周为实，而用二十八归除之，则日行一舍，卫气当行一周，与十分身之七分八厘五毫有奇为正数。此言一周，与十分身之八者，亦如天行过日一度，而犹有奇分也。奇分义见后。舍，即宿也。按太史公《律书》，及《天官》等书，俱以二十八宿作二十八舍，曰舍者，为七政之所舍也。

日行二舍 张云：日行二舍，人气当行三周于身，与十分身之五分七厘一毫有奇为正数，云十分身之六者，有奇分也。后仿此。

日行三舍 张云：人气当行五周，与十分身之三分五厘七毫有奇为正数，余者为奇分。

日行四舍 张云：人气当行七周，与十分身之一分四厘二毫有奇为正数，余者为奇分。

日行五舍 张云：人气当行八周，与十分身之九分二厘八毫为正数，余者为奇分。

日行六舍 张云：人气当行十周，与十分身之七分一厘四毫有奇为正数，余者为奇分。

日行七舍 楼氏云："在身"二字，衍文。张云：人气当行十二周，与十分身之四分九厘有奇为正数，余者为奇分，此一面七星之数也。简按：在身二字，诸本并有之，然推前后文例，必是衍文。

日行十四舍止阴受气矣 张本十分身之四字。作二注云：日行七舍为半日，行十四舍，则自房至毕为一昼，人气当行二十五周为正数。今凡日行一舍，人气行一周，与十分身之八，则每舍当余一厘四毫有奇为奇分，合十四舍而计之，共得十分身之二，是为一昼之奇分也。昼尽则阳尽，阳尽则阴受气而为夜矣。简按：马、志于日行舍数，细分而释之，然张注觉明备，故姑仍之。

为周 《甲乙》"周"上有"一"字。张云：此言卫气夜行阴分，以相克为序，故肾心肺肝脾，相传为一周，而复注于肾也。

行于阴脏 《甲乙》阴脏作身一字，注一云阴脏。马云：阴脏者，诸阴经也。

复合于目 张云：卫气行于阴分，二十五周则夜尽，夜尽则阴尽，阴尽则人气复出于目之睛明穴，而行于阳分，是为昼夜五十周之度。

阴阳一日一夜止奇分不尽故也 《甲乙》合有作舍于，十分藏之二、作十分藏之四。注云：一作二，上文十分藏之八，此言十分藏之四。疑有误。

简按：上文如阳行则云十分身之四，张改作二，盖依十分藏之二而改之欤，然至十分身之四，则顺文释之，殆为可疑。以此推之，阳经阴经，宜无参差。《甲乙》作四，似是。张云：前日行十四舍，人气行二十五周为半日，凡得奇分者十分身之二，故此一昼一夜，日行二十八舍，人气行五十周，合有奇分者，在身得十分身之四，在脏得十分藏之二。所谓奇分者，言气有过度不尽也，故人之起卧，亦有早晏不同耳。楼氏云：右卫气之行昼行阳，则目张而寤，夜行阴则目瞑而寐。谨按：此节言平旦阳气之出目，而下行于手足三阳也，皆一时分道并注，非有先后次第也。此经篇末，言水下一刻，人气在太阳，水下二刻，人气在少阳，水下三刻，人气在阳明，水下四刻；人气在阴分者，则是先下太阳究竟，然后下少阳，候少阳究竟，然后下阳明，候阳明究竟，方上行阴分。大与此节矛盾，盖衍文也。

不以期 《甲乙》作无已其，是。

分有多少 马云：春分后日长，秋分后日短。

以平旦为纪 张云：阴阳所交之候也。

水下百刻 《甲乙》"水"上有"漏"字，无"下"字。

在于三阳止**在阴分而刺之** 《甲乙》作病在于阳分，必先候其气之加在于阳分而刺之；病在于阴分，必先候其气之加在于阴分而刺之。

水下一刻止**在阴分** 张云：此以平旦为始也。太阳少阳阳明，俱兼手足两经为言，阴分则单以足少阴经为言，此卫气行于阳分之一周也。

水下五刻止**水下八刻** 张云：此卫气行于阳分二周也。

水下九刻止**十二刻** 张云：此卫气行于阳分三周也。

水下十三刻止**十六刻** 张云：此卫气行于阳分四周也。

水下十七刻止**二十刻** 张云：此卫气行于阳分五周也。

水下二十一刻止**二十四刻** 张云：此卫气行于阳分六周也。

水下二十五刻止**此半日之度也** 《甲乙》作此少半日之度也。张云：水下二十五刻，计前数凡六周于身，而又兼足手太阳二经，此日行七舍，则半日之度也。按：前数二十五刻，得周日四分之一，而卫气之行，止六周有奇。然则总计周日之数，惟二十五周于身，乃与五十周之义未合。意者水下一刻，人气在太阳者二周，或以一刻作半刻，则正合全数。此中或有别解，惟后之君子再正。

从房至毕止**日行半度** 诸本作一十四舍，是，当改，《甲乙》作从房至

卷

六

257

毕一十四度，水下五十刻，半日之度也；从昂至心亦十四度，水下五十刻，终日之度也。张云：从房至毕十四舍为阳，主一昼之度，水下当五十刻；从昂至心十四舍为阴，主一夜之度，亦水下五十刻，昼夜百刻。日行共少天一度，故此一昼五十刻，日行于天者半度也。

回行一舍止**七分刻之四** 《甲乙》：回，作日。七，作十。注云：《素问》作七。张云：此言日度回行一舍，则漏水当下三刻与七分刻之四。若以二十八归除分百刻之数，则每舍当得三刻，与十分刻之五分七厘一毫四丝有奇，亦正与七分刻之四，毫忽无差也。此节乃约言二十八舍之总数，故不论宿度之有多寡也。

《大要》曰止**天与地同纪** 《甲乙》：无"曰"字，"也"下有"则知"二字，"行三阳行"，上"行"字作"在"，无下"行"字。"天与地"，作"与天地"。马云："之"字衍。《大要》曰：日加于客宿之上。张云：以日行之数，加于宿度之上，则天运人气，皆可知矣。此总结上文而言，人与天地同其纪也。

纷纷盼盼 史云：按《太素》音义：盼，普巴切，字汇。盼，音葩，引本经马云，纷纷然，盼盼然，气虽似乱而有章。张云：言于纷纭丛杂之中，而条理不乱也，故终而复始，昼夜循环，无穷尽矣。

258

九宫八风篇第七十七

诸本无篇字。

太一止**四十六日** 张云：太一，北辰也。按《西志》曰：中宫天极星，其一明者，太一之常居也。按：此出《史记·天官书》。盖太者至尊之称，一者万数之始，为天元之主宰，故曰太一即北极也。北极居中不动，而斗运于外，斗有七星，附者一星，自一至四为魁，自五至七为杓，斗杓旋指十二辰，以建时节，而北极统之，故曰北辰。故云太一运璇玑以齐七政者，此之谓也，斗杓所指之辰，谓之月建，即气令所旺之方。如冬至节月建在正北，故云太一居叶蛰之宫。叶蛰，坎宫也，以周岁日数，分属八宫，则每宫得四十六日，惟乾巽天门、地户两宫，止四十五日，共纪三百六十六日，以尽一岁之数。后仿此。坎宫四十六日，主冬至、小寒、大寒三节。倪昌世云：坎宫名叶蛰者，冬令主蛰封藏，至一阳初动之时，蛰虫始振，故名曰叶蛰。简按：《易乾凿度》云：太一取其数，以行九宫。郑玄注云：太一者北辰神名，居其所曰大帝，行八卦日辰之间曰太一，或曰天一出入所游息。紫宫之外，其星因以为名，天一之行，犹天子巡狩方岳，人君亦从而巡省，每卒则复太一行八卦之宫，每四季乃入于中央，知是太一行九宫，其说出于纬书也。后汉·黄香作《九宫赋》。

明日居天留　张云：明日即上文四十六日之次日，谓起于四十七日也。后仿此。天留，艮宫也，主立春、至雨水、惊蛰三节，其四十六日，太一之所移居也，连前共九十二日而止。倪云：艮宫名天留者，艮为山，止而不动，因以为名。

明日居仓门　张云：仓门，震宫也，自九十三日起，当春分、清明、谷雨三节，共四十六日，至一百三十八日而止。倪云：震宫名仓门者，仓，藏也，天地万物之气，收藏至东方春令而始震动开辟，故名仓门。

明日居阴洛　诸本六，作五。据上文张注，此本误，当改。张云：阴洛，巽宫也，自一百三十九日起，主立夏至、小满、芒种三节，共四十五日，至一百八十三日而止。倪云：巽宫名阴洛者，洛书以二四为肩，巽宫位居东南而主四月，因以为名。

明日居天宫　张云：天宫，离宫也，主夏至、小暑、大暑三节，共四十六日，至二百二十九日而止。倪云：离宫名天宫者，日月丽天，主离明在上之象，因以为名。

明日居玄委　张云：玄委，坤宫也，主立秋、至处暑、白露三节，共四十六日，至二百七十五日而止。倪云：坤宫名玄委者，坤为地，玄，幽远也，委，随顺也，地道幽远柔顺，是以名之。

明日居仓果　张云：仓果，兑宫也，主秋分、至寒露、霜降三节，共四十六日，至三百二十一日而止。倪云：兑宫名仓果者，果，实也，万物至秋而收藏成实，是以名之。

明日居新洛　诸本六，作五。据上文张注，此本说，当改。张云：新洛，乾宫也，主立冬至、小雪、大雪三节，共四十五日，至三百六十六日，周一岁之全数而止。倪云：乾宫名新洛者，新，始也。《洛书》戴九履一，一乃乾之始也，此九宫之位，应于八方，四时各随时而命名也。

太一日游止**终而复始**　马云：其太乙所游之日，假如冬至居叶蛰之宫，照图数所在之日，从一处至九，冬至为一，立秋为二，春分为三，立夏为四，中央为五，立冬为六，秋分为七，立春为八，夏至为九，复反于冬至之一，常如是轮之无已，终而复始。张云：此结上文而总其义也。太乙始于坎，终于乾，乃八宫之日也。八尽而九，则复反于一，而循环无已矣。然河图宫九，而此居惟八，盖中宫为太一所主，而临御乎八宫者也。卢良侯云：此太一日游于九宫也，数所在日者，以所在之宫数，至九日而复反于本宫也。如居叶蛰之宫，即从叶蛰之一处，一日而至天留，二日而至仓门，三日而至阴洛，四日而至天宫，五日而至中宫，六日而至玄委，七日而至仓果，八日而至新洛，九日复反于叶蛰之宫。如居天留之宫，即从天留数至九日，而复反于天留也，常如是无已。简按：此与马注异义，马则依图解之，似是。

太一移日止**多汗** 张云：移日，交节过宫日也。节之前后，必有风雨应之，若当其日而风雨和调则吉，故岁美民安少病也。汗，当作旱，志同。风雨先期而至，其气有余，故多雨，风雨后期而至，其气不足，故多旱。

占在君 张云：冬至为一岁之首，位在正北，君居宸极，南面而治，其象应之，故占在君。

占在相 张云：春分为卯之中，位在正东，相特文衡，职司教化，其象应春，故占在相。

占在吏 张云：中宫属土，王在四维，吏有分任，其象应之，故占在吏。简按：上文太一所移之日，但八宫而无居中央招摇之日，似可疑？然郑玄云：四季乃入中央，则四季每十八日在中宫也。张谓四维，盖指四季而言，观下文注而可见耳。

占在将 张云：秋分为酉之中，位居正西，将在威武，职司杀伐，其象应秋，故占在将。

占在百姓 张云：夏至为午之中，位在正南，兆民众庶，如物蕃盛，其象应夏，故占在百姓。

五宫 马云：东南西北中央也。张云：言所重者，在子午卯酉四正之节，及中宫之应，即四季土旺用事之日是也。

病风折树木 志作疾风。注云：太一出游之第一日，即移宫之第四十七日也。二至二分，乃阴阳离合之候。中宫乃占八风之时，是以递居本宫之第一日，有变则占在君民将相也，疾风折木扬沙，暴戾之变气也。张云：其病在风霾异常，折树木，扬沙石者，乃谓之变，否则非也。

所居之乡止**此之谓也** 张云：所居者，太一所居之乡也。如月建居子，风从北方来，冬气之正也；月建居卯，风从东方来，春气之正也；月建居午，风从南方来，夏气之正也；月建居酉，风从西方来，秋气之正也。四隅十二建，其气皆然，气得其正者，正气旺也，故曰实风，所以能生长，养万物。冲者对冲也，后者言其来之远，远则气盛也。如太一居子，风从南方来，火反胜也；太一居卯，风从西方来，金胜木也；太一居午，风从北方来，水胜火也；太一居酉，风从东方来，木反胜也。气失其正者，正气不足，故曰虚风，所以能伤人而主杀主害，最当避也。马云：按《岁露篇》：以太乙冬至居叶蛰宫，而风雨从南方来者为虚风，立春之日，而风雨从西方来者为虚风。则此篇所谓从后来者为虚风，须知东以西与北为后，南以北与东为后，西以东与南为后，北以南与西为后也。

立于中宫，乃朝八风 张云：此正以明太一即北极也。盖中不立，则方隅气候皆不得其正，故太一立于中宫，而斗建其外，然后可以朝八风，占吉凶。所谓北辰北极，天之枢纽者此也。楼氏云：中宫之日，立春、立夏、立秋、立冬，四日属四维，中央之土也，中宫当作五宫。简按：《白虎通》云：八风者，所以象八卦，阳生于五，极于九，五九四十五日变，变以为风，阴合阳以生风也，盖本篇之义。

大弱风 张云：此下皆言虚风伤人之为病。南方离，火宫也。凡热盛之方，风至必微，故曰大弱风。其在于人，则火脏应之，内舍于心，外在于脉，其病为热，心病则包络在其中矣。

谋风 张云：西南方坤，土宫也。阴气方生，阳气犹盛，阴阳去就，若有所议，故曰谋风。其在于人，则土脏应之，故内舍于脾，外在于肌，脾恶阴湿，故其气主为弱。

外在于肌 《甲乙》："肌下"有"肉"字。是。

刚风 张云：西方兑，金宫也。金气刚劲，故曰刚风。其在于人，则金脏应之，内舍于肺，外在皮肤，其病气主燥也。

折风 张云：西北方干，金宫也。金主折伤，故曰折风。凡风气伤人，南应在上，北应在下，故此小肠手太阳经受病者。以小肠属丙，为下焦之火府，而乾亥虚风，其冲在巳也。然西方之金，其气肃杀，北方之水，其气惨冽，西北合气，最伐生阳，故令人善暴死。

脉绝则溢 《甲乙》：溢，作泄。

大刚风 张云：北方坎，水宫也。气寒则风烈，故曰大刚风。其在于人，则水脏应之，内舍于肾，外在于骨，肩背膂筋，足太阳经也。言肾则膀胱亦在其中，而病气皆主寒也。

凶风 张云：东北方艮，土宫也。阴气未退，阳和未盛，故曰凶风。其在于人，则伤及大肠，以大肠属庚，为下焦之金府，而艮寅虚风，其冲在申也。两胁腋骨下，大肠所近之位，肢节，手阳明脉气所及。

婴儿风 张云：东方震，木宫也。风生于东，故曰婴儿风。其在于人，则本脏应之，故病舍于肝，外在筋纽，肝病则胆在其中矣。风本胜湿，而其气反为身湿者，以东南水乡，湿气所居，故东风多雨，湿徵可见矣。

筋纽 简按：纽，筋所束也。《说文》：系也，一曰结而可解。《博雅》：束也。

弱风 张云：东南方巽，木宫也。气暖则风柔，故曰弱风。东南湿胜，挟木侮土，故其伤人，则内舍于胃，外在肌肉，其病气主体重也。简按：本篇八风，与《吕览》《淮南子》所言各异。唯隋萧吉《五行大义》，引《太公兵书》云：坎名大刚风，乾名折风，兑名小刚风，艮名凶风，坤名谋风，巽名小弱风，震名婴儿风，离名大弱风。大刚风者，太阴之气好杀，故刚；折风者，金强能摧折物也；小刚风者，亦金杀故也；凶风者，艮在鬼门凶害之所也；谋风者，坤为地，太阴之本，多阴谋也；小弱风者，巽为长女，故称弱也；婴儿风者，震为长男，爱之故曰儿；大弱风者，离为中女，又弱于长女也。大刚小刚客胜，大弱小弱主人胜，凶有凶害之事，谋有谋逆之人，折为将死，婴儿风主人强。此并兵家观客主盛衰，候风所从来也。

三虚相搏止为痿 《甲乙》：两实一虚，作两虚一实。张云：乘年之衰，逢月之空，失时之和，是谓三虚。两实一虚，言三虚犯一，亦能为病，其病则或因淋雨，或因露风，而为寒热，或犯其雨湿之地而为痿皆一，虚之为病也。三虚见《岁露论》。

为击仆偏枯矣 马云：击仆者，如击之而仆晕也。偏枯者，或左或右偏枯也。张云：击仆，为风所击而仆倒也，然必犯三虚，而后为此病，则人之正气实者，邪不能伤可知矣。

九针论第七十八

马云：篇内第一节，详论九针，故名篇。自天忌至末，皆用针者之当知，故并及之。凡《内经》全书之论针者，皆不出此九针耳，真万言一律也。

起黄钟数焉 《帝王世纪》云：黄帝使伶伦于大夏之西，昆仑之阴，取竹解谷，其窍厚均者，断两节间，吹之以黄钟之管，以象凤鸣，雌雄各六，以定律吕。《淮南子》云：数始于一，一生三，三生万物，故三月为一时，三三如九，故黄钟之律九寸，而宫音调因而以九之，九九八十一，黄钟之数立焉。《白虎通》云：黄钟何？黄，中和之气，钟者动也，言阳于黄泉之下，动万物也。张云：自一至九，九九八十一而黄钟之数起焉。黄钟为万事之本，故针数亦应之，而用变无穷也。

大其头而锐其末 张云：镵针，必大其头，锋其末。盖所用在浅，但欲出其阳邪耳。马云：按此节九针，本经《九针十二原篇》《官针篇》《素问·针解篇》，相同。

二者地也 《甲乙》此下有"地者土也"一句。

箭其身而圆其末 马云：筒以竹为之，其体直，故谓直为筒。张云：圆针，如卵形，以利导于分肉间。盖恐过伤肌肉，以竭脾气，故用不在锐，而主治分间之邪气也。

令无得伤肉分，伤则气得竭 《甲乙》作以泻肉分之气，令不伤肌肉，则邪气得竭。

瘤病 《甲乙》作痼病。张云：瘤者留也。简按：《九针十二原》《官针》等篇，俱谓锋针取痼疾。又下文云：痼病竭明，是留乃痼之讹，当从《甲乙》。

音者冬夏之分，分于子午 张云：五以法音，音者合五行而应天干，故有冬夏子午之分。志云：五居九数之中，故主冬夏之分，分于子午。

如氂 氂，里之切，音厘。师古《汉书》注：毛之强曲者曰氂。

星者人之七窍 张云：七以法星，而合于人之七窍。举七窍之大者言，则通身空窍皆所主也。

所客于经 《甲乙》"经"字下有"舍于络"三字，无下文"舍于经络"四字，文意相贯，当从之。

出针而养者也 马云：正气因之而复其真，邪虽俱往，以出针而可以养其正气，不使之外泄也。

风者止为深痹也 《甲乙》无"八风"二字，及"理"字，"痹"下有"者"字。马云：人之手足，各有股肱关节，计八。今八正之虚风，二至二分四，立为八正，合于东西、南北、东南、西南、西北、东北之八风。即八风以伤人。张云：九以法风，而合于人之股肱八节。言八节，则通身骨节皆其属也。

溜不能过于机关 马云：其流不能过于机关大节。张云：凡淫邪流溢于肌体，为风为水，不能过于关节而壅滞为病者，必用大针以利机关之大气。

为之治针 《甲乙》:"针"上有"大"字。简按:《官针篇》云:病水肿,不能通关节者,取以大针。知是大针,乃去水针也。

令小大如挺 赵府本、张本:小大,作"尖"一字。简按:考《九针十二原篇》,亦作尖,当改。

巾针 《甲乙》作布针。张云:按:巾针、絮针綦针等制,必古针名也,未详其义。简按:《证类本草》:布针用缝布大针也。

寸半卒锐之 《甲乙》作半寸。张云:卒,尾也,此针身大,其近末约寸半许,而渐锐之,共长一寸六分,主泻去阳气,故治热在头身。简按:此针通计长一寸六分,其寸半而卒锐之,则其余有一分,岂有此理乎? 不若当从《甲乙》作半寸。卒,暴也。此针之制,长寸六分,其去末五分之所暴锐之,其刺浅而泻表阳气也。此说出本邦前辈芳恂益,今从之。

筒其身而卵其锋 张云:筒如竹筒也,卵员如卵锐也,此针直其身圆其末,故但治分间之气,而不使伤其肌肉也。

按脉取气 张云:《九针十二原篇》曰:按脉勿陷,以致其气,盖利于用补者也。

锋铁 张云:《九针十二原篇》云:刃三隅以发痼疾,盖三棱者也。本篇言按其身者,似或有误。

两热争者也 张云:言寒热不调,两气相搏也。

綦针 《博雅》云:綦,绮彩也。

大小长短法也 张云:按以上九针之用,凡所取者,皆言有余之实邪,则针不宜于治虚也。

九野 张云:即八卦九宫之位也。志云:九州之分野也。简按:考下文,张注为是。

左足应立春 《甲乙》作左手。张云:此左足应艮宫,东北方也;立春后,东北节气也;寅丑二日,东北日辰也,故其气皆应于艮宫。然乾坤艮巽,四隅之宫也。震兑坎离,四正之宫也。土旺于四季,故四隅之宫,皆应戊己,而四正之宫,各有所旺。后仿此。

左胁应春分 《甲乙》:胁,作胸。张云:此左胁应震宫也,左胁,正东方也;春分后,正东节气也;乙卯日,东方之正也,故其气皆相应。

左手应立夏 《甲乙》作左足。张云:此左手应巽宫,东南方也;立夏后,东南节气也;戊辰、己巳、东南日辰也,故其气皆相应。

膺喉着头应夏至 张云:胸前曰齐,齐喉首头应离宫,正南方也;夏至后，正南节气也；丙午日，南方之正也，故其气皆相应。

右手应立秋 张云：此右手应坤宫，西南方也；立秋后，西南节气也；戊申、己酉，西南日辰也，故其气皆相应。

右胁应秋分 《甲乙》：胁，作胸。张云：此右胁应兑宫，正西方也；秋分后，正西节气也；辛酉日，西方之正也，故其气皆相应。

右足应立冬 张云：此右足应乾宫，西北方也；立冬后，西北节气也；戊戌、己亥，西北日辰也，故其气皆相应。倪仲玉云：气从下而上，故左足应立春，右足应立冬者，气复归于下也。

腰尻下窍应冬至 张云：此腰尻下窍应坎宫，正北方也；冬至后，正北节气也；壬子日，北方之正也，故其气皆相应。

六腑膈下三脏应中州 《甲乙》："腑"下有"及"字，三作五。简按：三作五，恐传写之讹。张云：此膈下应中宫也。膈下，腹中也。三脏，肝脾肾也。六腑三脏俱在膈下腹中，故应中州。

其大禁大禁止及诸戊己 《甲乙》作其口大禁，是。张云：大禁者，在太乙所在之日及诸戊己日。盖戊己属土，虽寄旺于四季，而实为中宫之辰，故其气应。亦如太一，出《九宫八风篇》。按：太一如冬至居叶蛰宫四十六日，立春居天留宫四十六日之类是也。但彼止言八宫，而不及中宫，此节乃言中宫太一所在之日，意者于八宫太一数中，凡值四季土旺用事之日，即中宫太一之期也。惟博者正之。简按：此即与《乾凿度》郑注符矣。王云：《遁甲经》曰：六戊为天门，六己为地户，故为天忌。

凡此九者 张云：九，九宫也。正，正风也。八正即八方正气之所在，太一之谓也。八宫定，则八正之气可候矣。

所主左右上下止谓天忌日也 张云：天地八正之方，即人身气旺之所，故所主左右上下。凡身体有痈肿之处，勿以所直之日溃治之，恐其走泄元气，以犯天忌不吉也。马云：天忌，见《素问·八正神明论》前《官能篇》。按后世针灸法，最忌九宫尻神、九部尻神、十二部尻神，此固当遵。简按：痈疽逐日逐时之忌，见《甲乙经·痈疽篇》。行年血忌患痈疽，见《刘涓子鬼遗方》。

形乐止是谓形 噎，诸本作喝。马云：喝，当作噎。按《素问·血气形志论》，与此节同。但彼曰病生于咽噎者为是，彼曰治之以百药，此曰甘药者是也，彼末句云，是谓五形志也，此节之末句有缺。简按：筋脉，《素问》作经脉，似是。志云：喝，当作𩗋，误。

五脏气止肾主欠 马云：此与《素问·宣明五气论》同。

六腑气止为水 马云：《宣明五气论》，与此大同。

五味 马云：与《宣明五气论》亦同，但此多"淡入胃"一句。王逊云：淡附于甘，故淡入胃。

五并 畏，《甲乙》作饱。注：一作畏。马云：与《宣明五气论》亦同，但彼末有云，虚而相并者也。王逊云：肺在志为忧，精气并于肝则忧者，所胜之气乘之也。多阳者多喜，心为阳脏，精气并之，故喜。经云：神有余则笑不休，精气并于肺，则肺举而液上溢，液上溢则泣出而悲。肾在志为恐，五精气并之，其间有所胜之气乘之，所不胜侮之，故恐。土气灌于四脏，而四脏之精气反并于脾，故畏。此因脏气虚，而余脏之精气并之，皆为病也。《阴阳应象论》曰：心在志为喜，喜伤心，肾在志为恐，恐伤肾，乃有余而为病，过犹不及也。

五恶 马云：与《宣明五气论》同。

五液 马云：与《宣明五气论》同。

五劳 马云：与《宣明五气论》同。王逊云：劳，谓太过也。夫四体不劳，则血气不行而为病。是以上古之民，形劳而不倦。盖不可久而太过也，久视损神，故伤血；久卧则气不行，故伤气；脾喜运动，故久坐伤肉；久立则伤腰肾胫膝，故伤骨；行走罢极则伤筋。是五劳而伤五脏所主之血气筋骨也。

五走 马云：此即《宣明论》之五味所禁，较此更详。

五裁 马云：与《宣明五气论》同。王逊云：裁者，酌其适中而不可多也。夫五味入口，内养五脏，外濡形身，病则嗜食，故宜裁之。按：《素问》作五禁。

五发 赵府、道藏、正脉、熊本、张本：阴病，作以味。马、志本作阴病发于肉。简按：《宣明五气论》：气，作肉，当以马本为正。张注：《宣明五气》云：按《九针论》，尚有以味发于气一句，盖食入于阴，则长气于阳，故味发于气也。

五邪 《甲乙》及诸本：巅，作癫。马云：癫，当作巅。喜，当作善。此与《宣明五气论》同。以阳气上升，故项巅有疾，如头痛眩晕等证也。志云：喜，当作善。《宣明五气》章曰，阴出之阳病善怒。

五脏 马云：此与《宣明五气论》同。但彼则肾止曰藏精，不及志。《难经》兼言肾脏精与志，故言有七肾之说。

五主　马云：与《宣明五气论》同。

阳明止**出气恶血也**　马云：此节与《素问·血气形志论》、本经《五音五味篇》，大同小异，当以《素问》为的。此言阴阳合经，有血气多少故刺之者，凡多者则出之，少者则恶出之也。

岁露论篇第七十九

诸本无篇字。马云：末以逢其风而遇其雨者，为遇岁露，故名篇。

经言夏日伤暑止**其病稍益至**　《甲乙》：至，作早。诸本宴，作晏，当改。马云：按此节当与《素问·疟论》第三节参看。张云：《疟论》云：二十五日下至骶骨，二十六日入于脊内。与此不同。盖彼兼项骨为言，此则单言脊椎也。伏冲之脉，彼作伏臂之脉。至字误。《疟论》云：益早者。是。简按：马以至字按下节，非。

次日乃稽积而作焉　马云：据《疟论》云：其间日发者，由邪气内薄于五脏，横连募原也。其道远，其气深，其行迟，不能与卫气俱行，不得皆出，故间日乃作也。此节当以《疟论》参考，宜为间日而发，故云然，否则上下不相蒙矣。

气之所舍节则其腑也　马云：节字衍。按《疟论》云云，邪气之所合则其腑也，今此节不若《素问》之详，必与彼参看始明。张云：卫气之所应，《疟论》作所发。所舍节，言所舍之节也。

夫风之与止**疟乃作也**　马本：以时休，作以时依。注云：依，当作休，按《疟论》云云，此节不若《疟论》尤详，当参看。张云：本篇两"搏"字，《疟论》俱作"薄"。

故有寒暑　《甲乙》：故，作因。是。

八正虚邪　《甲乙》：虚，作风。

贼风邪气之中人也止**徐以迟**　《甲乙》：内极病，作内呕也。其病人也，作疾其病人也。张云：此言贼风邪气，亦能伤人。又有非八正虚邪之谓者，凡四时乖戾不正之气，是为贼风邪气，非如太一所居，八正虚邪之有常候，此则发无定期，亦无定位，故曰不得以时也。然其中人，必因肤腠之开，乃得深入，深则内病极，故其病人也卒暴。若因其闭，虽中必浅，浅而不去，其邪必留，亦致于病，但徐迟耳。

其故常有时也 《甲乙》：其故，作固一字。张云：此谓平居无事之时，其腠理之开闭缓急，而致卒病者，亦各有其故，盖因于时气耳。

人与天地相参也止**其病人也卒暴** 张云：致，密也。郄，闭也。纵，宽也。人与天地日月相参应，而此独言月言水者，正以人身之形质属阴，故上应于月，下应于水也。夫地本属阴，而西北则阴中之阴，东南则阴中之阳，故地之体，西北高，东南下。月满则海水西盛者，阴得其位，阴之实也，在人应之，则血气亦实，故邪风不能深入。月郭空则海水东盛者，阴失其位，阴之衰也，在人应之，则血气亦虚，故邪风得以深入，而为卒暴之病。烟垢、腻垢如烟也。血实则体肥，故腻垢着于肌肤，表之固也；血虚则肌瘦，故腻垢剥落，类乎风消，表之虚也，此所以皆关于卫气。郄，隙同。志云：理者肌肉之文理，乃三焦通会之处，故曰焦理烟垢者，火土之余也。三焦主火，肌肉主土，故焦理薄则烟垢，落谓肌肉减，腠理开则肌腠之气亦消散也。简按：下篇云，上焦中焦，故志为三焦，会通之理也。

乘年之衰止**工反为粗** 《甲乙》"和"下有"人气乏少"四字。张云：乘年之衰，如阴年岁气不及，邪反胜之，及补遗《刺法本病》二论，所谓司天失守等义是也。逢月之空，如《八正神明论》曰：月始生则血气始精，卫气始行，及上文月满则海水西盛，月郭空则海水东盛等义是也。失时之和，如春不温，夏不热，秋不凉，冬不寒，客主不和者是也。三虚在天，又必因人之虚，气有失守，乃易犯之，故为贼风所伤，而致暴死暴病，使知调摄避忌，则邪不能害，故曰乘曰逢曰失者，盖兼人事为言也。简按：乘年之虚，诸家并以运气家之言解之，此恐不然，必别有说，聊记候识者。

两邪相搏，经气结代者矣 张云：冬至中之，立春又中之，此两邪也。邪留而不去，故曰结。当其令而非其气，故曰代。观《阴阳应象大论》曰：冬伤于寒，春必温病。即此之调也。简按：马云：人之经气相结，而代脉见矣。非也。

命曰遇岁露 张云：岁露，即前章淋露之义。岁则兼乎时也。上二节言虚风之伤人，此一节又言贼风邪气之伤人，而岁气之多邪者，尤为民之多病也。志云：风者天之气，雨者天之露，故诸逢其风而遇其雨者，命曰遇岁露焉。简按：志注义长，沈存中《笔谈》云：十一月中遇东南风，谓之岁露，有大毒。若饥感其气，则开年着温病，盖本于本节之义立说者。

正月朔日 张云：此下言岁候之占，重在元旦也。元旦为孟春之首，发生之初。志云：正月朔日，候四时之岁气者，以建寅之月为岁首，人生于寅也。简按：元旦占八风，见《汉书·天文志》。

平旦北风行，民病多者 熊本、马本：风字下句。马、志：病多，作病死。

旱乡 《汉书·天文志》：南方谓旱乡。

白骨将 志本"将"字接下句。

天寒而风 《甲乙》作大寒疾风。

峻伤 马、张俱云：峻，残同。简按：检《字书》"峻"字无考，史、熊亦缺。

二月丑止多暴死 张云：二三四月，以阳王之时，而丑日不风，戌日不温，巳日不暑，阴气胜而阳不达也，故民多病。十月以阴王之时，而申日不寒，阳气胜而阴不藏也，故民多暴死。

诸所谓风者 张云：此释上文诸所谓风者，必其异常若是，乃为凶兆，否则不当概论。

大惑论篇第八十

诸本无篇字。

清冷之台止何气使然 《甲乙》作青霄之台，自上，作自止。张云：台之高者其气寒，故曰清冷之台。凡人登高博望，目见非常之处，无不神魂惊荡，而心生眩惑，故特借此以问其由然也。

上注于目而为之精，精之窠为眼 《甲乙》：窠，作裹。马云：精，睛同。张云：为之精，为精明之用也。窠者，窝穴之谓。眼者，目之总称。五脏六腑之精气，皆上注于目，故眼为精之窠，而五色具焉。志云：精，精明也。窠，藏也。简按：《脉要精微论》云：夫精明者，所以视万物，别白黑，审短长，以长为短，以白为黑，如是则精衰矣，是也。马注误。

瞳子 张云：眸子也。骨之精主于肾，肾属水，其色玄，故瞳子内明而色正黑。简按：慧琳《一切经音义》云：睛者，珠子也。《篆韵》云：眼黑睛也。古人呼为眸子，俗谓之目瞳子，亦曰目瞳人也，论文谓之眼根。《银海精微》云：瞳人为水轮，属肾水是也。

黑眼 张云：黑眼，黑珠也。筋之精主于肝，肝色青，故其色浅于瞳子。简按：《银海精微》云：黑睛为风轮，属肝木是也。

血之精为络其窠 《甲乙》：络其窠，作其络。马云：心主血，血之精为络，所以络其窠也。简按：其窠，张、志接下句云：窠气者，言目窠之气。非也。《银海精微》云：大小眦为血轮，属心火是也。

白眼 《甲乙》：白，作睛。马云：肺主气，气之精为白眼。简按：《银海精微》云：白为气轮，属肺金是也。

为约束 张云：约束，眼胞也，能开能阖，为肌肉之精，主于脾也。志云：约束者，目之上下纲，肌肉之精为约束，脾之精也。

裹撷止**出于项中** 《甲乙》：撷，作契。张云：撷，爻结切，以衣衽收物谓之撷。脾属土，所以藏物，故裹撷筋骨血气四脏之精，而并为目系，以上出于脑项之间。简按：撷，韵会，奚结切，音絜，将取也。又与襭同，以衣贮物，而报其衽也，张注本于此。今考撷，缬通。缬，《说文》：结也。《一切经音义》云：缬，贤结反，以丝缚缯染之。《解丝成文》曰：缬，乃结束之义也。《银海精微》云：上下胞睑为肉轮，属脾土是也。马云：后世五轮之说，似是而不典，当以此义为正，考《银海精微》等所载，五轮之说，乃与本节之旨不相诡，不可为之典也，但八廓之说，无所见于古经。

故邪中于项止**见两物** 《甲乙》：项，因作头目，邪其精，其精所中，不相比也，十一字；作邪中之精，则其精所中者不相比，不相比十六字，《千金方》亦作邪中其睛，则其睛所中者，不相比则睛散。张云：前邪字邪气也，后邪字与斜同，邪气中于风府、天柱之间，乘其虚则入脑连目，目系急则目眩睛斜，故左右之脉，互有缓急。视歧失正，则两睛之所中于物者，不相比类，而各异其见，是以视一为两也。此承帝问而先发邪气之中人者如此，以明下文之目见非常者，亦犹外邪之属耳。志云：比，周密也。邪其精，其精为邪所中，则不相比密而精散矣。简按：经文恐有脱误，注亦似牵强，当以《甲乙》为正。许氏《本事方》云：荀牧仲项[1]年常谓予曰：有人视一物为两，医者作肝气有余，故见一为二，教服补肝药，皆不验，此何疾也？予曰：孙真人云云，睛散则歧，故见两物也。令服驱风入脑药，得愈。

所常营也 张本无"也"字。

阴阳合传而精明也 《甲乙》：传作揣。志云：阴乃肝肾，阳乃心肺，故阴阳相合，传于目而为睛明也。

神精乱而不转 《甲乙》作神分精乱而不揣。

---

① 项：诸本并作"项"，原《普济本事方》为"顶"。

东苑 马云：清冷之台，东苑之所有也。

心有所喜止甚者为惑 《甲乙》：惑，作惑。张云：偶为游乐，心所喜也，忽逢奇异，神则恶之。夫神有所恶，则志有不随，喜恶相感于卒然，故精气为乱，去之则神移，神移则复矣。间者言其未甚也，亦足相迷，况其甚者，能无惑乎？

上气不足止故善忘也 张云：下气有余，对上气不足而言，非谓下之真实也。心肺虚于上，营卫留于下，则神气不能相周，故为善忘，阳衰于上之兆也，

精气并于脾止故不嗜食也 《甲乙》：寒，作塞。简按：诸注顺文诠释，义殆难通，岂有胃热而胃脘寒之理乎？当以《甲乙》为正，盖胃热故善饥，胃脘塞故不嗜食。

卫气不得入于阴止故目不瞑矣 张云：卫气昼行于阳，夜行于阴，行阳则寤，行阴则寐，此其常也。若病而失常，则或留于阴，或留于阳，留则阴阳有所偏胜，有偏胜则有偏虚，而寤寐亦失常矣。志云：阴跷、阳跷，并会于足太阳之睛明，卫气行阳行阴，皆从目以出入。故曰目者，营卫魂魄之所常营也。

卫气留于阴止故目闭也 《甲乙》：留，作行，行，作入。张云：此言因病而目有不能开视，及病而多寐者，以卫气留于阴分，阴跷满而阳气虚耳。观《寒热病篇》曰：阴跷阳跷，阴阳相交，阳入阴，阴出阳，交于目内眦，阳气盛则瞋目，阴气盛则瞑目。即此上文两节之义。

此人肠胃大止故多卧矣 《甲乙》：湿，作涩，更有"涩则"二字，下湿字亦作涩。不精，注一作不清。马本：卫气，作胃气。误。张云：解，利也。肠胃大则阴道迂远，肉理湿滞不利，今人有饱食之后，即欲瞑者，正以水谷之悍气，暴实于中，则卫气盛于阴分，而精阳之气，有不能胜之耳，世俗但呼为脾倦，而不知其有由然也。

故少瞑焉 《甲乙》：瞑，作卧。

其非常经也 张云：言其变也，盖以明邪气之所致然者。

邪气留于上膲止卒然多卧焉 张云：膲，焦同，邪气居于上焦，而加之饮食，则卫气留闭于中，不能外达阳分，故猝然多卧。然有因病而不能瞑者，盖以邪客于脏，则格拒卫气，不得内归阴分耳。

治此诸邪 马云：自《大惑论》善忘以下七项。张云：统言本论八证也。

先其脏腑止**定乃取之** 志云：先其脏腑者，先调其五脏六腑之精气神志。诛其小过者，去其微邪也。后调其气者。调其营卫也。必先明知其形志之苦乐，定其灸刺熨引，甘药醪醴以取之。盖志者精神魂魄志意也，形者营卫血气之所营也，故志苦则伤神，形劳则伤精气矣。

痈疽篇第八十一

诸本无篇字。

黄帝曰 《刘涓子鬼遗方》作九江黄父问于岐伯，《千金翼》作九江黄父相《痈疽论》，黄帝问于岐伯曰。

上焦出气 张云：宗气也，宗气出于喉咙而行呼吸，其以温分肉，养骨节，通腠理者，是卫气化于宗气也。

中焦出气如露 《甲乙》：露，作雾。是。张云：营气也，其于阴阳已张，因息乃行，是营气化于宗气也。

变化而赤为血 《甲乙》：作赤而。似是。

皆盈 《甲乙》皆上更是络脉二字，《千金翼》同。

从虚去实止**补则有余，从虚去虚** 《甲乙》作从实，是。马云：其实者则从虚之之法，以去其实，所以泻则不足而为虚也。盖疾去其针，则邪气减矣，若久留其针，先后如一，斯则从实之之法，以去其虚，所以补则有余而为实也。

形气乃持 《甲乙》作神气，《千金翼》作形神。张云：持，定也。

草莒 马本、志本、《甲乙》《鬼遗方》：莒，作蒉；《千金翼》作芦，史音莒，鱼饥切。张云：音宜莒，剪草，鹿葱也。简按：《玉篇》：萱剪[1]，本作宜男，鹿葱也，然《邪客篇》：地有草蒉。此莒当蒉，误。

卫气归之不得复反 志云：归，当也，荣血留泣不行，则卫气亦还转，而不得复反其故道，故痈肿也。潘氏《续焰》云：言卫气因以留聚，而不复返于平常流行之故道也。

不当骨空止**不相荣** 《千金翼》："骨空"下更有"骨空"二字。《甲乙》作髓消不当骨空，不得泄泻，则筋骨枯空，枯空则筋骨肌肉不相亲。志云：

---

① 萱剪：即"萱草"，一种草本植物，花即黄花菜。诸本并作"剪萱"，据植物名乙正。

骨空者，节之交也，痛肿不当骨空之处，则骨中之邪热，不得泄泻矣。潘氏云：骨空骨中之细孔如鬃眼者，所以通血液之渗灌。简按：髓充骨空，今髓消而不当骨空，骨空无髓之可泄泻，则筋骨枯矣。志注恐误。

与忌日名 《外台》作与期日，无名字。

岐伯曰 《鬼遗方》《千金翼》《外台》引《集验》曰："字"下有"略说痈疽之极者八十种"一句。

痛发于嗌中，名曰猛疽止**三日已** 合，《千金翼》作含，《外台》注，一云无冷食。志云：嗌乃肺之上营，呼吸出入之门，发于嗌中，其势甚猛，故名猛疽。若脓不泻而塞嗌，则呼吸不通，不待半日而死矣。张云：豕膏即猪脂之炼净者也。观《万氏方》：有治肺热暴暗者，用猪脂一斤，炼过，入白蜜一斤，再炼少顷，滤净冷定，不时挑服一匙即愈。若无疾服之，最能润肺润肠，即是豕膏之属。简按：《太阴阳明论》云：喉主天气，嗌主地气。《史·仓公传》云：饮食下嗌。《说文》：嗌，咽也，此嗌为食道。然本文言塞咽半日死，则嗌为气道明矣。王氏《准绳》云：结喉痈一名喉痈。《灵枢》名曰猛疽，以其势毒猛烈可畏也，此以喉外结喉上为嗌也。按《卫生宝鉴》：有砭刺肿上，出紫黑血，用桔梗、甘草、连翘、黍黏、黄芩、升麻、防风等药，医治猛疽。按：此乃似指喉内壅肿为猛，当参考。

发于颈名曰夭疽 巢《源》：夭，作掖。渊腋，作掖渊。《千金翼》：其痛，作其疽。夭，李本作天。《外台》注、《太素》经曰：项前曰颈。李云：天疽者，在天柱也，俗名对口。潘氏云：外在颈而内则入腋熏肺，以其最上，故曰天。《准绳》：颈痈乃夭疽。简按：夭疽发于两耳后左右颈上。志云：颈，乃手足少阳阳明，血气循行之分部是也。盖其毒烈，使人横夭，故名夭疽也。陈氏《正宗》云：夭疽锐毒，生于耳后一寸三分致命之处，左为夭疽，夭者妖变之物也，故属于肝木；右为锐毒，锐者利也，锋利之器，属于肺金是也。对口即脑疽，与此自别。

名曰脑烁，其色不乐 《千金翼》：留项，作流项。《鬼遗方》：烁，作漂。《千金翼》作脑烁疽，注：乐，一作除。潘云：烁，消烁也，烈火熔金之谓，脑被其热，烁亦加之。烦心者，肾毒传心也。志云：阳气大发者，三阳之气并发也。三阳者，太阳也。太阳经脉，入于脑，出于项，故阳气大发，留于项，名曰脑烁。张云：色有不乐，伤乎心也，痛如刺以针毒之锐。烦心者，邪犯其脏也。简按：《准绳》以《鬼遗方》，脑疽，为脑烁。

发于肩及臑名曰疵痈止**逞炳之** 《鬼遗方》作雌疽，《甲乙》作疵疽，《甲乙》《千金翼》《外台》遄作逆，巢《源》肩作髃，遄作炖。张云：肩髃下软白肉处曰臑，此非要害之所，故不及五脏遄疾也。炳，艾炷也，谓宜速灸以除之也。志云：肩臑乃肺之部分，故令人汗出至足，此痈生浮浅，如疵之在皮毛，故名疵痈，而不害五脏。遄，快也，速炳治之，则毒随气而散矣。炖，《玉篇》：火盛貌。

名曰米疽止勿裹之 《千金翼》：米，作朱。砭之，作启之。志云：米者言其小也，治之以砭石者，痈亦浮浅也。毒气在于皮肤之间，六日则气已周而来复故已。勿裹之者，使毒气外泄也。张云：砭石欲细者，恐伤肉也。欲长者，用在深也，故宜疏不宜密。薛氏《外科心法》云：腋疽一名米疽，又名疚疽，发于肐肢窝正中，初起之时，其形如核，由肝脾二经，忧思恚怒，气凝血滞而成。腋痈又名夹肢痈。李云：豕膏者，即猪油煎当归，以蜡收者也。

马刀挟缨 《千金翼》：其痈作其疽。按上节而为一节，《甲乙》：缨作瘿。《外台》注《太素经》曰：颈前曰缨。张云：此即瘰疬也。挟缨，《经脉篇》作侠瘿，欲急治者，恐迟则伤人也。潘云：马刀蛤蜊之属，痈形似之。挟缨者，发于结缨之处，大迎之下颈侧也。二痈，一在腋，一在颈，常相连络，故俗名历串。简按：李、志并云：缨，当作瘿。非也。婴，瘿从广者。

井疽 李云：井者喻其深而恶也，发于胸者，近犯心王，治之宜早。《准绳》云：心窝生疽，初起如黄豆，肉色不变，名曰井疽，又名穿心冷瘘。申氏《启玄》云：井疽又名心漏疽，又名穿心毒，最为难治。

甘疽色青，其状如谷实栝蒌 巢《源》：栝蒌，作瓠瓜。《鬼遗方》作蒌瓜，史音栝蒌，古栝楼字。马云：谷木名。李云：膺逼近在乳上也，穴名膺窗，足阳明胃之脉也。土味甘，故曰甘疽。薛氏云：此疽生于乳上肉高耸处，属肺经中腑穴之下。无论左右，皆由忧思气结而成。简按：谷，泽，下从木音构。考《本草》楮实，亦名谷，实大如弹丸，青绿色，至六七月，渐深红色，乃成熟。马注为是，张、志及潘，俱为米谷之义，殊不知谷谷字自别也。志云：死后出脓者，谓至将死之候。然后出脓而死，此即乳岩石痈之证也，出脓之解。近是，其为乳岩石痈者，恐非也。

败疵止灸之 巢《源》《千金翼》《外台》：败疵，作改訾。巢《源》又云：痈发女子阴旁，名曰改訾疽，久不治，其中生息肉，如赤小豆麻黍也。《翼》《外台》：灸之，作久之。李云：胁者肝之部也，妇人多郁怒，故患此疮。潘云：亦乳串之类。

铧蔆薽草根止**至足已** 《甲乙》："根"下有"及赤松子根"五字。《外台》：蔆，作连，"草"下有"及"字。《千金翼》：一升，作一斗。马云：蔆薽，今之连翘也。张云：蔆，芰也。草薽，连翘也。二草之根，俱能解毒，故各用一升，大约古之一升，得今之三合合零，以水一斗六升，煮取三升，俱折数类此。李云：乘其热而强饮之，复厚衣坐于热汤之釜，熏蒸取汗，汗出至足乃透。已者，愈也。简按：蔆，《说文》：芰也。《玉篇》：蔆，菱同。故张、志以为菱，然据《外台》马注为是。

发于股胫，名曰股胫疽止**三十日死矣** 巢《源》：上胫字作阳股，胫疽，作兑疽。《甲乙》：搏骨，作薄于骨。《鬼遗方》、巢《源》作附骨。张云：股胫，大股也，状不甚变，言外形不显也。痈脓搏骨，言脓着于骨，即今人之所谓贴骨痈也。毒盛而深，能下蚀三阴阳明之大经，故不为急治则死矣。胡公弼云：贴骨痈，即附骨疽，生大腿外侧骨上，高不见高，肿不见红，痛深至骨者是也。简按：下文有发于股阴，名曰赤施，知是发于股胫，当是股阳。楼引刘涓子作股阳，今本作股阳明，《准绳》以此为伏兔发。

锐疽 张云：尻尾，骨骶也，穴名长强，为督脉之络，一名气之阴郄，故不治则死。潘云：尾骨尽处而尖锐，故名。简按：顾氏《疡医大全》，以此为鹳口疽。《正宗》云：鹳口疽，发在尾闾之穴，高骨尖头，初起形似鱼，胞久则突如鹳嘴。

赤施 《甲乙》、巢《源》《千金翼》《外台》：施，作弛。《鬼遗方》作赤旋疽。张云：股阴，大股内侧也，当足太阴箕门、血海，及足厥阴五里、阴包之间，皆阴气所聚之处，故不治则死。若两股俱病，则伤阴之极，其死尤速。志云：股阴者，足三阴之部分也，以火毒而施于阴部，故名曰赤施。潘氏云：股阴，足太阴厥阴二经所过之处，火毒伤阴之甚则发此。曰赤施者，谓赤火之施发耳。《准绳》以此为股阴疽。

疵痈 《鬼遗方》作雌疽。《甲乙》、巢《源》《千金翼》作疵疽。《甲乙》《千金翼》如坚石作而坚者，其柔作其色异柔。《鬼遗方》作须以手缓柔之乃破。《外台》作其柔色异。志云：膝者筋之会，足少阳之分也。色不变者，色与皮肤相同而不赤也。其状如大痈而色不变者，毒在外内之间也。如坚石者，石之则死，毒气入于内也。须其柔软而石之者生，毒气出于外也。余伯荣曰：坚石者，毒气尚未透发，柔则发于外矣，故有外内死生之分焉。薛氏《心法》云：膝痈生膝盖，色红焮肿疼痛，属气血实。疵疽亦生在膝盖，肿大如痈，其色不变，寒热往来，属气血虚。和软为顺，坚硬如石者逆，两膝俱生属败证，不可治也。简按：《准绳》一名鹤膝风，一名鼓槌风，恐误。

诸痈疽之发于节止三十日死 《甲乙》：三十，作四十。马云：节者，关节也，其节之外廉为阳，内廉为阴。张云：诸节者，神气之所游行出入也，皆不宜有痈毒之患。若其相应，则发于上而应于下，发于左而应于右，其害尤甚，为不可治。然发于三阳之分者，毒浅在腑，其死稍缓。发于三阴之分者，毒深在脏，不能出一月也。志云：百日死者，日之终也。三十日者，月之终也。简按：《外台》注云：丈夫阳器曰阳，妇人阴器曰阴。楼氏云：阳谓诸节之背，阴谓诸节之腘䐃间。刘涓子云：应者内发透外也，数说未稳。张注得其旨矣。

兔啮其状赤至骨 巢《源》作兔啮疽。《甲乙》《千金翼》作其状如赤豆。志云：啮，音业，噬也。《准绳》云：足跟疽，又名兔啮，其状如兔啮故名。简按：此生于胫而为足跟疽之名，误也。顾氏《大全·胫疽门》，引本篇为是。

走缓止数石其输而止 《鬼遗方》：缓，作湲。《千金翼》《外台》作数灸而止。《千金翼》无"内踝"之"内"字。志云：痈疽之变，有病因于内而毒气走于外者，有肿见于外而毒气走于内者，此邪留于脉而不行，故名曰走缓。张云：数石其输，砭其所肿之处也。《准绳》云：足内踝生疽，名曰鞋带痈。简按：作数灸而止，近是。

寒热不死 志云：盖足少阴秉先天之水火，故能为寒为热也。简按：为寒热而不死者，其义可疑，志注欠详，马、张无解。

四淫其状大痈 《鬼遗方》：大，作如。张云：阳受气于四末，而大痈淫于其间，阳毒之极盛也。时气移易，则真阴日败，故逾三月而死。简按：顾氏《大全》，于《足发背门》列此证，觉不稳焉。

厉痈止不消辄益 《千金翼》：厉，作疬。如字，《甲乙》《千金翼》《外台》作从，巢《源》《鬼遗方》无。志云：此寒邪客于足阳明之脉而为痈也。足阳明之脉，起于足大趾次趾之厉兑，故发于足旁，名曰厉痈。闵士先云：初如小趾，其状肿而长，乃邪在经络之形也。卫气归之，则圆而坟起矣。李云：去其黑者，而犹不消，反益大焉，则百日必死矣。简按：志：厉字之解，始为傅会焉。其言发于足旁，则初从小趾发可知耳。如字必误，当依《甲乙》等作从。

脱痈止斩之 《甲乙》《鬼遗方》：痈，作疽，"斩"下有"去"字。张云：六经原腧，皆在于足，所以痈发于足者，多为凶候。至于足趾，又皆六井所出，而痈色赤黑，其毒尤甚。若无衰退之状，则急当斩去其趾，庶得保生，否则毒气连脏，必至死矣。陈氏《正宗》云：脱疽者，外腐而内坏也。凡患此者，多生手足，初生如粟，一点黄泡，其皮犹如煮熟红枣，黑色侵漫相传，五趾传遍，上至脚面，疼如汤泼火燃，其形骨枯筋纵，其秽异香难解，其命仙方难活。孙真人曰：在肉则割，在趾则切，即此病也。

不则死矣 马云：不，否同。

腐则为脓 《甲乙》："腐"上有"肉"字。

不能陷骨髓 《甲乙》：重"骨髓"二字。

淳盛 《甲乙》《千金翼》：淳，作纯。

陷肌肤筋髓枯 志本：肤，作肉。《甲乙》："枯"作"骨肉"二字。是。

上之皮夭以坚 止**此其候也** 《甲乙》："夭"下有"瘀"字。张云：夭以色言，黑暗不泽也。此即皮色之状，可以辨其浅深矣。李云：夭者，色枯暗也。牛皮，喻其厚也。泽者，光亮也。痈字从壅，疽字从沮，总是气血稽留，营卫不通之症。大而浅者为痈，六腑受伤，可无大患；深而恶者为疽，五脏受伤，大可忧畏。治之者顾可缓乎？顾可忽乎？简按：痈疽二证，以阴阳深浅轻重分之耳。而考上文诸篇，痈疽互称，亦似无大分别。后世精要诸书，二寸至五寸为痈，五寸至一尺为疽之类，皆谬说也。

跋

　　上先祖考所撰《灵枢识》六卷，向仅行抄本。琰先君深憾其传之不远，将为刊本，以公于世。乃与信先兄谋，命信、琰从家所藏稿本，重加订正，未及付梓，而先君、先兄不幸后先即世。不肖等以菲材猥忝先职，恒恐是举之荏苒不果，无以仰奉先志。会医黌新开活字局，遂俾千贺久徵余语瑞信及信嗣子元昶等，更相雠校，从活字刷印，装成数部帙，庶乎与《素问识》并行，均为读此经者之津筏。虽未能若板本之精善，而抑亦先君先兄表章遗书之意欤？盖尝考之，此经与《太素》经互相参对，旨义较然，不假旁引曲证者有之，从前诸家之说，更似骈拇枝指者有之。惜当日其书仍未出，俾其出先祖考在日，其所辨订补正，宜何如也？刻已告竣，并附著斯言，使后学有考焉。

　　　　　　　　　　　　　　　　　文久癸亥仲秋
　　　　　　　　　　　　　　　　　孙元信、元琰拜手谨志

附

引用书简称全称对照

《素问》《素》:《黄帝内经·素问》

《灵枢》:《黄帝内经·灵枢》

《甲乙经》《甲乙》:西晋·皇甫谧《针灸甲乙经》

《艺文志》《汉志》《汉·艺文志》:《汉书·艺文志》

《隋·经籍志》《隋志》:唐·魏徵等《隋书·经籍志》

《唐·艺文志》:北宋·欧阳修等《新唐书·艺文志》

《读书后志》:宋·赵希弁《郡斋读书后志》

《仓公论》:西晋·皇甫谧《内经仓公论》

《宋·艺文志》:元·脱脱《宋史·艺文志》

《宋朝类苑》:宋·江少虞《宋朝事实类苑》

《诗》:《诗经》

《明堂》:《明堂孔穴针灸治要》

《禹贡》《书·禹贡》:《尚书·禹贡》

《医统正脉》:明·王肯堂《古今医统正脉全书》

《注证发微》:明·马莳《黄帝内经灵枢注证发微》

《集注》:清·张志聪《黄帝内经灵枢经集注》

《类纂约注》《类纂》:清·汪昂《素问灵枢类纂约注》

《本纪》:西汉·司马迁《史记·本纪》

《书·尧典》《尧典》:《尚书·尧典》

《孔传》:《尚书孔氏传》《孔安国尚书传》

《说文》:汉·许慎《说文解字》

《史·扁鹊传》:西汉·司马迁《史记·扁鹊仓公列传》

《前·王莽传》:《汉书·王莽传》

《六十三难》:《难经·六十三难》《黄帝八十一难经·六十三难》《八十一难·六十三难》

《正义》：唐·孔颖达《春秋左传正义》

《春秋元命苞》：《春秋纬元命苞》

《传》《左氏传》：周·左丘明《左传》《春秋左氏传》《左氏春秋》

《释文》：唐·陆德明《经典释文》

《前·淮南王传》：《汉书·淮南王传》

《铜人》：宋·王惟一《铜人腧穴针灸图》

《小品》：晋·陈延之《小品方》

《汉·李寻传》：东汉·班固《汉书·李寻传》

《纲目》：明·楼英《医学纲目》

《法律》：清·喻昌《医门法律》

《千金方》《千金》：唐·孙思邈《千金要方》

《史·仓公传》：西汉·司马迁《史记·扁鹊仓公列传》

《辨惑论》：金·李杲《内外伤辨惑论》

《前·苏武传》：《汉书·苏武传》

《古方选注》：清·王子接《绛雪园古方选注》

《易》：《周易》

《白虎通》：汉·班固《白虎通义》

《大学疏》：元·金履祥《大学疏义》

《书》：《尚书》

《文选》：南朝·萧统《昭明文选》

《太素》：隋·杨上善《黄帝内经太素》

《要旨论》《要旨》：金·刘完素《素问要旨论》

《发挥》：元·滑寿《十四经发挥》

《外台》：唐·王焘《外台秘要》

《金兰循经》：元·忽公泰《金兰循经取穴图解》

《明堂灸经》：《黄帝明堂灸经》

《孙子·兵势篇》：《孙子兵法·兵势篇》

《千金翼》：唐·孙思邈《千金翼方》

《源》《病源》：隋·巢元方《诸病源候论》

《图翼》：明·张介宾《类经图翼》

《淮南·天文训》《天文训》：西汉·刘安《淮南子·天文训》

《舆地图志》《地志》：明·沈定之、吴国辅《古今舆地图》

《水经》：北魏·郦道元《水经注》

《车千秋传》：汉·班固《汉书·车千秋传》

《明理论》：金·成无己《伤寒明理论》

《全生集》：清·王维德《外科全生集》

《肘后方》：晋·葛洪《肘后备急方》

《礼》：《礼记》

《曲礼》：《礼记·曲礼》

《续焰》：清·潘楫增注《医学续焰》

《史·项羽纪》：西汉·司马迁《史记·项羽本纪》

《经释》：清·徐灵胎《难经经释》

《评林》：明·王文洁《合并脉诀难经太素评林》

《吕览》：秦·吕不韦《吕氏春秋》

《金匮》：东汉·张仲景《金匮要略》

《启微》：清·蒋示吉《望色启微》

《前·杨雄传》：《汉书·杨雄传》

《列子·穆王》：《列子·周穆王》

《易系》《易系辞》：《周易·系辞》

《博雅》：《广雅》

《史·孔子世家》：西汉·司马迁《史记·孔子世家》

《前·儒林传》：《汉书·儒林传》

《尔雅疏》：《尔雅注疏》

《淮南·齐俗训》：《淮南子·齐俗训》

《班固叙传》：《汉书·班固叙传》

《史·刺客传》：西汉·司马迁《史记·刺客列传》

《华佗传》：《后汉书·华佗传》

《前西域传》：《汉书·西域传》

《庄子·则阳》：《庄子·杂篇·则阳》

《三因》：宋·陈言《三因极一病证方论》

《玉函经·总例》：《金匮玉函经·证治总例》

《活人书》：宋·朱肱《类证活人书》

《集验》：宋·洪氏《集验方》

《回春》：明·龚廷贤《万病回春》

《回春》：明·龚廷贤《万病回春》

《鸡峰方》：宋·张锐《鸡峰普济方》

《前·赵充国传》：《汉书·赵充国传》

《笔谈》：宋·沈括《梦溪笔谈》

《本草》：明·李时珍《本草纲目》

《书·盘庚》：《尚书·盘庚》

《礼·缁衣》：《礼记·缁衣》

《礼大戴》：《大戴礼记》

《枚乘传》：《汉书·枚乘传》

《律书》：西汉·司马迁《史记·律书》

《易乾凿度》：《周易乾凿度》

《太公兵书》：《姜太公兵书》

《干凿度》：《周易·干凿度》

《本事方》：宋·许叔微《普济本事方》

《万氏方》：明·万表编、万邦孚《万氏家抄方》

《大全》：清·顾世澄《疡医大全》

《心法》：明·薛己《外科心法》

《准绳》：明·王肯堂《证治准绳》

《启玄》：明·申拱宸《外科启玄》

《正宗》：明·陈实功《外科正宗》

《鬼遗方》：晋·刘涓子《刘涓子鬼遗方》